私の記憶が確かなうちに

「私は誰？」「私は私」から続く旅

クリスティーン・ブライデン／著
Christine Bryden

水野　裕／監訳　中川経子／訳
Yutaka Mizuno　*Michiko Nakagawa*

クリエイツかもがわ
CREATES KAMOGAWA

献　辞

生き抜くために、闘いを続けられるように、
私に力を与えてくれる夫ポールのために。

トラウマを乗り越えて、くつろぎの居場所を見つけた3人の娘たち、
イアンシー、リアノン、ミシェリンのために。

あいまみえること、愛することなど夢にも思わなかった、
孫たちのために。

すでに認知症と診断されたすべての方々、
診断を受けつつあるすべての方々、
そしてあなたたちを支援しているすべての方々のために。

BEFORE I FORGET by Christine Bryden

Japanese translation published by arrangement with
Penguin Australia Pty Ltd through The English Agency (Japan) Ltd.

日本の読者へのメッセージ

認知症になるという人生の困難に遭遇しつつも、これまでなんとかやってこられたのは、それに至るまでのさまざまな経験があるからということに気づきました。そこに至るまでの人生でのさまざまな経験が、今の自分を支えてくれているのです。そのことを伝えたいと、この回想録を書きはじめました。

子ども時代は、異なる文化圏を行き来しながら、バイリンガルとして楽しく過ごしました。また、母がゲーム感覚で記憶力や知力を磨くような遊びを取り入れて、〝未来への保険〟をかけ、認知症による機能低下のリスクに備えておいてくれたことも書きました。私たちも次の世代のために、母と同じようなことができるだろうかと自問しています。

本書では、失敗に終わった一回目の結婚生活についても敢えて記しました。こうしたことがあったからこそ、今のサバイバーとしての自分がいるからだと思うからです。認知症という病気を全力で乗り越え、周りの人たちの役に立ちたいと、さまざまな活動に力を注げるのも、それまでの経験があったからだと思います。

日本のみなさんに、少しでも共感してもらえるところがあればうれしいです。生きていく中で、悩みや苦しみは誰もが直面することですが、それらを乗り越え、豊かに生きるヒントになれば幸いです。

２０１７年3月23日

クリスティーン・ブライデン

監訳者はしがき

クリスティーン・ブライデンは、奇跡の人だろうか？

水野　裕

本書によれば、クリスティーン・ブライデンが、アルツハイマー病と診断されたのは、1995年のことであり、最初にオーストラリア・アルツハイマー病協会全国大会で講演をしたのは、4年後の、1999年であるという。認知症と診断を受けても、数年間程度、日常生活、通常会話、自動車運転※などに支障のない人たちを見ることはさほどめずらしいことではないだろうし、専門家であれば、もっと長い間、通常の生活を送っている人たちにも出会っているだろう。

資料を集め、スライドを作り、聴衆にわかりやすくプレゼンテーションをすることが日常的な作業だった彼女が、今までの技能の一部を使い、講演をすることはさほど不思議なことではないはずである。しかし、世間では、海外を含め、奇跡のごとくとらえられ、このように発言できる彼女は、認知症ではないのではないか、と診断まで疑われたという。

なぜだろうか。おそらく、私も含め、多くの人たちは、認知症になった人たちが生きいきと話し、活動する姿を見慣れていないはずである。私たちの目に映る認知症の人たちは、私たち社会が作り上げてしまった「認知症の人はこんなはず」という先入観の呪縛の中で、生きることを余儀なくされている人々である。その結果、以前なら笑ってすまされたミスを、「認知症のためだ」と責められ、まだできることすら取り上げられ、自信をなくし、外出を避ける、という私たちのイメージ通りの「認知症の人」になっていく。

したがって、人前で堂々と自分の意思を主張する彼女を目にすると、私たちは、既存のイメージとのずれに戸惑い、認知症の存在自体を疑い、次に認知症と証明されると、彼女を、さも特殊で、あり得ない存在かのようにとらえることによって、今までの先入観の中に安住しようとしているのではないか。私たちの周りにいる、認知症の人たちは、おそらく人生を振り返り、私たちに示唆に富んだ話をし、社会に関わることができる能力がありながら、その機会を与えられず、できなくなったところだけを過度に取り上げられ、〝患者〟の部分のみを強調され、「病人らしくいる」ことを受け容れるしかなくなった人々ではないかと思う。

私たちの周りにいる人々は、彼女のように長きにわたり、一定の能力を保つことは少ないかもしれないが、適切なサポート、勇気づけがあれば、社会に対し、発言をし、社会を変革する声を上げることはできるはずである。彼女がもし、特別であるというのならば、その能力を維持していることではなく、私たち社会が作り上げている「認知症の人はこんなはず」という壁を突き破ろうとしている強い意思によってだろう。その点、本書を読めば、いかに友人、社会の絆が重要かがわかる。認知症の人たちに、能力がないのではなく、その能力を既成概念や決めつけによって封じ込め、その能力を発揮できないようにしている社会こそ、変革すべきものである。旧態依然とした決めつけや先入観を彼ら共々、突き破る実行こそ必要であって、彼女を、類まれな奇跡の人として特別視している間は、おそらく彼女の本当に望む社会は実現しないのではないかと思う。

※残念ながら、今の日本では、多くの先進諸国と異なり、アルツハイマー病と診断されただけで、個々の能力は一切考慮されることなく、自動車免許は剥奪されることとなっている。

CONTENTs

私の記憶が確かなうちに——

「私は誰に？」「私は私」から続く旅

46歳で、若年性認知症と診断を下された私が、
どう人生を、生き抜いてきたか

クリスティーン・ブライデン
協力：サラ・ミンス

はじめに

20年前に認知症になり、退職した女性に会うことになったとして、実際私に会ったら、まず、間違いなく、予想が外れた、と思うことでしょう。私は65歳ですが、今でも、会話を楽しみ、笑い、ニュースを見たり、聞いたりして、理解することもできます。服をきちんと着て、定期的に美容院に行って髪の手入れをして、毎日犬の散歩をし、高齢者施設には、入居していません。旅行したりダンスに行ったりしますし、読書が好きです。

人によっては、私がこういったことすべてができるということに衝撃を受けます。一部の人たちは、認知症をもっている他の人たちが非常に急速に進行していくのに、私が非常に長いことうまく普通の生活を送ってくることができるのはなぜかを不思議がります。また、私が認知症のふりをしているのではないかと考えている人たちさえいます。要するに、実際のところ、私が認知症ではないのではないかと疑っている人たちさえいるのです。

私に対するこういった疑問について、できるだけお答えしたいと思いますが、もちろん答えは単純なものではなく複雑に入り組んでいて、完全に説明できるものではありません。最初に、明確にしておきたいのは、私が20年間抱えてきた認知症は、典型的なものではないということです。私の認知症は、大半の認知症に比べははるかにゆっくりと進行しており、なぜ、そうなのかという納得のゆく説明もできないようです。名高い神経学や神経心理学の専門家の診察を受け、脳の画像診断によって認知症が進行していることは明らかになったのですが、私の認知症が、どのようなタイプで、また、なぜ、認知症がありながら、未だに普通にいられるのか実のところ、誰にもわかっていません。この謎を解明できるほど、脳についての十分な知識をもっている人が誰もいないのです。

認知症のふりをしているのではないかという疑問についてですが、まあ、そうですね、どちらかといえば、私は、毎日、認知症でないふうを装っているでしょうね。私は、おかしく見えないように〝正常な〟人を装っているのです。毎日毎日が、私にとっては闘いで、その闘いが、朝起きてから夜寝るまで続くこともあります。何時間も闘いが続くと、今度は、違う場所に移動すること、笑顔を見せること、話すこと、考えること、応答することからくる極度の疲労との闘いが何日も続くのです。

話す場合には、言いたいと思っている語彙や言葉づかいが、ちっとも出てこないうえに、以前に比べてずっとゆっくりしか話せません。そんな自分にいつも落ち込み、途中で言葉に詰まり、最後まで話し続けられないのではないかという不安に常にさいなまれています。私の語彙量は、非常に豊富だったし、言葉は、いわば、私の「自慢」だったのです。今では、広大な宇宙に放り出される星のように、日ごとに語彙がボロボロと落ちては消え去っていきます。

私の記憶力は、今はてんでだめですが、かつては非常に鋭く正確なものでした。ところがどうでしょう。今では家で、いつもウロウロ歩き回って、何かを思い出そうとしているのです。それも、みなさんもよく経験する、「なんでこの部屋に来たんだっけ？」という類のものではなく、へとへとに疲れてしまうまでずっと歩きまわってしまい、次に私は何をするつもりだったのかも、忘れてしまう始末です。もし、あなたがほんの少しの時間、私と話すだけなら、こういったことにはまったく気がつかないでしょう。私が、かつてもっていた豊富な語彙量をもってあなたに深い印象を与えることもできない代わりに、お会いする前に、ゆっくりとくつろぎ、十分な休息をとれば、会話もきちんと交わすことができますが、その会話の後にも十分な休息が必要です。しかし、朝食に何を食べたかは思い出せないのです。

正常に見えるように、認知症をもつ人たちの代弁者として主張し続けるためには途方もない努力を要します。

かつて、自分独りでできていたことが、今はもう独りではできませんし、また、以前にできていたように申し分なくというわけにもいきません。ですから、旅行をしている時も、私たちが、今、どこにいるかについては、いつも夫が頼りです。読書もしますが、必ずしも内容や筋を憶えているわけではありません。あなたとお話はしますが、多分その後、横になって休む必要があるでしょう。

私はこの本を書きましたが、以前出版した2冊の本の場合とは違って、今回は、かなり手助けを受ける必要がありました。本書の中で私が書いている話も、その時そこにいた誰か他の人たちからの助けがなければ、思い出せないものもあります。ただただ、心身を消耗させる果てしない闘いを放棄したくなったり、普通っぽく見せようと努力することなんかやめて、正常を装うことをやめよう、と思う日は多々あります。でも、私にはそんなことはできません。闘いを放棄して逃げ出してしまったら、もう私は、私ではなくなります。特に、私のように話し続けたり、努力し続ける機会を持ち得ない認知症をもつ人たちが世の中に大勢いることを知っている私には、闘いを放棄することなどできません。たとえ、あなた方を困惑させたり厄介をかけたりすることがあるかもしれませんが、また、あなたが私のことを信じなくても、私は闘い続け、私の人生の物語を伝え続けます。私の記憶が確かなうちに。

クリスティーン・ブライデン

2015年8月

プロローグ

母は、目を閉じてボールペンを頭の上でぐるぐる回し、それから、「エイヤッ!」っと、家庭向け月刊誌「グッド・ハウスキーピング」にペンを振り下ろしました。その雑誌には、幾度も遊んでいたため、ページ全体にブツブツとあばたのように穴が開いていましたし、ボールペンにはインクが残り少なくなっていました。母は目を開け、そのページに今目印をつけたばかりの文字を読み上げ、〝P〟と宣言しました。

私は、母の一挙一動を息を呑んで、見つめ、目の前に紙切れを置いて、鉛筆をにぎり身がまえました。母は暖炉の上の時計をチラッと見て、「よーい、どん!」と言いました。そうして、私たちが、「言葉遊び」と呼んでいたゲームを始めました。〝P〟とでたら、5分以内に、〝P〟という文字で始まるなるべく多くの市町村、国、海、川の名前を書き出すのです。それが終わったら、女の子の名前、男の子の名前、動物や植物の名前も書き出すのです。母は負けず嫌いで、このゲームにはずば抜けて強く、私が10歳で彼女が38歳だったにもかかわらず、悔しかったら、勝ってごらん!と私にけしかけ、たとえ負けても、自分の負けを決して認めようとはしませんでした。そんなわけで、ゲームとゲームの間に、私は古い地図を徹底的に調べては、あまり聞いたこともないような都市や国や川の名前を必死に覚えました。英語は、母の母国語ではなく、第二言語でしたので、英単語を記憶するという挑戦を楽しんでいたのかもしれません。

記憶は、今の私にとっては、数ある認知過程の中でも、非常に困難なものの一つなので、記憶の中のこの場面は、私の宝物です。この場面は、私の脳が徐々に衰えつつある今とはまったく逆に、脳が成長し、ぐんぐん延び拡がり、新しい神経細胞のネットワークがどんどん出来上がっていく頃の私の人生を思い起こさせるものです。そして、もう他界しましたが、才気あふれる母とのかけがえのない時を思い起こさせてくれます。そして、思い出であるというそれだけの理由で、この思い出を大切に思います。私に残されている思い出を愛おしく思い、大切に守っているのです。

それから、何年も経ったある日、私は、地球の反対側にある研究センターの小さな部屋で、神経心理学の専門家の診察を受けていました。私はその日、一連の神経心理学的な検査を受ける予定になっており、その検査の点数と、その日の午後にすることになっていたMRIの結果とが、神経心理学の教授に送られ、私がどんな認知症にかかっているかの診断を受けることになっていました。

その女性の教授は、地名、人物名などの固有名詞以外の〝S〟で始まる、物の名前をなるべくたくさん言ってくださいと言いました。そこで、私はその教授に、子どもの時に母と楽しんだ思い出のゲームのことを話し始めたところ、彼女は、儀礼的な笑みを浮かべ、私の話をさえぎりました。彼女に関心があるのは、検査であって、私の思い出話には興味はなかったのです。

そこで、〝S〟から始まる物の名前を考え始めたのですが、何も浮かんできませんでした。ゆっくりと、非常にゆっくりですが、部屋の中にある私に見える具体的なものに気づきました。stapler（ステイプラー＝ホチキスのこと）、seat（座席）、sky（空）という具合です。その他にも、いくつか思いつきました。「あ、stables（馬小屋）！」と、勝ち誇ったように大きな声で言いました。「step（足あと）！　うーんと……」

そこで、名案はつきてしまいました。もう何も浮かんできませんでした。私は、自分の不甲斐なさにとても落ち込んで、子どもの時には、この「言葉遊び」ゲームでは、あんなによくできていたのに……と昔を思い出していました。今になってふと考えました……私が子どもの時分に、あんなに多くのことを、きちんとやり遂げなさい、覚えなさいと、母から強くしつけられていなかったとしたら、私のこの検査結果はどうなっていたのでしょうか、また、私は人生にどれだけうまく対処していたのでしょうか、そして、認知症とどれほどうまく向き合っていたでしょうか。

これは私の人生の物語です——しかし、ある意味では、私の脳の歴史でもあります。幼いころの私の脳は、小さいとはいえ、知識欲が旺盛で、母国語に加え、もう一つ別の言語や地名、国名などをどんどん吸収し、図書館から毎週貸し出しが許されている限りの多くの本を貪欲に読みふけり、その中にどっぷりと浸っていました。青年期には、私の脳は非常に賢く、よくある学生にありがちな、試験を切り抜けるためのやっつけ勉強ではなく、学問の本当の意味に気がつき、勉学に夢中になり、そのとりこになっていました。大好きで、熟読していたのは、フィーザー & フィーザーの著書である『有機化学』の教科書でした。若い頃の一時期には、私の脳が病んでいた時もありました。不可解な、その当時には、よく理解されていなかった拒食症とうつ病という心身の苦痛と闘っていました。

その後は、私の脳は再び、その真価を発揮し、職場では評価され、昇進もし、有意義で、健全で、苦境から救ってくれる人たちとの友情を築き始めていました。また、3人の娘たちにとって、どうしたらよりよい母親になれるかを学んでいました。その後、間もなくして、私の脳はあるタイプの認知症を発症したのです。普通なら、今頃、死んでいてもおかしくないはずですが、まだ生き続けています。私の脳は衰えており、多くの機能を失ったのですが、変性、進行しつつある脳に何とか、再び、新しい神経細胞のネットワークをよみがえらせようと、努力をしてきましたし、できる限り、うまく働き続けるようにもしてきました。

認知症それ自体は疾患ではありませんが、記憶力やその他の思考力が進行性に低下していく一つの状態です。アルツハイマー病は最も多い認知症の原因で、その次に多いのは脳血管性認知症や、さまざまなタイプの前頭側頭型認知症です。私の認知症に関して前もって言っておくべきことが3点あります。

まず第一に、私の診断に疑問の余地はありません。これまでの20年間にわたり、私の脳には相当に重大な進行性の萎縮がありましたが、それは、CTやPET、MRIのスキャンでも明らかにされ、神経心理学的検査での評価にも明らかに証明されました。

第二に、私の認知症のタイプは、平均的なものよりも非常にゆっくりと進行しているという理由から、まれなものであるという点です。そのうえ、おびただしい回数におよぶ検査をしてきたにもかかわらず、専門家たちは、その原因を正確に突き止めることができません。私の脳細胞を直接取り出して調べる生検を行わない限り、私の認知症がどんなタイプなのか、誰にも確かなことはわからないでしょう——でも、私には、残された脳細胞の一つひとつが必要なのです。ですから、検査に提供するような余分な細胞なんてないのです。ですから、私が死なない限り真実が明らかになる瞬間は来ないということです。

第三に、認知症になる以前の私の脳は、非常に高いレベルで機能していました——ひょっとしたら世界で最上位の2%に入るかもしれないレベルです。ですから、私の脳の機能がどれほど低下したかを知るためには、以前にはどれぐらい高いレベルの機能があったかを知る必要があります。これが、なぜ私の認知症が典型的ではないのかという要因であるかもしれないのですが、この稀有で、緩慢な速度で進行するタイプだったため、私は、多少とも重要な貢献をすることができています。こうした私の貢献が、世界中にいる認知症とともに生きる人たちのために役に立ってほしいと切に願っております。

私は、認知症とともに生きる経験については専門家です。どう生きるか、という専門家として、認知症をもつ人々が、よくぶつかる困難にどう対処すべきか、という戦略ともいえる方策をいくつも編み出してきました（これらの戦略は本文中で、時に触れましたが、付録の「アドバイス」〈278ページ〉の章にまとめて書いてあります）。私は、認知症をもつ人々に代わって、彼らのさまざまな権利について、彼らの尊厳について、そして、彼らにとって最も重要な、希望や期待について率直に意見を述べたいと思います。

認知症の診断は、人を無力化してしまうものです。医師から、あなたは、おそらく5年もしたら介護施設に入り、その数年後には死ぬでしょうと告げられたら、懸命に頑張り続けようという、あなたのやる気はへし折られるでしょう。できなくなっていくことをどうしようもないとあきらめることから、人生をあきらめないことへ、と舵を切ることは、非常に大きな人生観の転換です。しかし、私は、私の脳が病気におかされ、崩壊し、機能不全に陥るのとほとんど同じ速度で、私に残っている限りのエネルギーを使って、脳を元のようによみがえらせようと毎日懸命になっています。私は、毎日、認知症を切り抜け生き残るために闘っています。ある程度の回復は可能だと思います。私は、認知症に負けないことについて、認知症に闘いを挑むことについて、そして、認知症とともに元気で、明るく、幸せに生き抜くことについて、語りたいのです。

そして、生まれた時から今までに、私の脳がたどってきた道のりについて語りたいと思います。それは、私の人生での経験がどのように組み合わされて、今日私が誇りに思う女性——エネルギッシュで、健康で、闘いをあきらめることなく、人に愛され、人を愛している、認知症をもつ66歳の女性——にしたのかを理解し説明してみたいからです。

I 診断の前と後

Before and After

私の成人してからの人生は、はっきりと二つに分かれています。医師から認知症であると告げられた瞬間に、私の人生は、二つに分断されました。その日が来るまでは、私は、天まで届くほど高く思われた、明確なキャリアの軌道に乗った、快活かつ才気あふれる、マルチの職務をこなす科学者でした。また、献身的な母親でもあり、子どもたち全員の生活に起きているすべてのことに気づき、空いている時間は必ず子どもたちと一緒に過ごし、話したり、本を読んだり、同じ空間にいました。私の脳には進行性の不治の病があると告げられた瞬間から、以前の私の人生から追放されたと感じました。

1995年のことでした。長く、不幸な結婚からの離婚に決着がついたばかりでした。下の二人の娘たち（当時14歳と9歳）と一緒に週末を使って、キャンベラに買ったばかりの家、私たちの新居に引っ越したばかりでした。20歳の長女は大学生でシドニーにおりました。何年にもわたって、非常に多くの苦痛や屈辱や自信喪失の原因であった長く不幸な結婚生活から、やっと抜け出したばかりでした。

私は、上級公務員であり、総理・内閣府の第一次官補で、部局を指揮して首相に科学技術に関する助言をしておりました。非常に多くのことをいっぺんに頭の中に入れ、保持しておくことができ、多くの仕事をうまくやりくりすることもでき、非常にきちんと仕事をこなしていましたし、一度人から何か情報をもらえば、ずっと頭の中にとどめておくことができました。ただ、私ほど有能でなかった人たちに対して、私が少々尊大な態度をとっていたことは、告白すべきだと思います。

頭の回転の速さ、創造力、非常に優れた記憶力が尋常なものではなかったということを、私はごく普通のことだと思っていました。おかしな話ですが、私が書いているこの本の主人公の女性については、私にはほとんど覚えがありません――まったく私のこととは思えないのです。まるで以前に知っていた誰かについて語っているような気がします。それは、かつては私の人生の重要な部分を占めていたけれど、今でははっきりと誰であるかを思い出せなくなった、長いこと会っていなかった姉妹や友人のことのような気がします。

しかし、この前の年ぐらいから何かがおかしくなっていました。職場での対処がうまくできなくなっていました。それまでは万力のようなしっかりとした働きをしていた私の脳から、記憶が多少漏れ落ちていました。そのうえ、何日も続いたり、場合によっては週に一度は起きる激しい片頭痛に苦しんでいました。私はそれを全部ストレスのせいにし、素晴らしい個人秘書と、多少の強力な鎮痛剤の助けを借りながら、うまく対処し続けなければなりませんでした。しかし、頭痛にさいなまれながらの生活は続けられず、ついに、1994年の末には、私を気づかってくれる医師に助けを求めましたので、その医師はさまざまな方法を試した後に、CTスキャンによる検査を受けるように手配してくれました。

私は、頭痛がしたら〝脳腫瘍〟を考えるようなタイプの人間ではありませんでした。たぶん、私が科学者だったからでしょう――仕事をしていた期間はずっと科学的研究に目を向けていましたし、私をいくぶん実用主義者にしていました。頭痛がするなら、最もそれらしき原因は、緊張、睡眠不足、ホルモンバランスや片頭痛症候群であり、女性には非常によくあるものです。それに、10年以上も片頭痛もちだったので、その原因として腫瘍の存在が急に判明することはなさそうだと思っていました。そして、私の思っていた通り、スキャナー検査でも腫瘍はありませんでした。

私は、誰もがやるように、医師にスキャナー検査の結果を持っていく前に、報告書を見てみました。細かな説明は付いていませんでしたが、ページから〝萎縮〟という言葉がパッと目に入ってきました。その意味するところは、脳の退化です。誰か他の人が、そのCTスキャンを私に見せて、それがその人の脳のスキャンであると言ったならば、例えば、アルツハイマー病のような、あるタイプの認知症であるというくつかの理論的な道筋を深く考えずにすぐ、そのように言ったでしょう。しかし、はっと気がついた時には、私の脳は思考停止状態になり、衝撃的な恐ろしい論理を支持することを拒否し、むしろ、スキャンの結果は例外的なものかもしれないという可能性を考えるようになっていました。要するに、おそらく私の脳は元々ずっとこんなに萎縮していて、そんなおかしな状態だったにもかかわらず、何とかうまく対処しながら、これまでの人生をずっと生き延びてきたと考えたかったのです。

多分、治療を受ければ元どおりになる可逆性の感染があったのかもしれないとも考えました。私は元気になると心に決めました。少なくとも、職場の人たちに関する限り、私の思考力や記憶力はまだ非常に正確なものでした。私のことを、病気だと疑っていた人など誰もいなかったでしょう。名前を忘れたり、よく知っている場所へ行く道に迷ったりといった、私が最近、経験していた問題については考えないことにしたのです。

しかし、私の主治医は、それほど悠長には構えていませんでした。ある朝、彼女のところにスキャンを持って行ったところ、その午後には、神経科医のところに行くよう指示されました。神経科医は、直ちに、CT検査よりもずっと詳細なことがわかるMRI検査や、神経心理学的検査の指示を出しました。

そのような経緯を経て、1995年5月22日の月曜日、空には雲一つなく晴れわたるキャンベラの朝の日差しの中、神経科医の診察室に私は座っていました。私の脳に何が起きているのかを知りたくてたまりませんでした。その時には、約束されていた私の未来に向かって、順風満帆な人生をそのまま邁進して行けるように、私の問題を整理、解決してもらうことに期待をもっていました。

その神経科医は、派手な蝶ネクタイをしていました。後になってのことですが、それを不快に思いました。その蝶ネクタイは、非常に自信満々に映り、告知のショックの余波がまだ残っている時には、非常に不適切に思えたのです。私に背中を向けたまま、明かりを投影してレントゲンフィルムを見る装置にセットした、私の脳画像を見ながら、

「はい、間違いなく、アルツハイマー病です」と、彼は言いました。

私は聞き違えたと思いました。

「紹介状を書きますので、あといくつかの神経心理学的検査を受けてください、まず間違いないと思いますが、念のためです。これらのスキャンには脳の損傷がはっきり映っています。すぐに仕事を辞めなければなりませんね、要職にとどまることはできません」

「でも、」と言うことだけが、私にできる精いっぱいのことだったように思えました。私はためらいました。彼は、まだ私に背を向けたままでした。「でも、私はまだ46歳なんですけど」と、私は、気が抜けたように言いました。

「あっ、そう、私は30歳代の女性の診断をしたことがありますし、妊娠中の女性も診断したことがありますよ」と、彼はこともなげに言いました。

なんておかしなことを私に言うのでしょうか。もっとひどい人だっているのだから、まだ、あなたはましなほうだと、彼は私に伝えようとしていたのでしょうが、それにしても、彼は今までしてきた恐ろしい診断をまるで誇らしげに自慢しているかのようでした。しかし、彼のひどいコミュニケーションスキルに

ついては、後になるまでよく考えませんでした。その時の私の関心の的は重大な事実に絞られていました。「私には後どれくらいの年月が残されているのでしょう?」と、聞くと、「若年性アルツハイマー病の進行は、一般的には非常に早いものです」と言い、「普通、診断がなされた後は、生活の基本的なことに対する介助が必要になるまでには5年くらいですが、最期を迎えるまでには、さらに2年とか3年とかを高齢者介護施設で過ごすことになります」と続けました。

神経科医の受付では呆然としていましたが、医療費を支払い、外に出て車の方に歩きました。車の中に座って、外を見ていました。周りの世界は以前と変わりなく見えましたが、たった今、天地がひっくり返るほどの地震が起きたばかりのように感じていました。私の過去と現在の間に巨大な地震のような変動があったのです。未来は、私のあらゆる感情を吸いこんでしまう、いったん入ったら脱出できないブラックホールでした。娘たちのことは? たった今告げられた診断は彼らの卒業も、結婚も、出産も、見届けることはないだろうということを意味していました。彼らがティーンエイジャーになって不安や悩みを抱えて私を必要としている時には、そばにいてやれるのだろうか? おまけに、住宅ローンの契約書にも署名したばかりなのに。どうやって返済したらいいのか?

私は職場に戻りましたが、自分が何もかも変わってしまったような奇妙な感じがしました。私は1時間ほど前の自分ではありませんでした。午後には、会議の予定が入っていましたが、言うまでもなくこの会議の準備をした時には、神経科医の予約がどれほど人生を変えるものになるかなどまったく見当がつきませんでした。どうにかこうにか、その会議の座長を務めました。その日の後半をどう切り抜けたのか、今では、思いだせません。上司と秘書には、その日の出来事を話しました。フォローアップのための、かかりつけ医の診察予約を取りつけ、娘たちにどう話そうかと考え始めました。ふらふらするようなぼうっとした感じで、それから2、3日があわただしく過ぎて行き、感情は凍りついてしまい、事実を信じようとせずに私は立ちつくしていました。

あの最初の診断で心が折れたこと、私のことをよりわかろうとしてくれる別の神経科医に経過観察のための検査を受けた年のこと、そして何かの間違いだったという見込みのない期待をもったことなどなど、今でもよく覚えています。このすべてにも増して私の心の中を占めていたのは、私には、社会や自分の子どもたちのためにできるものが何もなく、私なんか何て無用で、無能で、孤独なんだろうという感情でした。

認知症には治療法がないので、私は今も治っていません。有能な医師であれば誰でも、私のスキャンによる画像データをさっと見ただけで、私の脳は、脳のあるべき姿ではないと言うでしょう。しかしその時、私がよく理解していなかったのは、社会に向けて貢献できるものが、私にはまだたくさん残っているということでした。

世界中の人々に向けて、認知症とともに生きる人たちや彼らを愛し、彼らとともに認知症と取り組んでいる人たちに向けて、認知症の診断を受けたからといって、必ずしも役に立たない人生を意味するものではないということを、私は証明することになったのです。

認知症をもっていても豊かな人生を送ることができます。認知症があっても、生き生きと過ごすことができます。そして社会貢献もできます。尊敬の念をもって遇される権利があります。そして、私に残されたものを最大限に活かし、脳の健康な部分を最大限に活かすこともできました。

なにもかもぶち壊しにしてしまうこの診断によって、嵐に帆をへし折られ、荒れ狂う大海に投げ出された後に、私がこれらの結論にどう行き着いたかについての物語は、非常に込み入ったものです。一つには、私がどのように育てられたか、一つには、私の人生を通していくつもの苦難を克服してきており、私には試練の時を乗り越えて生き続ける力があるということを自分に証明したこと、一つには、私はとてつもない幸運の持ち主で、３人のすてきな娘たちや夫となり、私を支えてくれている素晴らしい男性の愛と支援を得ていることと関係があると思います。

そしてその物語は、私の両親に始まります。

2 アニー（母親）とザ・デューク※（閣下）
——私にとって最初の頭脳のパズル

Annie and The Duke – and My First Brain Puzzle

私の両親が出会ったいきさつ、二人が生まれた国も言語も異なる者同士だったという偶然、そして、父が母と結婚した時に祖父に交わした約束、これらすべてが、私の幼年期の脳の発達に影響をおよぼしたと思います。また、人生で私に最も大きな影響を与えたのが、母と母の妹のエヴィーと祖母の3人だったので、ぜひ、これらの非凡な女性たちについても少し触れ、なぜ、どのようにして、私は今の私になったのかをお話ししたいと思います。

第二次世界大戦の間、母はアントワープのイノヴェーションというデパートの書籍の仕入れ係をしていました。当時アントワープは、地雷に取り囲まれていたので危険手当を給付されていたそうです。ベルギーは大戦中の大半をドイツに占領されていたのです。母方の祖父はベルギー正規陸軍を退役した大佐でしたが、大戦中に祖父と母の弟である、叔父のロバートはベルギー抵抗運動に参加していました。ロバートの仕事は、住居地の近くにある工場の見張り番でした。大戦が終結に向かっていた頃、ちょうど連合国がベルギーを解放しようとしていた時のことだったと思いますが、英国陸軍の一兵卒だった父は、その工場の近くに、他の英国人兵士たちと密かに駐屯していました。

※父親のニックネーム

父は、同僚の兵士たちに〝ザ・デューク（閣下）〟というニックネームで呼ばれていました。それは、父は将校でもないのに上流階級の優雅な口調で話し、毎晩ベッドに入る時には自分のパジャマを着ることに強くこだわり、それは砂漠の中で塹壕《ざんごう》を掘って寝なければならなかった時でも、同僚たちのようにただ軍服を着てブーツ（軍靴）をはいたまま眠るのではなく、パジャマに着替えて寝るというこだわりようだったためだからです。

叔父のロバートが家族に、近くに駐屯していた英国陸軍のことを話した時には、家族は胸が躍ったかもしれませんが、同時に神経もすり減らしたに違いありません。実際に戦争がやっと終わりつつあることなど、おそらく、信じることなどできなかったのではないでしょうか。祖母は、連合国を支援するために、女性でも何かできることはしなければ、と考え、自分の娘を英国人兵士たちのために洗濯をするボランティアにすることを勝手に決めてしまいました。そういうわけで、両親がめぐり合う前に、母は父のパジャマを洗濯することになったのです。

ベルギー解放後間もなく、叔父のロバートが父を食事のために家に招待し、父と母はそこで出会い、二人はたちまち恋に落ちてしまいました。父は母の美しさと快活さと意志の力に、母は父の魅力的で、穏やかで、誠実なところに魅かれたのです。

父のベルギーでの兵役の残りの期間中、父は母を口説き、2か月後に結婚を申し込んだのです。母の家の道がつきるあたりを通り過ぎた先にある、ベルギーからドイツに通じる幹線道路沿いに、父が戦車の運搬用車両（トラック）を運転して、ドイツ軍をベルギーから追い出したという話があります。トラックには〝I love Annie（アニー、愛してるよ）〟と書いた巨大な横断幕を掲げていました。母は恥ずかしいと思ったそうですが、この作戦は功を奏したにちがいありません。なぜなら、それまでにも、多くの男性が母に求婚していたのですが、最終的に母が結婚相手として選んだ相手は父だったからです。

ベルギーの祖父母の家の庭のベンチに二人が一緒に座っている写真を見たことがあります。母に聞いたのですが、この写真は、父がプロポーズした直後に撮られたものだそうです。父がイギリスに帰国した後、二人は文通し、父は翌年、両親とともに結婚式のためにベルギーに戻ってきました。父は母の両親に、たとえどんな犠牲を払っても毎年、彼女を必ず実家に帰すことを固く約束しました。ですから、恋する若い女性たちが無邪気に相手の言葉を信じるように、母は結婚したばかりの夫と一緒に新生活を始めるためにイギリスに行きました。

母が亡くなる間際に、病院で彼女のベッドのそばに座って、「あえて言うとしたら、ママは、自分のことをベルギー人だと思う？ それともイギリス人だと思う？」と尋ねると、「ああ、イギリス人よ、クリスティーン。断然イギリス人よ」と答えました。しかし、最初の頃には、そうではなかったはずです。

そもそも彼女には、生粋のイギリス人であり、まさにビクトリア朝的と言っていいほど古い作法、慣習に縛られて生きている、非常に厳格な父方の祖父母がいました。母が父と一緒にロンドンの祖父母の家に初めて滞在した時に、母はいくつか軽率なへまをしてしまいました。まず最初に、父と母が泊まっていた寝室から、二人の忍び笑いが聞こえたということです。それは、厳格な彼らにとっては、まゆをひそめるようなことだったでしょう。

次には、ある朝、トイレから出て来る義父に、母はあいさつをしてしまいました。これは、不作法の極みでした。英国紳士は、トイレを使っていたことを認めることなど絶対あってはならないと、古いしきたりを守っている祖父は、母のあいさつを気がつかない振りで、やり過ごしたそうです。次には、母はディナーのテーブルの支度をすることで、すべて挽回しようと必死に努力しました。

テーブルに5人分のセットが用意されているのを見て、「一人分多くセットされているけれど、誰が来るの?」と義母に尋ねられた母は、

「ああ、キャサリンのためです」と答えたのです。キャサリンというのは祖父母のメイドでした。イギリスでは、〝階上と階下〟と呼ばれる伝統は、非常に厳格だったのですが、それとはまったく違い、ベルギーでは、使用人も家族と一緒に同じ食卓で、同じ取り分け用の皿から食事をしたのです。

このような文化の違いをすべて笑い飛ばして終わることはなく、母、祖父母との間には非難とさげすみが渦巻いていました。そして、私は、母は決してイギリス人を理解したことはなく、祖父母も決して彼女を理解したことはないはずだという疑念をもちながら成長したのです。

母の父親は、カトリック教徒だったので、たてまえとしては、同宗派の人としか結婚しないことになっていたのですが、ほとんどのベルギー出身者たちがそうだったように、彼も、かつて第一次世界大戦の戦争中に異国の地で同じ宗派ではない花嫁と出会いました。ですから、そこまで深い理由を知らない、私はてっきり、長いこと、素敵な男性と出会うためには第三次世界大戦になるのを待っていなければならないと考えていました!※ 私の祖母をこれからは〝ボンマ〟(〝おばあちゃん〟のフランドル語)と呼ぶことにしますが、彼女はオランダのフリースランド出身で、非常に厳格なオランダ改革派教会信者の両親の間に生まれた五女でした。

そして、誰に聞いても、彼女は、一番可愛かったとのことです。彼女が祖父に会ったのは、第一次世界大戦中、兵士として祖父がオランダに駐留していた時のことでした。私は、祖父のことを〝ボンパ〟と呼んでいましたので、この本でもそのように呼びたいと思います。祖母がベルギーに移った時には、ボンパは自分も、ボンマの宗教に従っていましたし、また、尊重していましたが、自分自身はめったにミサには

行きませんでした。とはいえ、一番上の子だった私の母にはカトリックの洗礼を受けさせました。しかし、ある日、カトリックの司祭が地獄と永遠の罰について説教するのを聞いて、私の母が非常におびえていたのをボンマが見て、母もまたオランダ改革派（カルヴィン派）教会の一員になるべきだと決断したのです。

やがて、母の弟も妹も一緒にアントワープのカルヴィン派教会に通いました。非常にカトリック信者の多い国の真中で、この厳格なプロテスタント宗派に属していることから当然に導き出される結果がありました。それは母とボンマの見解を決定的に反カトリックにし、彼らは死ぬまでそれぞれ考えを変えることはなかったと思います。また、母は、〝鈴を鳴らし、お香を焚く〟類の伝統や儀式を重んじる宗教をすべて十把一絡げにしていたと私は思っています。ですから、英国国教会主義をまったく認めていなかった母には、イギリス人をあまりよく思っていないことに対するもう一つの言い訳にもなっていました。

イギリスでの私たちの最初の家は、ロンドンのアーチウェイ近くのちょっと低い位置にある、賃貸のアパートでした。私は覚えていませんが、その家については母から聞いています。それは大気浄化法が発効され、ロンドンで燃焼される石炭量を著しく削減する以前のことで、母が主に憶えているのは窓から忍び寄るように黄色いスモッグがその家のいたるところに入ってきたことです。スモッグは非常にひどくなり、とても小さな部屋の反対側から私の小さなベッドが見えなくなるぐらいだったと、母は言っていました。今考えると、１９５２年の大スモッグのことではないかと思いますが、これが原因で４０００人が死亡したと推察されています。

その後、ハロウに近いレイナーズ・レーンに越しました。その家はヴィクトリア朝様式のレンガのテラ

※祖父母が、第一次世界大戦、両親が、第二次世界大戦をきっかけに知り合い結婚したので、何も知らない当時の筆者は、その次の戦争が起きないと結婚できないと思っていた、という意味

スハウスで、階上と階下に張出し窓がありました。通りにある他の家のドアは暗い褐色のペンキが塗られていましたが、私たちが引っ越してすぐに、母は私たちの家のドアのペンキをはがし取って、円柱形の郵便ポストと同じように、明るく目立つ赤いペンキを塗りました。

父は、切り詰めて貯金をし、毎年、私の祖父母との約束を守りました。毎年夏には、私たちはティルベリードックスに向かい、夜行便のフェリーに乗り海峡を渡ってアントワープに行きました。母と私は、夏中をそこで過ごしました。父は、休暇の最初あるいは最後の2週間を私たちと一緒に過ごしました。

ですから私は、幼年期を通して、年に3か月はオランダ語の方言であるフランドル語とフランス語を少し話し、残りの9か月間は英語を話しておりました。この言語の二重性は私に奇妙な影響を及ぼしました。幼い時に海峡を渡って、異なる言語を話し始める際には、いつも不安で気分が悪くなりものが言えなくなったのです。それは、最近使っていなかった言語をどのように話したり、理解したりするのかを完全に忘れてしまっていたからなのです。

祖父母の家に行って最初の2、3日間は、彼らの言葉をどう話すのか私にはわからないと思いこんでいたので、一言もしゃべろうとしませんでした。黙ったまま母にくっついて離れませんでしたが、母とボンマとボンパは、フランドル語がまだ私の脳の中に残っていると私がようやく実感するまで、断固としてフランドル語で話しかけました。そして、何かの拍子に、奇跡のようにフランドル語が自然に私の口をついて転がり出してくるのでした。間もなく、いとこたちや近所の人たちと楽しくおしゃべりをし、また、近所のお菓子屋の主人には親しみを込めて〝イギリスから来たクリスティーン〟として知られていました。

ベルギーで過ごした時は実に楽しく、幸せな思い出がたくさんあります。母と私は祖父母の家に泊まっていました。それは、小さな家でしたが、テラスと、寝室が3部屋もあったので、何とか全員がうまく暮らせました。2階に3つの寝室があり、一つは正面、一つは奥にあり、その間に小さな寝室がありました。正面の寝室には折りたたんで壁に収納できるダブルベッドがあり、日中は叔母のエヴィーの勉強部屋になっていました。そこに泊まった時には、そのベッドでエヴィーと一緒に寝ました。母は奥の寝室にボンマと一緒に寝て、ボンパはシングルベッドのある部屋に寝ました。父が来て滞在した時には、一階の居間のベッド兼用の小さな長椅子に寝ました。この長椅子は、日中はクッションで飾ってソファに見えるようにしていました。この頃までには、叔父は結婚して家を出ていました。

私の思い出の中のこの家はあたたかく楽しい家です。祖父は、本当に楽しく愉快な人で、大変気前のよい心のやさしい人でした。私たちのために木のおもちゃをたくさん作ってくれましたが、私が大好きだったのは、エヴィーが子どもだった時に彼女のために作った、一種のドールハウス(ミニチュアの家)で、エヴェリンの店と呼んでいた店の店先そっくりに作ったものでした。祖父はその外側をレンガ造りの壁ふうにペンキを塗り、店の窓とドアが開閉できるようにし、フランス語とフランドル語のポスターもペンキで描き加えました。内側には、可動式の棚や、カウンターやミニチュアの茶箱もありました。また、小さな分銅で小売店用の秤《はかり》でさえも一式作ってしまいました。ずっと後に叔母が亡くなった時には、この人形の家のような店で、私の孫たちを遊ばせたくてたまらなくなり、オーストラリアに送りました。

ある時、クリスマスのためにボンマが太らせていたガチョウをボンパが〝誤って〟逃がしてしまい、どこかに飛んで行ってしまったことがありました。しかし、たとえボンパに腹を立てたとしてもみんなは、ずっと怒るなんてことはしませんでした。

母の家族は、あまり他人に頼らない家族でした。娯楽や、話し相手や援助は、身内でお互いに助け合っていました。母のいとこたちやその子どもたちが隣に住んでいて、私の遊び相手となっていました。一族が寄り集まって生きているような大家族の場合には、このような周りの世界から距離をおいた感じの独立感はよいものだと思います。しかし、私の母がイギリスに移った時と同じように、異国に移り住んだ場合、そこでは自分と夫と娘の他には家族がいないという事態がおきます。私たちの家族に関しては、いつもこんな感じでした。それは、もしかすると健全なことではないのかもしれません。

私が非常に幼いころはイギリスの家の近所にも遊び相手となる子どもたちはいましたが、私がティーンエイジャーだった時には、母もそうだったのですが、友達がほとんどいませんでした。この人に頼らないというライフスタイルは、後になって、健全で、信頼に根ざした友情や人間関係を築くことを難しくしたのではないかと思うこともあります。それは、あたかもみんな生まれながらに、脳の中にもっているべき友達作りのＤＮＡが不完全だったかのようでした。というのは、それは私の社会人としての生活に大きな影響を与えるような欠陥だったからです。

毎年、夏の終わりに、もう一度イギリスに帰る時になると、また不安と恐怖におそわれ、私は具合が悪くなりました。私は英語が話せないと信じ切っていたので、「言葉も話せないのにどうしてイギリスに行くことができるの?」と不安でした。

私がもうすぐ5歳になる頃、最悪の転機が訪れました。幼い子どもなりに私が練った作戦は、全員がベルギーからイギリスに帰ろうとしている頃に病気のふりをすれば、心のやさしい祖父の同情を誘い、可哀そうだからと思われ、祖父母のところに私を置いておかなければならないようにさせることでした。しかし、その年は、病気のふりをする必要がありませんでした。なぜなら、本当に肺炎になってしまったのです。あまりにも体調が悪くなり、夜行のフェリーに乗ってイギリスに戻ることができないほどだったのです。母は父の世話をしなければならなかったので、父と一緒に帰らなければなりませんでしたが、私はべルギーの家族たちと一緒にいられることがうれしくてたまりませんでした。

そうして、母は、私を連れずに家に帰り、私は8月から、次に母が私を連れにもう一度戻ってきたクリスマスまでベルギーにいました。その期間には、私の体調が良くなっていたので、またいとこと一緒に地元の幼稚園に行きました。丸々太ってコッコッと鳴く雌鶏や、乳房がふくらんだ大きな目の雌牛がいる牧草地の中のさまざまな緑の葉が茂った道を、祖父が私たちの手をつないで連れて行ってくれました。黒っぽく見えるレンガ造りの校舎まで私たちの小さな脚で何マイルも歩いたような気がしました。校舎には、ペンギンみたいだと思った白と黒の修道服を着て頭巾をかぶった愉快な修道女たちがいて、私たちにアルファベットを教えてくれました。間もなく、シスター・ベルナデットはフランドル語のＡＢＣをクラスの他の子どもたちと同じくらい大きな声で、私にも歌わせていました。

そして、クリスマスが過ぎイギリスに戻り、私は新しい学校の校庭で母の手を握って離さず、すくみ立ちしていました。始業のベルが鳴った後は、母の手をいっそう強く握り、母に小さな声でフランドル語で、「私を置いて行かないで」と懇願していました。また以前のように、私は英語を話すことも理解することもできませんでした。父の愛情のこもった言葉でさえも理解できませんでした。それはあたかも私の脳の中に一つの言語からもう一つの言語に切り替えるスイッチがあって、手を伸ばしても届かないので、ふたつの言葉を並行して処理することができないかのようでした。

しばらくすると、教室では、今度は先生が私たち全員に早口で意味不明なことをしゃべりまくっていました。間をおかずすぐに、先生が私を睨みつけたので、立てと言われたのだと思いました。そこで私は立って、肩をすくめ、「ごめんなさい、わかりません」と、言いました。その日の昼休み時間に、校庭で、私は、ダンスをしながら私をからかったり、単調に繰り返し何かを歌っている他の子どもたちに取り囲まれていました。私のことをどんな歌にして歌っていたのかは理解できませんでしたが、ぞっとするほど嫌でした。

そのうち、ベルギーでのフランドル語と同じように、英語が、私の頭の中に戻ってきました。そして、大きくなるにつれ、滞在している国の言語しか理解できないというこの現象は次第に消え、複数の言語を頭の中で切り替え、処理することができるようになり、やがて私のレパートリーにフランス語も加わりました。ところで、私はこの特異性について考えていることがあります。第二言語をもっていることは認知症に対する予防効果があり、その発症を遅らせる効果があると考えられていますが、私の場合はこの病気の進行を遅らせたのでしょうか。また、忘れた言語を思い出そうとして奮闘努力した時に私が立ち向かった挑戦も、私を回復力に富む人間にしたのでしょうか、それとも、なぜか、いっそう意志の強い人間にしたのでしょうか。

私の母は、非常に知能が高く、向上心のある人でした。残念なことに、彼女が生まれたのは、若い女性が大学進学を実現可能な選択肢として選べる時代になる、ほんの少し前のことでした。私の祖父母はそんなことは考えてみたこともなく、母の弟が大学に行くことの方がはるかに重要なことだと思っていました。

母は小学校を出ると、普通高等学校には進まず、女学校に行かされて裁縫や料理を学びました。母はいつも他の女生徒たちが針仕事をしている間に、進んで申し出て彼女たちに本を読み聞かせていましたので、その当時には、料理や針仕事にはそれほど熱心ではなかったと思います。しかし、母は優秀なお針子になり、後には料理や食べ物にも非常に興味をもち情熱を注ぐようになりました。母は、いつも針仕事は非常に退屈で、つまらないと言っていましたが、2、3年間、針仕事をした後、働きに出かけることにし、大学に入って工学技術の勉強をする弟の学費を払う両親を助けることができるようにしたのです。

母は、自分は大学に行けないのに、弟を大学に行かせるという不公平感をあからさまに口に出したことは決してありませんでしたが、後に母がこの話をしてくれた時の様子や言葉のはしばしから容易に想像できました。また、私は、彼女がどんなに聡明だったか、それに、彼女のたった2歳年下の弟、その次には、彼女より14歳年下の妹の両方とも大学に行くことができたことを知って、母が、彼らと同じように力を発揮する、頭角を現す機会が得られなかったことを、非常に残念に思っています。彼らは、頭角を現し、叔父はベルギー鉄道のチーフ・エンジニアに、そして叔母のエヴィーは建築家として成功し、ロンドンのカナリーウォーフ※のような大きなプロジェクトの設計もしました。

しかし、母もデパートで立派な仕事をしました。彼女は書籍の仕入れ係長で彼女よりずっと年上の女性の部下たちを監督し、貪欲に本を読む人だったので、この仕事がとても気に入っていました。父と出会ってイギリスに移った時には、ロンドンのシティ（商業・金融の中心地）の主要銀行のフランス語の通訳として働いていました。母がその当時のことを話す声には心からの誇りと幸福感がこもっていました。しかし、1948年に私を妊娠し（私は翌年の1月に生まれました）、当時の女性には当然期待されていた通り、仕事をあきらめて、専業主婦になりました。

ちょうど、私がイギリスに帰った時にはフランドル語を忘れベルギーに行くと英語を忘れたように、母は、海峡を渡るたびにあるときは、置き忘れたり、あるときは、取り戻したりという具合に、それぞれの国での個性をもっていました。母の家族と一緒のベルギーでは、社交的で、快活で、いつも誰かを抱きしめるために両手を広げていました。叔母や祖母と一緒にいる時には、他の人たち対して少々批判的でした。この3人の女性たちは、自分たちほど人生や芸術や文化に興味をもっていない人たちに対して尊大でした

※有名な埠頭建築

（母が、その軽蔑されるべき人々のカテゴリーに大半のイギリス人を入れなかったのかどうかを、私は知りたいと思うことがあります）。しかし、この3人はいつも面白く、楽しいことが大好きでした。私たちはちょくちょくフランドル語のスクラブル（クロスワードパズルに似た単語ゲーム）をして、旺盛な競争心をむき出しにしていました。それを目の当たりにした、男の人たちはビビッて私たちのゲームに交じることはありませんでした。

しかし、ロンドンでは、母には二人しか友達がいませんでしたが、両方ともベルギー人で母によくしてくれました。マリエットという友達は、近くのデパートに勤めていて、洋服生地の布きれを母のために取っておいてくれ、母はそれを使って私の洋服を作ってくれました。母は裁縫がとても上手な人でした。母と祖母が私に裁縫を教えてくれました。私は今でも、祖母のものだった非常に古い年代物のフェニックス社のペダル式のミシンを持っています。ボンマがその使い方を教えてくれたのですが、私が初めての舞踏会（大学で行われる正式なダンスパーティー）に着るエンパイア・ラインのドレスを作るために、上質の白いサテンの生地をミシンで注意深く縫い合わせているのを、私のそばに立って心配そうにじっと見ていたことを覚えています。

母の性格には気が短く怒りっぽいところがあり、ほとんどはロンドンでより目立っていました。そのよい例として私が思い出せるのは、ある晩、夕食が済んだあとに、母が洗った食器を父が拭くはずだったのをすっかり忘れ、クラシック音楽を聴くために居間に行ってしまったのですが、すぐに思い出さざるを得なくなりました。母が洗った食器を一つずつ床にたたきつける音が聞こえてきたのです。父は塵取りと小さなほうきを持ってそっとキッチンに入って行きました。その後は、父は二度と自分のやるべきことを忘れることがありませんでした。

母は本当に料理が上手でした。母は食べ物が大好きで、その頃はエキゾチックだと思われていたヨーロッパの料理を私たちは毎晩食べていました。母の予算の中で作れるものは何でも作っていましたが、パスタはしょっちゅう、食卓に並びました。もちろん、他にも甘いものもたくさん作りました。ヴィクトリアサンドイッチというスポンジケーキの作り方をあっという間に憶え、その後は毎週作っていました。母が作る伝統的なベルギーのクリスマスに食べる丸太の形をしたチョコレートケーキも最高でした。母は太り気味でした。私は抱きしめたくなるような体形をしていると思っていましたが、ボンマが母の体重をよく思っていなかったことは知っています。祖母があまり痩せている人たちを見たくないことは知っていました（ボンマの理想的な女性は、農場で役に立つ、力持ちでがっしりした人でした）。祖母の〝何事にも節度を〟というカルヴィン主義的な考え方は、母の食べ物に対する情熱やどちらかと言えば太る傾向があった母とは合いませんでした。祖母が、ある晩、2個目のベルギーのチョコレートを食べようとしていた母に、「アニー、2個目も1個目とまったく同じ味よ」と言ったのを憶えています。

母は、スマートさに欠けるイギリス人の着こなしだと思っているものについては、少々否定的でした。彼女の洋服のセンスは外国人のようでした。明るいカラフルなスカーフをラクダのコートにいつもエレガントに掛けていました。母は、私たちの住む通りにいる他の母親たちとは非常に違っていましたが、彼女が違っていることを私が気にしたことは一度もありません。

母は、平凡なイギリスの生け垣に植えられたエキゾチックな花のようだと、私は思っていました。明るい赤に塗った彼女の家の正面のドアのことには触れましたが、同じように、彼女は家の内装も暗い褐色のペンキをはがして、オフホワイトに塗り替え、明るい色のランプや敷物で装飾しました。私たちの周りにある陰気で暗い家とは異なり、それは、明るく気持ちのよいモダンな住処でした。

特に印象に残っているのは、装飾を施された真鍮製の額で、それには〝*Kennis Is Macht*〟という言葉が刻まれていました。「知は力なり」です。この真鍮の額は両親が新婚旅行中に買ったものなので、二人にとって非常に大切なものでした。これが今は私の家の居間に掛けられていますが、見るたびに必ず両親のことを思い出します。

3 未来への保険——知は力なり

Future-Proofing

両親には、私に人並み以上の月謝をかけて、通常の学校の授業以上の学業を学ばせたり、音楽やバレエのレッスン、スポーツクラブといった習い事に通わせるほどの金銭的な余裕はありませんでしたが、私には豊かで刺激的で創造的な環境と、遊ぶ自由を与えられ、考えたり競ったりするよう励まされていました。

多分、母には十分そのような機会がなかったためだと思いますが、母は、私が女性であることで、私の知的な潜在能力を発揮することが妨げられることがないように固く決意していたと思います。私はテレビが一般家庭に普及するより前に子ども時代を過ごしており、このことが私の発育に関係していることは確かだと思います。若い人たちは、多分こういう話は聞き飽きていると思いますが、本当のことなのです。

1950年代から1960年代頃には、自分たちの遊ぶものは自分たちで作っていました。

母と私のレクリエーションはいろいろなゲームをして遊ぶことでした。どこにでもある2組のトランプを使って（記憶力を競い合う）「神経衰弱」をして遊んだり、市や町、国、海、川の名前をたくさん出し合う、言葉遊びをしたりしました。母は、その他にもさまざまな記憶ゲームを考えだしました。ある時はお盆の上に手当たり次第にいろいろな物をいっぱい載せ、私に30秒間見せてから布巾で覆い、今、何があったかを思い出して書き出すというゲームもありました。

その他にも、〝スクリブル〟という落書き遊びもありました。それは、母が、一枚の紙に思いつくままに落書きをし、私が想像力をたくましくして、それを一枚の絵にするという難題でした。そこで、私は苦労して、なぐり書きされたものを象にしたり、キリンにしたりしようとしました。次に、彼女が、それに筆を加えることによって、素晴らしい絵に変わっていくのを息を呑んで見つめ、すごい！と感銘を受けていたことを憶えています。これらの遊びのおかげで、私の脳が想像力と創造力をもつようになるために大いに役立ったと私は信じています。

毎週金曜日には、私たちはレイナーズ・レイン図書館に通いました。そのため、私は、金曜日が大好きで、なんと大切に思ったことでしょう！　図書館には小さい子どもたちのための図書室がありましたが、私がその図書室の本を読みつくすのに長くはかかりませんでした。間もなく、母は大人のための書籍を私に薦めてくれました。そして、私は、パール・バック、ネヴィル・シュート、ヘンリー・ライダー・ハガードの書いた本の数々をむさぼり読みました。冒険物語が大好きでした。その時の図書館の雰囲気を、今でもよく憶えています。

また、母と私がそれぞれ、気ままに本を読んでいる時には、実に静かだったことを憶えています。母はいつも英語の本を読んでいました。でも、好んで読んでいたかどうかはわかりません。なぜなら、さほど選ぶほどの種類があったとは思えなかったからです。私が最もよく記憶していることは、図書館に向かって歩いている時の気持ちです――それはワクワクする一種の興奮であり、新しい物語への渇望だったでしょう。私は、せっかく借りた本を一週間もたせようと、懸命に努力しました。なぜかというと、あまりに早く一冊を読み終えてしまったばかりに、次の金曜日まで待たなければならないほど不快なことはないからです。空腹感を味わうようなもので、非常に不快なことでした。しかし、金曜日に目覚め、それが図書館の日だと気づくこと――それはすてきな気持ちでした。

ある時、母は知能テスト（ＩＱ）の本を手に入れました。母と私は、それが楽しかったので、二人とも頑張ってお互いにチャレンジしながら、ほとんど毎晩簡単なテストをしていました。本当に楽しかったのです。

このようにあらゆる知的刺激を得ていたにもかかわらず小学校では特に成績がよかったことはありませんでした。家では、チャレンジを受けたり励まされたりして、私の脳は物語や新しい発想に飢えていましたが、学校では、私は特に優秀ということでもなく、まあまあのごく普通の生徒だったので、先生たちの注目を集めることもありませんでした。この頃のことを振り返り、学校生活の中で起きたさまざまなことを考えると、不思議な気がします。新学年を迎えるたびに、英語を話さなければならないという恐怖心と、そのうえ、私は学校ではどちらかというと内気で引っ込み思案だったので、もしかすると、先生たちに冷たくあしらわれるのではないかという不安を抱えていたせいだとしか思えません。

しかし、家ではそうではありませんでした。家の近所の通りには、一緒に遊ぶ子どもたちがたくさんいました。私の家の通りに住んでいた二人の男の子と一緒にゴーカートを作りました。それに乗って左右に揺れながら疾走し、ひっくり返り、両足を擦りむいてしまい、ずきずきと痛むはれあがった腕を抱えながら家に走って帰ったことを思い出します。腕は骨折していました。母がその頃、せっかく編んでくれたばかりのカーディガンの袖を切ることになってしまい、ギプスがうまくはめられるようにしなければなりませんでした。

1950年代の世界中の子どもたちがそうだったように、当時、西部劇のヒーローだった、クロケットが愛用していた〝クロケット〟帽（実際は母のウサギの毛皮の肩かけで作ったものでしたが）や斧に似せたゴム製のおもちゃを私も持っていて、カウボーイやインディアンごっこをして、遅くなるまで遊んでいました。近所には他にも小さな女の子が二人いて、一緒にままごと遊びやおしゃれごっこをしたり、裏庭でシーツや小さな材木片を使って家みたいな基地を作って遊びました。

ベルギーでは、いとこやまたいとこが遊び相手でした。一度、祖母の自転車をこっそり持ち出したことがあります。その自転車は非常に大きなオランダ製で、ハンドルもサドルバッグも高いところについていました。ある日、いとこたちは自分の両親の自転車を、黙って〝拝借〟しました。私たちは、誰にもどこに行くかも知らせず、一日中家に帰りませんでした。道に迷ってしまい、家に戻ったのはもう少しで日が沈む頃で、私たち自身も、もう家に戻れないかもしれないという恐怖心でいっぱいでしたが、その行動は両親と祖父母に私たちに何かあったらという恐怖のどん底に陥れてしまいました。

私が8歳になった年に、私の生活に重要な変化が3つ起きました。私はシュガーという名前の猫を飼いはじめ、家族は自家用車を買い、そして、デニースという妹が生まれました。いつも私たちは、彼女のことをデニーと呼んでいました。デニーが赤ん坊の時のことはあまりよく憶えていません。しかし、母が妊娠中毒症でつわりが非常にひどかったので、臨月の1か月間、厳格なイギリスの祖母が私の面倒を見てくれたことは憶えています。

小さな妹が生まれたばかりの頃は、彼女に対してあまり愛情を感じませんでした。私は8歳で、それまで両親、特に母を独り占めにすることに慣れていました。生まれたばかりの赤ん坊と母親をめぐって争い、恨んだという記憶はありませんが、二人しかいない両親をまだまだ親の手を必要としている赤ん坊と張り合うことについては、多分それほどよい気持ちを抱いてはいなかったと思います。

それ以外にも、私には新しいことを探究したり、本を読んだり、遊んだり、やることがたくさんありました。私にとって赤ん坊はあまり好奇心をそそるものではありませんでした。しかし、デニーが2歳か3歳になった時、私たちの関係はとても緊密になりました。というのも、私は本が大好きだったので幼い妹に読み聞かせをすることができたからです。彼女をベッドに心地よく寝かせ、物語に登場するさまざまな人物の声を使って、たくさんの本を読んで聞かせるのは私の役目になったからです。

しかし、子どもの私が夢中になっていたものは、物語や本だけではありませんでした。〝科学〟とは何かということをきちんと理解はしていませんでしたが、それは私の子ども時代の不思議に感じたことや好奇心をそそったものの非常に大きな割合を占めていました。ある時、私としては、単なる好奇心からだったのですが、母がそのことを知ったら恐らくひどいショックを受けただろうと思われることがありました(多分、母でなくても誰でもひどいショックを受けたでしょう)。これは、ずっと昔に私が自宅の庭でした解剖です。

私がシュガーを飼い始めてから、ほとんど毎朝、彼は家族にちょっとしたプレゼントを運んでくるようになりました——たいていは、裏戸のドアマットの上に死んだネズミが置いてありました。ある日、私は、ネズミのお腹の中はどんなふうになっているのかをほんとうに見たいと思いついて、台所に忍び足で入り、母の一番上等な、一番切れそうなナイフを一丁拝借しました。そして庭の裏に死んだネズミを持って行き、その内臓を見てみようと、そのナイフでおなかを開いてみました。

今となっては、おなかの中身がどんなふうだったかさえ憶えていませんが、その時のことを振り返り、誰にも見つからなくて本当によかったと思います。見つかっていたら私は、きっと、みんなにちょっとした変質者だと思われたことでしょう。しかし、私は、かつては生きていた動物の体内の仕組みを見て、不思議な感動とスリルを覚えたことをよく記憶しています。

私のこの科学的な好奇心に大きな影響を与えたのは、おそらく父方の祖父だったでしょう。祖父はちょっとした博識家でした。市内の銀行の支店長でしたが、余暇には、美しい水彩画を描いたり(私はその何枚かをまだ持っています)、バイオリンを弾いたりしていました。また、望遠鏡と顕微鏡を持っていました。すでに述べましたが、父方の祖父母は、非常に厳格で格式ばった人たちで、子どもたちとの付き合いは特に得意ではありませんでした。それでも、祖父は祖父なりに私には弱いところがあったに違いありません。私が、戸口のところにじっと立っていて、話しかけたりしない限り、自分が絵を描いているところを見せてくれました(祖父は、子どもというものはその場にいてもよいけれど、行儀よくおとなしくしているべきであると、信じていました)。

それから、鉛筆削りで祖父の鉛筆を削らせてくれたり、顕微鏡や望遠鏡で何かを見せてくれました(ただ、私が手を洗うことを、ちゃんとその目で確認した後でしたが……)。祖父は、望遠鏡で見た惑星や星について話してくれたり、ていねいに作った蜂や蝶の羽のプレパラートを見せてくれたことを憶えています。祖父は私が11歳の時に他界しましたが、その顕微鏡やプレパラートは祖父の形見として私がもらい、今でも大切にしています。

私が11歳の時に経験したもう一つの大きな出来事は、名高い英国中等教育コース選別試験です。これは、小学校の最終学年に達したすべての子どもたちが受ける標準テストでした。11歳の時に行われるので、イレブン・プラスと呼ばれていました。それは、優秀な学校に進学するための試験のようなもので、この選抜試験でよい成績を挙げると、大学に進むための教育が受けられる、グラマースクール※に進学できるのです。この試験の成績が良くないと、総合制中等学校に進むことになり、多分ゆくゆくはそこで専門技能を学ぶことになるのです。テストの結果に基づいて、子どもたちの将来の職業を完全に決めて押しつけることとは、非常に残酷だと思いますが、その当時は、そんなこともあったのです。

それは私の人生での重要な時機であり、私は試験のことを、今でも鮮明に憶えています。

私たちが試験を受けた学校の講堂は、しーんと静まり返り、不安で、息を殺した11歳の子どもたちでいっぱいでした。色あせてすり減った寄せ木細工の床をがっしりとした飾りのない靴をはいた私たちの担任のウースウェイト先生のすきのない足音が聞こえました。いつものように、彼女はミス・マープル服（スカートがふくらはぎの半分を覆う長さのグレイのスーツ）を着ていました。彼女が他の服を着ているのを見たことがなかったので、いつも見慣れているその服を見て安心した憶えがあります。

ウースウェイト先生は、冷静に席の列に沿って行ったり来たりしながら、私たちの前に試験用紙を伏せて置きました。先生が、開始の合図を告げるまで、時計が時を刻むカチコチという音が講堂に響いていました。伏せてあった試験問題用紙を表に返しながら、胃が飛び出しそうになりました――しかし次の瞬間、にんまりしたくなる衝動を抑えなければなりませんでした。

試験は楽勝でした！　母と定期的に図書館に通って周到な準備をしていた英語や、私にとっては、楽しみとすら思っていた算数の問題でした。そのうえ、論理パズルの問題の部分まで進んだ時の私の喜びを想像してみてください――なんとそれは、家で母と一緒に楽しみながらやっていたＩＱテストの問題集と似た問題だったのです。私は、問題を解くためにかけたすべての時間を充分に満喫しながら、大急ぎで試験を済ませました。母は、私に万全の準備をさせてくれていたのです。そのうえ、一見、日の光の届かないような暗い脳のヒダヒダの奥の隅々まで、文字や数字や図式の中に、ある種の方式やパターンを見つける能力も繰り返したたき込んでくれたのです。

その試験の結果はというと、地域のグラマースクールに入学を許されただけではなく、その中でも最も

※イギリスの大学進学コースの公立中等学校

優秀な生徒達を集めたクラスに配置されたのです。そして、それからは、振り返ることなく前を向いて進むのみでした。

このように、私は好奇心や冒険心の旺盛な子どもでした。知的に豊かで刺激的な環境の中で育てられたことは幸運なことでしたし、このような環境は私の若い脳を貪欲で探究心の強いものにするために助けになったと、心底思っています。

高等学校に入る頃までには、私の記憶力は非常に優れたものになっていました。それどころではなく、もしかすると写真で撮影したかのような鮮明で詳細な記憶力だったかもしれません。試験の最中には、答えを必ず思い出すことができただけではなく、そのページを鮮明な絵のように思い出し、何ページだったかも、答えが載っていた教科書のページのどのあたりに載っていたかも、頭の中に入っていました。この特殊な記憶力はもって生まれた天賦の才なのでしょうか？　それとも、母が巧妙に創り上げたゲームや挑戦のために形作られたものでしょうか？　どちらか一方と言うことはできませんし、おそらく両方とも影響していることでしょう。

もちろん、他にも、より大きな疑問があります。知的に刺激的だった私の子ども時代が、認知症発症後の急速な進行から私を守ってくれたのでしょうか？　私の主治医が呼んだ〝氷河のように遅々とした〟進行は、私の母がいたおかげだったのでしょうか？　この遅々とした進行のおかげで、私の脳神経細胞のネットワークが接続不能になっている時にも、私は新たな脳神経細胞を再生し続けることができ、語り、愛し、人生を楽しみ、本を読んだり書いたりすることができたのでしょうか？これは、2、3年だけしかいい状態を過ごせるということではなく、最初に診断を受けてからも、豊かで達成感のある20年を生きてきたということを意味するのでしょうか？

また、科学者として、これらの大きな疑問に対する私の正直な答えは、非常に多くの要因が複雑に入り組んでいるたった一人の例にもとづいてこの結論を引き出すことは不可能であるということです。しかし、何らかの考察、あるいは研究でも行うことは、確実に価値があることだと私は思います。

私が言えることは、今は、〝認知的予備力〟と呼ばれる概念に関する多くのエビデンスがあるということです。これは、私たちが万一に備えてもっている脳の潜在的能力のことで、認知症が原因で私たちの脳がだんだん消失し始める時、この備蓄から引き出して使うことができるのです。現在、教育歴の低さが、認知症の重大なリスク要因の一つであるということは世界的に知られています。子どもたちを育てる上で、この事実は、非常に真剣に受けとめるべきだと、私は思います。子どもたちの脳細胞を活発で、ネットワークが接続されている状態に保つために、私たちは最善の努力をして認知症に対する〝未来への保険〟をかけておく必要があります。

子どもたちに〝未来への保険をかける〟という、この仮説を説明しうる分子的背景についての講演会に行ったことがあります。そこで聞いた話では、脳の神経細胞（ニューロン）は、その周りの細胞から一種のスパーク（点火）のような刺激がなければ、死滅してしまうのだそうです。ですから、〝脳は使わないとダメになる〟というのは重要なことです。それは難しいことかもしれませんが、やる価値はあります。

確信はありませんが、これは、無意識のうちに、私がとても小さな時から母が、認知的予備力を私の中に備えさせてくれていたのではないかと思います——母は認知的予備力を育ててくれていたのです。60年以上経った今、私はいざという時のためにとっておいたこの能力を引き出して生きています。とても大変な脳の障害をもっているにもかかわらず、今、こうしていられるのは、私の子ども時代のすべてが、一生涯私が対処することができるような基礎を築くためのものだったと思っています。時が経つにつれ、私の脳細胞がどんどん消滅していっても、残存している脳細胞はスパーク（点火）を続け、確実にその周囲の細胞もまたスパーク（点火）し、できる限り長く生き続けるようにしているのです。

認知症を治す方法は未だありません――その原因となっている脳細胞の死滅を遅らせたり止めたりする方法はまったくありません。だったら、病気の発症を予防するために私たちに可能なことをすべてやってみることが、私たちにできる最善のことなのではないでしょうか？　そして、これが、私が〝未来への保険〟と呼んでいるものです。

今、私は次世代に――さらには孫の世代に、未来への保険を引き継ぐことができます。もしかしたら、他の人たちもこの本を通して手を差し伸べることができるかもしれません。さらに、これから先、何世代にもわたる人たちにも未来への保険がかけられるように真剣に努力することができます。私の両親のモットーであった「知は力なり」にならって。

4 よそもの
The Outsider

私が通っていた中等学校は、多くの私立中等学校が宗教的背景をもっていたのとは異なり、特定の宗教的背景をもたない公立の女子校で、ヘリオッツ・ウッド・グラマースクールと呼ばれていました。公営住宅地区にありましたが、近くの私立女子校と張り合っていました。校長（明らかに負けず嫌いな女性で、私に影響を与えた女性の中の1人）は、私たちにその私立女子校に負けないくらいの成績を望み、私たちに高い教育目標を設定していました。

女子生徒は全員、そのもてる限りの力をつくして勉学に励み、そしてまた私たちは、その力をつくす多くの機会を与えられました。中等学校は6年制で、4年間に、標準科目であるラテン語、フランス語、英語、物理、化学、生物、美術、歴史、地理、数学を学習しました。

その時期までには、新数学の学習指導要領（カリキュラム）が導入され、私が在籍していた、最も学力が高い生徒たちが集まっているクラスは、旧カリキュラムを早々と終えて即この新カリキュラムに進みました。私は新しいカリキュラムの数学が大好きで抜きん出ていました。そこでは、集合、ベン図、行列を学びました。旧カリキュラムよりずっと興味をそそるもので、やりがいがありました。

中等学校の最後の2年間には、3科目を選択しなければなりませんでした。私は、フランス語と美術を含む普通試験と呼ばれていたすべての試験のほとんどで良い成績を収めました。それはずば抜けて良い成績だったので、両親は私をソルボンヌ大学※に行かせたいと思っていました。

しかし、私は科学系の科目で非常に成績が良かったので、(実は私が決して好きではなかったラテン語以外は) 何をするかについては自由に選択できました。私は科学系の科目に挑戦していきたいという気持ちに引き寄せられていました——他の科目はあまりにも簡単に思えたのです。そして、私はこの世界の仕組み、成り立ちがどういうものかを知りたかったので、生物・化学・物理を選択し、さらに、特別なことだったのですが、さらにもう一年数学を何とか無理やりカリキュラムに詰め込むことを許されたのです。

私が勉学に情熱を傾けるようになったのは、人生のこの時点からでした。これは少し奇妙に聞こえますが、この頃の私は、この世の中に復習などというものがあるとは、ついぞ考えたこともありませんでした。私がそうしていたように、みんなも一生懸命勉強したり、教科書を読んだりするのは、授業の時だけで、あとはもって生まれた才だけを頼りに試験を切り抜けるものだと思い込んでいました。みんなが家で復習というものをしているなどとは夢にも思いませんでした。試験で成功を収めるこの秘訣を発見した時、私を思いとどまらせるものは何もありませんでした。復習が大好きになりました。徹底的に準備をするという私の生まれつきの性癖が、カレンダーの隅々まで勉強する時間として書き込み、暗記する必要のあるものを洗い出し、あらゆる項目をくまなく覚えるよう、自分で自分を駆り立てました。こうして、次に試験があった時には、ただ単に良くできただけではなく、私はダントツの成績をとったのです。

私には、アムステルダムにデ・ボーアという、そこの大学で有機化学の教授だったまた従兄がいました。彼と科学系の科目について話すと楽しく、彼に『フィーザー &フィーザーの有機科学』というぎっしり内容の詰まった難解で、とても一般的とは言えない、工業向けのテキストを一冊もらいましたが、私はこの本を大事にし、ただ楽しむために繰り返して何回も読んでいました。

私が断然好きだった先生は、ゲルダ・スタイルズという名前の化学の教師でした。彼女は、教師になる前には工業化学者として仕事をしていました。職に就く女性が非常に少なく、ましてや科学の分野では、ほんのわずかしかいなかった時代に、彼女は私の夢であり、私に大きな刺激を与えてくれました。スタイルズ先生は、40代後半のとても魅力的な女性でした。彼女の肌はオリーブ色で、髪と目は黒っぽく、がっしりとした体格の人で、非常に堂々としていました（おそらく、ボンマなら、満足げに彼女を〝たくましい〟と評したことでしょう）。まじめで、めったに笑うことがなく、私にとって、彼女はすべてを兼ね備えた世界で最高の女性で、ヒーローでした。

当然といえば当然ですが、彼女の担当科目である化学に対する私の特別の情熱とずば抜けた能力のおかげで、私はすぐに先生のお気に入りになりました。彼女は結婚していて子どもが2、3人いましたが、しばしばスタイルズ先生ご夫妻に彼らの子どもたちのベビーシッターを頼まれました。子どもたちは早く寝ましたが、私は遅くまで起きていて、勉強をしたり、私のために出しておかれたチョコレートクッキーを食べたり、お茶を飲んだりしていました。スタイルズ先生は、私の科学に対する情熱に火を点した人で、早い頃に彼女が影響を与えてくれたことに、いつまでも感謝します。しかし、ある日、私が子どもたちのベビーシッターをしている時のことですが、先生は、はからずも、私の脳の中にある、別の、決してよい結果をもたらさない神経経路に影響をおよぼすことになったのです。

その日は、子どもたちの面倒をみるために、私がちょうど先生の家に着いたばかりで、幅広の皮のベルトで締めた新しい茶色のヒップハガー型の（ヒップで留める）ズボンを、得意げにはいていました――そ

※ヨーロッパで有数の有名大学で、人文科学系が特に秀でている。

れは1960年代の最先端のファッションでした。先生は私をあからさまにじろじろと見ながら、子どもたちが家に帰って来るはずの時間とクッキーがしまってある場所を教えてくれました。そして、私が何かの理由で彼女に背を向けた時に、「ねえ、クリスティーン。そのズボンをはいているとあなたのお尻が、本当に大きく見えるわよ。それはあなたに似合わないと思うわ」と、言ったのです。

このぶっきらぼうなコメントが、なぜ私にそんな大きな影響を与えたのかは誰にもわかりませんが、確かにそれは、結果的には大きなことでした。私は、笑い飛ばすことも、言葉を返すこともできませんでした。静かにうなずきました。その夜遅く、そのズボンを私の洋服ダンスの底にしまい、二度とはくことはありませんでした。この時の記憶は非常に鮮明で、激しい感情が湧きあがってきたことも憶えています。このことが、その後、何年間も患うことになる拒食症を誘発する一因となったと確信しています。

スタイルズ先生のせいだと言いたいのではありません――不用意な一言が、こんなに大きい複雑な精神の病を突然引き起こすと考えるほど、私は単細胞ではありません――しかし、私が心酔していた女性から向けられたささいな一言が一因となったということは確かだと思います。それは、乾燥した熱帯の、風が吹いている山林に、火のついたタバコを、不注意に指先で軽く払い落すようなものでした。そして、それは消火には何年もかかる森林火災を引き起こしたようなものでしょう。

私が社会的に孤立し始めたのは中等学校の頃でした。意図的にそうしたわけではなく、いろいろなことが重なりあった結果だと思います。まず第一に、小学校からの親しい友達は総合制中等学校に行ってしまったので、グラマースクールに進学した私は6年間も親しくしていた中心的な友達のグループからすぐに、離れ離れになってしまいました。そのうえ、思春期の女の子にありがちなかけひきがあったようなのですが、そんなことには、私はまったく鈍感だったのです。最初は、近所に住む女の子と親しくしていました。

私たちは中等学校から20キロほど離れたところに住んでいて、学校に行くには2路線のバスを乗り継がなければなりませんでした。それに、私が住んでいたレイナーズ・レインからそんなに遠くまで通学していたのは、私たち二人だけだったので、私たちが親しくなるのは自然なことでした。しかしその後、突然（私にはそんなふうに思えたのです）、一年生の時に、その友達はもう一人の女の子と親しくなり、冷たい態度をとられ、私は輪からはずされるようになりました。なぜ、一緒に座ってランチを食べたり、おしゃべりしたりできないのかわからず、戸惑いましたが、要は、私は絶交されたのです。

彼らは、廊下で私の側を通り過ぎる時には、そっぽを向いて、私のことなど、もはや眼中にないかのような振りをしたのです。確かに、人が中等学校について話す時には、よくある話だと、思います――学校は、ある意味、非常に残酷な場所です。このことがあって後は、私は、私と同じように仲間はずれになっている人たち以外とは、真に緊密な絆を結ぶことは決してありませんでした。

私たちは変わり者で、女の子たちの中心的グループから仲間はずれになっているという共通点によってのみ結ばれていました。けれども、少なくとも同じクラスの女の子は全員、非常に賢く野心家だったので、私にも彼らとの、そのような共通点があったことは、よかったと思っています。そんな具合だったので、私が頭のよい生徒として目立つことはありませんでした。

私たちの学校には、スプリングがきいた木の床のある真新しい体育館がありましたので、他の人たちが友人たちとランチを食べている昼休み時間に、私はそこで夢中になって体操の練習をして過ごしました。私はひとりぼっちの寂しさをあれこれ考えたことはなく、こんな良い学校に入ったことをありがたく思っていましたので、小学校からの親しい友達から切り離されたことに対し、憤慨するなどということは考えたこともありませんでした。

私の人生で、家族は別として、あらゆる社会のつながりの中で、自分がよそ者であると感じ始めたのは、私が思春期の時だったと言ってよいと思います。どうしてなのかはわかりません。おそらくは、非常に独立心が強く、他を頼らないで生きている家族に起因しているのかもしれませんが、もしかすると、私は良い交友関係や健全な人間関係に対する感性を犠牲にすることによって、生まれつきすぐれた知力に恵まれたのかもしれません。しかし原因はどうあれ、長い間、私はなんとかやってきました。

私が30代の時にＣＳＩＲＯ〈オーストラリア連邦科学産業研究機構〉に入るまでは、本当に自分の居場所を見つけたというような気持ちになったことはありませんでした――そして、その後、地域の教会に参加して教会の人たちのあたたかさがわかった時にもくつろげる居場所にたどり着いたと感じました。しかし、私が、良い交友関係とは何か、幸せな人間関係の意義とは何かを理解するまでには、さらに長い年月がかかりました。

しかし、私が一般社会での人付き合いにもがいていた時でも、引き続き学業では非常に良い成績をあげていました。私としては当然のことでしたが、学校の最終試験できわめて良い成績をあげ、えり抜きの大学の中から志望大学を選ぶことができました（ただし、オックスフォード大学やケンブリッジ大学だけは別です。これらの大学に入学を認められるためには、もう一年間パブリックスクールに行き、徹底的に勉強しなければならないのです――英国では、パブリックスクールというのは〝私立〟校のことなのです。そのうえ、ラテン語を取らなければならないのですが、私はラテン語の学習にはまったく興味がなかったのです）。

私は、先生たちやアムステルダムで大学教授をしているまた従兄に相談して、レスター大学を選びました。その理由は、有名な生化学の教授が、そこの大学の学部に加わったばかりだったので、大いなる野望を抱いて生化学をめざす者にとっては非常に魅力的な学部になっていたからです。私は生化学と分子遺伝学を専攻することに決めました。

大学一年生の年はそよ風のようにやすやすとこなし——掲示板に発表される最終試験の成績優秀者名簿の上位2、3名に入るのがいかに簡単なことかと、自分でも驚くほどでした。私は、理論が大好きでしたが、私にとって実習と実験は少々退屈で努力を要することを知りました——私は瞬時に答えを得たいので時間のかかるものは性にあわなかったのです。教科の一環として、非常に多くの実験をやり遂げなければなりませんでしたので、より効率をあげるために、先に教科書を読んで、一度に一つの実験ではなく、ほとんどの実験が同時に進行するように準備をしました。実際、その頃の私の脳はこのように常にいくつもの課題を同時にこなしていたのですが、今では、単純な一つの事柄しか考えることができません。

二年生の時ですが、同級生の男子学生の一人——生化学を専攻していた女子学生は二人しかいなかったのですが——が、他のみんなを大きくしのぐほど、そんなに勉強をしないでくれないか、と頼み込んできたのです。「図書館に行くのはやめてくれないか、クリスティーン。僕たち他の学生にとってはまったくフェアじゃないよ」と、彼は言ったのです。そんな馬鹿げた要求になぜか、この時の私は同意したのですが、その理由について、答えることは難しいと思います。一つは、そんなに勉強しなくても私としてはやれそうだと思った部分もあったのだと思います。そんなに一生懸命努力しなくても、一年生の時には成績がとてもよかったし、また、「多分、今年は少しリラックスして楽しくやっていける」と思ったのです。それに、その後の私であれば、言い返せたはずの言葉も、その当時の私には、そのような自信も、言い返す余裕もまだなかったのです。これは多分、その当時には性差別が当たり前にあったからかもしれません。

例えば、大学卒業後に私が初めて就いた職は科学研究所の研究員でした。そこでは、大卒の男性がしていたこととまったく同じ仕事をしていたのですが、単に私が女性だったという理由で、給料は男性の研究員の75%でした。女性には標準賃金の四分の三を支払うことが、慣行化していたのです。ですから、多分、若い男性が自分に就職のチャンスが与えられるように、女性には勉強をのんびりやってほしいという気持ちは、私も半ば、わからないでもないな、と考えたのかもしれません。

そういうわけで二年生の時の私は、大学の最終試験の時と同じような、飛び抜けた成績を挙げて名をあげることはありませんでしたが、それでも私は例外的に優秀な成績を収めました。しかし、私の心の健康は病んできていました。この頃の環境は私にとって非常に暗く、わびしいものでした。初めて、家から離れて暮らし、家族のぬくもりから切り離されたのです。私には、純粋で親身になってくれる友達がまったくできませんでした。私は帰る港を失い、とも綱を解かれた船のような気持ちだったのです。私は、中等学校にいた時よりもさらによそ者だったのです。

私には少しの間ボーイフレンドがいましたが、彼の方からフラれてしまいました。この別れは私の心をひどくかき乱したのです。私は可愛らしくなく、価値がない人間だと考えてしまいました。家に帰ってベッドに入り、その後はまったくベッドから出ず、何週間も寝間着のままで過ごしました。なぜか、やせてみようと努力し始めましたが、どうしてそんなことを始めたのかはっきり思い出せません。太り過ぎていたわけでもありませんが、自分では太り過ぎだと思えたのです。

世の中のすべてが灰色に見え、楽しみに待つことが何もなく、鏡を見る度に、私の体の脂肪ばかりが、目につきました。毎日食べる物を制限し、どんどんやせていきました。他のすべてのことがうまくいかないのに、ダイエットだけはうまくできたのです──勉強したり、友達と話したり、人に笑顔を見せたりするにはあまりに疲れていた時でさえ、ダイエットは私が必ず達成できるものでした。

いつのことかはっきりしませんが、ついに私はキャンパス内にある病院のような、大学の医療センターに入院することになったことは憶えています。私は、ただ悲しく、ひどく寂しかったのです。試験もその病院内で受けたこと、そこで試験の答案を書いていたこと、結果については、もうほとんど気にしていなかったので、ある問題に答える時、解答を実際に書き出すのではなく、答えの代わりに、答えが書いてある教科書のページ番号を書いたりしました。具合が悪かったにもかかわらず、満点を取りました。

両親には私が病気であることを言いませんでした——彼らには理解できなかったでしょう。私は本当にひとりぼっちでした。そして、もしかすると自分を恥じていたかもしれません。母と会うたびに、彼女はどうして、私がそんなに痩せているのかを詰問し、私の体重について辛辣なことを言って、自分を大事にしていないと私を責めました。私は、母との間についに大きな隔たりを感じ始めていました。

三年生の時には、私は非常に疲れて痩せ細り、大学優等試験では第二級優等で修了するにとどまりました。教授は、私が三年生の全期間、第一級優等の主席を通すことを期待していましたが、私の病気については気がついていませんでした。しかし、チューター（個別指導教員）が一度、その時の状態を説明すると、教授は、私のためにいくつもの大学院に推薦状を書いてくれました。そのおかげで、博士課程履修のための3件の奨学金支給の申し出を受けました。1件は、バーミンガム大学で生化学専攻、1件はカリフォルニアのスタンフォード大学での分子遺伝学専攻、もう1件は、両親の家から遠くないロンドン大学のミル・ヒルキャンパスでの生理生化学専攻のための奨学金でした。

思い返せば、最先端の科学として現れた分子遺伝学をアメリカで研究する機会を断ってしまったことが信じられません。しかし、ヨーロッパやイギリスの家族から非常に遠く離れたアメリカで生活するという気持ちの上での高いハードルに立ち向かう覚悟もなかったと思います。家族だけが、ありのままの私を理解し、愛してくれる人たちだと、私には思えたのです。私は、ロンドンで研究をするという安全な選択肢をとりました。しかし、その選択肢さえも私には耐えられないということがわかり、２週間ほどしかもちこたえることができませんでした。私は、非常に自信をなくし、心に葛藤を覚えました。

一つ確かなことは、本当は夫を見つけて、私自身の家族を作りたかったということです。私が家族の中で味わった愛とぬくもりと楽しみの団らんを作りたかったのです、それどころか、アントワープの祖父母の家での一家団らんの輪のようにさらに大きく素晴らしい輪を作りたかったのです。今になってこれを認めてしまうことは馬鹿げたことに思えますが、私が博士号は追求しないと決断した理由の一つは、もし博士号を取ったら、なぜか、結婚できる可能性が少なくなると思ったからです。

「なんとか博士」と呼ばれている女性なんかと結婚したい男なんていない、それに、そんな女性は男性を出し抜いてキャリアでの出世を遂げるだろうと思ったのです。そうです、１９７０年代には、女性に対する機会は開かれつつありましたが、それでも、私たちは、性別によって周囲からの期待に間違いなく差があるという古くからある固定観念に、依然としてとらわれていた混乱した時代でした。

それから私は、自分の並外れた知力をしまい隠して、当時、女性として望まれていたような〝普通の〟生活をしようと固く決意しました。しかし、私の生活は、実は〝普通〟とはとても言えない、かけ離れたものになるのです――実際、それどころか、異常で混沌としたわけのわからないものになったのです。

博士課程を中途でやめてから私は、一年間、製薬会社の研究所で働きました。しかし、その仕事は私の興味を引きませんでした。単に、それは、私が行っていた実験よりも、理論のほうがどれほど好きだったかを思い出させるものであり、そのうえ、私には助手が２名いたにもかかわらず、いくつかの実験を、それも並行して仕上げるためにかかった時間を考えるとたまらなく嫌になったのです。一言付け加えておきますが、一連の新しい処理方式の開発は楽しんでやりました。一つの実験は、私の背中に重酸素ボンベを革ひもで縛りつけて、有毒ガス排出装置付き実験容器の標本に点火するものでした。研究所の主任は、これが誘因になって生じる潜在的な危険を非常に心配しました！

私は、アムステルダムに移り、科学図書出版社エルゼビアの上級原稿整理編集者の仕事に就きました。オランダ語を習熟するための格好の好機ととらえました。フラマン語というオランダ語のベルギー方言（ベルギーの公用語）と標準語のオランダ語は非常に似ているのですが、発音と語彙の基本が非常に異なっています。フラマン語を話す人たちは標準語のオランダ語を理解することができますが、その逆の場合には必ずしもそうではないのです。また、科学専門誌の仕事をしていれば、科学分野の知識を最新のものに維持できるということも考えつきました。科学は間断なく進歩するので、常に勉強を続けなければ、最先端だと思っていた技術は、容易に無用の長物になるということがすぐにわかります。それに、この〝充電のための休暇〟が、私は人生で何がしたいのかを見つけるための時間を与えてくれるかもしれないと願っていました。

1970年代のアムステルダムは狂気じみていて、何でもありでした。パーティーあり、ドラッグあり、ミュージックありだったのですが、それでも私には本当の友達がなく、孤独でした。私のことを気づかってくれる人は誰もいませんでしたし、私が気づかう相手もいませんでした。私はいくつか信じられないほど危険で、一時の衝動に左右された理性からはほど遠い選択をしました。この中には、私たちが2、3週間付き合った後に結婚していることを告げた男性がいました。ある日、妻を見舞いたいので病院まで車で送ってくれないかと頼んだことから、彼が既婚者だとわかったのですが、その妻は出産したばかりだったのです。私は彼を車で送りました（何で、そんな人を送って行ったのかは、私にもわかりません）が、病院に着くとすぐに、私に二度と近づかないで、と言い渡しました。

　私は取りつかれたように体重を量り始め、以前にも増して飲食を制限するようになりました。私の身長は170センチですが、体重が40キロ以下になるまで飲食を控えました。ある時期は、毎日リンゴ1個とコップに半分のバターミルクで生きていました。カロリー計算はしませんでしたが、食物の摂取量を愚かなほど減らしたのです。私は食べ物をめぐる奇妙な儀式を編み出しました。例えば、料理をしている間に、食べ物の味見をした場合、味見をするために口にした分は何カロリーだったかということにこだわってしまって、いざその料理をお皿から食べる時、その分量を絶対減らすというものでした。母に会うたびに、〝ベルゲン・ベルゼンのナチスの強制収容所から出てきたばかりみたい〟などと、私の体重について恐ろしいコメントをしました。しかし、その言葉も、私に体重を増やす方向にしむけることなく、さらに自分を恥ずかしい人間だと思わせるだけでした。

　ある程度は、私が病的であることはわかっていましたが、太っていると信じ込んでいたので、貧弱な食事を正当化していました。そして、目標の体重に達するたびに、食べ物をさらに制限し、加えて、新しい目標を設定していました。それは、私の人生で、安全な部分、私のコントロールができていた部分なのです。私の人生の他の部分は、すべて孤独で寂しく、途方にくれて、流れて、漂っている不安定な状態でした。

　ついには、生理が止まり、医師の診察を受けて、婦人科医を紹介されました。その婦人科医は、私の体重を量り、私を見て、初めて耳にする名前を私に告げました。それは〝神経性食欲不振症（摂食障害）〟でした。彼は「体重を増やさなければなりません」「あなたが入院して、胃に管を入れて栄養物を注入したいのなら話は別ですが」と、言ったのです。さらに、生理はもう来ないかもしれないし、おそらくは自然に妊娠することはないだろうと続けました。

私は入院させられ、胃管治療を受けることを恐ろしいと思いました。特に、誰もが馬鹿げたことだと思い、私が抑制していたことのために入院治療なんてあり得ないと思ったのです。そこで、ただ入院しないですむように少しカロリーの摂取を増やしましたが、何年間も体重は低いままでした。おそらく私は子どもを産めないだろうという情報は、頭の隅に押し込みましたが、それが、私のうつ状態をあおったかもしれません。

アムステルダムに移って1年くらいしてから、もっと両親の近くに暮らすために、またイギリスに戻り、オックスフォードのペルガモン・プレス社の上級科学編集者として就職しました。孤独であるという気持ち、低い自尊心、うつ状態、混乱の結果、私はひどく悲惨な気持ちになり、ある晩、長い眠り、もしかしたら目覚めないことを願って、大量のワインを飲み、多少の睡眠薬を飲みました。

思い通りにはならず、翌日、目覚めましたが、足元がふらついて、ひとりぼっちでした。そして、危うく自分が死ぬところだったことがわかりました。それは私が望んでいたことではありませんでした。私は生きることを欲し、キャリアを欲し、愛情を欲していたのです。自分にないものを非常に鋭く自覚し、心の奥深くで、私はそれに値しないと悩みました。私にもたらされた次の機会に飛びついたことは、少しも不思議ではありません。しかし、少なくとも両親にとっては、愚かで、ぞっとするほど危険な選択に思えたのです。

5 A New Adventure 初めての冒険

オックスフォードの11月は、凍てつくように寒く霧が深く立ち込めていました。そして、当時有名だったマギー・サッチャーの政策はかなり厳しいものでした。炭鉱労働者はストライキのさなかで、私たちには、暖房がほとんどありませんでした。職場では、私は寒さでガタガタ震えウサギの毛皮のコートにしっかりとくるまって体を丸めていましたが、両足はあまりの寒さで感覚が麻痺するほどでした。私たちの事務所は古い馬小屋の上にあり、床や壁の隙間から、氷のように冷たい冷気が足元や周囲から這うように入り込んできました。空は灰色で、毎朝、黄ばんだ霧をじっと見つめながら、町の南西にある村のかやぶき屋根の寒い小さな家から職場に通いました。私はモリスマイナー※という車をもっていました。故障の少ない車でしたが、暖房装置はなく、窓からは冷たい風と湿気が入ってきました。

この二か月前に、一人の男性と知り合いになりました。ここでは、この男性をダニエルと呼びます。彼もまたペルガモン・プレス社の教科書部門で働いていました。ある晩、退社後、彼と、2、3人の同僚と私は一緒に飲みに出かけました。ダニエルは、特にお酒を飲んだ後では、面白くて感じのよい人で、それに、私にもとても興味をもっているように思えました。それは、自分には価値がなく、取り扱いにくい人間であるという、私が長いこともっていた感情から一時的ななぐさめを与えてくれました。誰かに好感をもたれるというのは、実にわくわくするものです。ダニエルはすぐに私のボーイフレンドになり、私は彼が側にいることで気持ちがやわらぎました。私たちは、間もなく同棲を始め、彼は2、3か月後には、オーストラリアに移るという彼の計画について話し始めました。明るい陽が照る気候や海岸、そして、自分たちが出会うであろうさまざまなチャンスについて話していました。そして、あの凍るような11月がやって来ると、オーストラリアへの移住は、まさしく私にとっても必要なことだと思えました。

イギリスについて、私はうんざりしていたことがたくさんあり、正直なところ、イギリスと決別してよかったと今でも思っています。一つには気候です。オーストラリア人にはまったく想像できないでしょうが、毎日、灰色で雨がちの空、長く暗い冬、ほんの少ししかない夏の短さには、本当にうんざりさせられるのです。あの頃の私の気分はビタミンDの欠乏にも影響されていたのではないかと疑い始めています。もう一つのイギリスについて過酷なことは、少なくとも私が住んでいた時には、厳然と存在していた階級制度です。どこの学校に行ったか、大学はどこか、家族はイギリスのどこの出身かなどに、人々は、実に強い関心をもっていました。あらゆる仕事での最高の地位は、極端にいびつな割合で、オックスフォードやケンブリッジ大学の卒業生が占めており、科学分野の仕事でさえも、他の大学の卒業生が同じように有能であったにもかかわらず、そんな具合でしたし、今でもそうなのです。移住者の娘である私は、うまく適応していると感じたことは一度もなく、地球の反対側にある温暖でうららかな、機会均等の国に移住するという考えは、私にとって非常に魅力的なものになりました。また、私のうつ状態や、挫折感を後にして、白紙の状態でスタートすることを熱望していました。

私はダニエルと一緒に出かけて、冒険を始めることに賛成しました。一つだけ問題がありました。彼は無一文だったのです。

※英国の自動車メーカーが製造していた小型乗用車の商標

オーストラリアに発つ前のクリスマスは暗澹としたものでした。私は、クリスマスはいつも大好きでした。毎年、母は本物の松の木をクリスマスツリーとして用意しました。そして、乾燥が進んでゆく松の枝に、灯がともされゆらゆら揺れる本物のろうそくを、どうしてもクリップで留めて、つるすんだと言い張りました。これが、必ず、危険を毛嫌いする父を、気も狂わんばかりに動転させ、砂を入れたブリキのバケツを使って執念深いほどにツリーを保護し、もしかして燃えだしたら、バケツの砂をかけられるようにと備えていました。私たちは、砂糖と香料を加えて温めたワインを飲んで暖まり、父を優しくからかっていました。母は、英国料理のごちそうの準備を楽しんでいました。

しかしその年は、私が2、3日したらオーストラリアに発つと知らせた時だったので、からかうこともなく、笑い声もなく、ごく普通の楽しいこともありませんでした。それどころか、私は帰りの切符も持っていませんでした。それに仕事も決まっていませんでした。さらに、私たちがどこに泊まるのかも決まっていなかったのです。両親に聞かれたことに対する私の答えは、すべて〝ない〟か、〝わからない〟でした。

ダニエルは、クリスマスを私たちと一緒に過ごしましたが、父は私と腹を割って話すために、私と二人だけの時間をもとうとしたのですが、それが難しいことがすぐにわかりました。というのは、なんだか奇妙なことが起き始めていたのです――ダニエルがいつも私のそばについて片時も離れなくなり、私が一人ではどこにも行けないようにしていたのです。私たちは同棲していましたし、職場にも一緒に通いました。

週末に、散歩や買い物に行って来ると私が言うと、彼は一緒についてきました。彼が私から離れている時は、片時もありませんでした。私に誰か友達がいたとしたら、彼らに私が会う時には、彼は必ず私についてきたと思います。しかし、私には友達が一人もいなかったので、それもこのような問題を引き起こした一因だったかもしれません。そして、そんな時に、彼は、私と私の家族と一緒にクリスマスを過ごしていたわけです。

父は、何から何までうまくいっていないことに気づき、ダニエルに不信感をもちました。ついに、母が居間でダニエルと話している間に、父は、私と二人で後片づけをする振りをして、台所で二人きりで話すことができました。

「今すぐに行く必要はないよ、クリスティーン、しばらくここにいて、お金を貯めておきなさい。万一の場合のことを考えておくべきだし、うまくいかなくて帰ってくることが必要になった場合に備えて、念のため少しはお金を持っているべきだよ」と、父は言いました。

「もう切符は買った」と、私が言いました。

「でも、支払った切符代は私があげるよ！　だから、そのことにこだわるなよ」と、父は言いました。

また父は、困ったことがあったら、コレクトコール（着払いの電話）ですぐに電話をかけるように、また、ニュージーランドには、父の妹が住んでいるからそこに滞在できるように、私に旅費を送ってくれると強く言いました。私は24歳でしたが、とても危なっかしく見えたに違いありません——私はひどく痩せていましたし、仕事についても一つの仕事を一年以上、頑張って続けることができませんでした。おまけに、私には奇妙なボーフレンドがいたのです——気の毒に私の両親は、心配で我を忘れていたに違いありません。

もし私が、自分の気持ちや不安を正直に見つめていれば、ダニエルは、私が最初に思ったほど、私にとって望ましい相手ではないことがとっくにわかっていたはずでした。彼は、オーストラリア行きの切符代を貸してくれと私に頼んできたのですが、それから何か月も経つのに、これまでのところ、返してくれるそぶりはまったくなかったのです。これは、父が望んでいたような、万一のために備えておくなどという計画を私が、まったくしていなかったということを意味しています。私は、オーストラリアに行くために必要なお金は持っていましたが、切符代を貸したりした後は無一文になってしまったのです。また、ダニエルにとってアルコールは、私が思っていたよりもはるかに大きな問題であることがわかりました。他にも、彼が私を一人にさせない、という前から続いている問題もありました。一人で過ごす時間をもつことができなくなり、そのうち彼の存在が鼻につくようになりました。

彼は朝食から晩までそばにいて、ギネスビールを飲んでいて、それから薄暗い近所のパブに私を連れて行くのです。でも、少なくとも、パブのバチバチと燃える火は、ほんの少しですが私を元気づけてくれました。確かに、オーストラリアは温暖で明るい陽ざしがあるという印象は、それでも非常に魅力的でしたが、私は、プランＢ（次なる第二の計画）を立てたかったのです。私の貯金が全部なくなってしまった時には、どうやって家に帰ろうか？　向こうに着いたらどうしようか？　私は、暗くてよくわからないものの中に踏み入っていました。地球の裏側の明るい新天地での時間を最高のものにしようとするのなら、ダニエルと別れる何らかの方法を見つけなければならないということが、私たちが英国を発つ以前にもわかっていました。

ですから、みんなが集まったそのクリスマスでは、私は心を開いて、父の忠告に耳を貸す必要があったのですが、とっさに、私の強情で意地っ張りな部分が出てしまったのです。両親が言うには、私の最初の答えは「私にはできるわ」だったとのことです。しかし、あの晩にそう言ってから、私はずっとそう言い続けてきました。「私はできるわ、たかがオーストラリアに行くだけじゃない――地の果てのアフリカの奥地に移住するわけじゃあるまいし。ちゃんと仕事を見つけて、貯金をして、あっという間に戻って、パパとママに会いに来るわ」と父に言ったのです。しかし、このときの私には、最愛の父に再び会うことができるのは、何年も後になるということさえ、わかっていませんでした。

その日は、シドニーの暑い元旦でした。※ ジャンボ機の階段を湯気が立つほど熱いタールマック舗装の滑走路まで降りました。その時、家から意固地になって持ってきたウサギの毛皮のコートを着て汗をかいていました——スーツケースには入らなかったので着ていたのです。私のポケットには、豪ドルで15ドルしか残っていませんでした。私たちは、キーキーときしむ食事つきの下宿屋をすぐに見つけました。その家の床は傾斜していて、共用のグリーンのタイル張りのバスルームがあり、長い薄暗い廊下がありました。それは絶望、苦痛を忘れるための飲酒、まばゆいばかりの屋外の日差しと隔絶された断絶感、逃げ口のまったく見えない未来を、にじみ出していました。

私は依然として昼も夜も監視されていました。オーストラリアについてから、2、3週間しか経っていないのに、そういう状況に非常に苦痛を感じ始めていたので、もうこれ以上引き延ばすことはできないと決めました。ダニエルと別れる必要があったのです。そうするためのたった一つの方法は、ダニエルが私を監視していない時しかありませんでした。私が監視されていなかったのは、彼が前後不覚になっていた時だけでした。ダニエルがギネスビールで酔いつぶれ深い眠りに陥ってしまうまで、一日ちょっと待ちました。そうして、機内に持ち込める大きさのスーツケースをできるだけ音を立てないようにそっと引きずって、私は忍び足でドアから外にでました。

通りに出て公衆電話を見つけ、電話帳を引っ張り出しました。この国で私が知っている人は一人しかいませんでした——アムステルダムで働いていた時の同僚です——そして、彼女の電話番号をもっていなかったので、シドニー中で彼女と同じ名字の人たち全部に順番に電話をかけていきました。そんなにたくさん

※シドニーは日本と季節が全く反対である。

はいませんでした。そして、ついに彼女の兄弟に連絡がつき、ジュディの電話番号を教えてもらいました。ありがたいことに、ジュディは、私が立ったままじっと待っていた場所まで、車で迎えに来てくれると言ってくれました。私は、機内持ち込み用スーツケースを持って道端に立って、ダニエルがギネスビールを飲んで、まだずっと眠り続けていることを願っていました。胸の中で心臓がドキンドキンと鼓動していました。ダニエルは決して私を殴ったことはありませんでしたが、彼の態度からそんな不安を持ち始めていました。多分、無意識に、私が彼に立ち向かったら、あるいは、彼抜きで私が何かしたいことがあると言ったら、起きるかもしれない暴力を恐れていたのかもしれません。しかし、ジュディの車は間もなく見えてきました。私は車のトランクにスーツケースを積みこみ、彼女の隣に座りました。

再びダニエルに会うことはありませんでした。

ジュディは私の命の恩人でした。住むところが見つかるまで、マンリーにある彼女の家に私を置いてくれました。これは、グリニッチにある彼女の友達とのシェアハウスでした。すぐにリーダーズ・ダイジェスト社に応募して科学記者として仕事を得ましたが、これはイギリスからの推薦状のおかげです。また、ジュディを通して、多くのすてきな地域の人たちやイギリスから移住した人たちに会いました。

次に両親に手紙を書いた時は、もちろん大きな安堵感をもって書きました。ダニエルと別れたこと、住むところや仕事も見つかったこと、かつてないほど楽しく過ごしていること、両親が疑いもなくひどく寒い冬たけなわのロンドンにいて、父が凍る水道管にやきもきしている時に、穏やかな一月の気候を楽しんでいることなどを書きました！

私は、とりあえず、逃げだすことができたのです——しかし、さらに多くの試練が私を待ちうけていました。

6 完璧な生活

The Perfect Life

リーダーズ・ダイジェスト社の仕事は、上を目指しキャリアを積み重ねるために私が目指したものではありませんでした。しかし、オーストラリアにいながら挑戦できるような高いレベルの科学者の仕事がなかったのです――そして、ちゃんとお給料がもらえる仕事があるということだけで、私にはなによりの安心感が得られました。それに、私は生まれつきの物書きで編集者でした。私には細部にわたる眼識があり非常にきちんと仕事をこなしました。

私が仕事についた頃、会社はオーストラリアの自然の驚異に関する本の制作に取り組んでいました――私は植物の世界と動物の世界に関する部分を書くことになっていましたが、私はこれらについて何の知識も持ち合わせていませんでした。そこで、オーストラリア博物館を訪ね、科学者や学芸員たちにじっくり時間をかけて話を聞き、生活形態や植物、進化についての見開き特集記事を書きました。その仕事は意外にもやりがいのある刺激的な仕事だと感じました。

会社には、ロンドンから移住したグラフィックデザイナーがいました。そのうえ、私たちはお互いの家から2マイルの距離のところで育ったことがわかりました。この本では、彼の名を仮にジャックと呼ぶことにします。ジャックはハンサムで、内気な、なかなか面白いアイディアをもった良いデザイナーでした。静かに話す人で、人見知りで傷つきやすい感じがしました。電話に出たり質問に答えたりしている時に、神経質そうによく咳払いをしていました。また、自信がなさそうでしたが、それを私は無邪気で魅力的だと思いました。しかし、非常に頑固で自説を曲げず、こだわるところもありました。また、よいユーモアのセンスももっていて、私を笑わせてくれました。また、同郷の誰かと話ができることも本当に楽しかったのです。私は彼に引きつけられていることに気がつきました。

彼が、ある晩、私をシドニーの一角にあるバーでのジャズバンドの演奏に連れて行ってくれました。その後間もなく、私たちはデートをし始め、同棲することに決めるまでには、ほんの一週間ぐらいしかかかりませんでした。1970年代の半ばは、まだかなり保守的でしたが、私はそうではありませんでした。ロンドンとアムステルダムに暮らしていましたし、恋愛やセックスについては非常に進歩的な考えを備えていました。また、私の人生のこの時期には、宗教心も薄く、知り会って間もないボーイフレンドとすぐに同棲をするなんてという文化的、精神的抵抗感をまったく持ち合わせていませんでした。

シェアハウスに住むことは楽しいのですが、それにはそれなりのマイナス面があります。同棲すれば、多くのルームメイトなしに、二人で生活でき、なおかつ、すべてを分担することで家賃や食費や雑費を節約することができました。ジャックと私は、セント・ビンセント・ド・ポール※からの最低限に必要なものだけが備え付けてあるパディントンの小さなアパートを借りました。ほかにも、梱包用の箱にスカーフや毛布を掛けて使いました。何か月も前に、ダニエルと一緒にイギリスから出ようと決めた時に計画を立てたように、彼と一緒に家をととのえ、あたかも自分を取り戻しつつあり、オーストラリアでの新しい生活をつくりあげているかのように感じることは、うれしいものでした。ダニエルとのことはずっと遠い昔のことのように思えました。落ち着いた生活ができるとも感じました。私は、大学に行くために家を出た時以来、なくなって寂しく思っていた、くつろげる家族との安らぎのある場所を、相変わらず求めていました。

ある夜、ベッドの中で、ジャックが私のおなかに手をのせ、一分ほどじっと当てていたのですが、私の隣に寝ていた彼が神経質になっていることに気がつきました。

「どうしたの？」と聞くと、

「おなかがね」と彼が言いました。

誰かが私の体重のことをけなそうとしているのではないかと思った時に、必ずもった覚えのあるあの不安感が湧いてきました。私はいつでも再びカロリー摂取を控え始めなければならないと覚悟していました。アムステルダムのあの医師に、これ以上体重を減らしたら、胃管で栄養を胃に直接注入しなければならないと言われてからずっと、なんとか体重を45から50キロぐらいに維持してきました。しかし、それは私が健康に良い食事を摂り、健康に見えることとは、とんでもなくかけ離れていました。私の拒食症は頭の片隅に押しやられていましたが、だからと言って、非常に痩せたままでいられるように、どれくらい私が食べ物を消費したかについて厳しい観察をやめるようなことはありませんでした。

自分ではほとんど言葉にして言いませんでしたが、私は彼がそう言ってくれるのを聞きたかったのです。また自分を罰することができるように、私が太ってきたと彼の口から聞く必要があったのです。

「私のおなかがどうかしたの？」と小声で聞きました。

しかし、ジャックからは私が期待していたような答えはありませんでした。「硬いよ。それに丸くふくらんでいるし、おっぱいを見てみろよ。大きいぞ」と、彼は言ったのです。私を見て、「妊娠したんだよ、クリスティーン」「まちがいないよ」と、彼は言ったのです。

私はショックを受けました。まさか、私が妊娠なんてありえない――アムステルダムにいた時に、医者に、

※ビンセント・ド・ポール司祭が、16世紀に貧しい人たちのために、設立した修道会のこと。そこでは人々が寄付したものを、有償または無償で提供している。

私には子どもはできないと言われていたのです（そのために、避妊をしていなかったのです）。相変わらず生理もめったにありませんでしたので、私の排卵周期を覚えているのは困難でした。

しかし、おなかをさわってみると、前よりちょっと硬く、いつものくぼんだおなかではありませんでしたが、わずかにふくらんでいただけでした。しかし私は、それを太ってきたせいだと思っていました（これは、拒食症の人にありがちな思い込みです）。しかし、彼に言われてみると、私の乳房はちょっと触れただけでかなりの痛みがありました。ひょっとして、私に子どもができたの？　これまでずっと、そんなことは私には絶対起きないと思っていたのに？　しかし思った通り、その2、3日後に医師によって妊娠が確認されたのです。おそらく、すでに妊娠2、3か月だったと思います。ジャックは、いつもイギリスに帰国する計画を立てていたので、これで彼の計画が打ち砕かれたことで、イライラしていました。

しかし、私は大喜びでした。赤ちゃん！　自分には絶対にできないと思っていた時に！　私の人生の中で、体重が増えることを気にしなかったのはこの時だけです（それほど体重が増えたというわけではないのですが）。私の中で赤ちゃんが育ってゆく一瞬一瞬を大切にしていました。

実のところ、私たちはこの件について話しませんでしたが、私たちに近く子どもが生まれることになったので、ジャックも私も、比較的長いこと、これに深く関わっていくことになるのは当然のことと、ある程度は考えていました。ジャックは、イギリスに住んでいた女性とまだ結婚していたとはいえ（しかし、明らかに別居していました）、私たちはそのうちおそらく結婚するだろうと思っていました。彼は、すべてを清算して彼女と離婚しなければならないので、結婚はずっと先のことのように思えました。しかし、私たちには一緒に育てなければならない子どもが生まれるので、私が妊娠5、6か月の頃ニュージーランドに、形ばかりの新婚旅行に行くことに決めました。それは1974年のことで、ジャックは30歳、私は25

歳でした。

私たちは車でニュージーランド中をめぐり、キャンプをしたりトレーラーハウスで過ごしたりしました。北島（ノースアイランド）の農場に住んでいる叔母を訪ねました。あの休暇を思い出すと本当にあたたかい気持ちになります。よく笑ったり、くつろいだり、歌を歌ったり、気の向くままどこにでも行きました――私たちは野外で過ごすことが大好きで、ビーチを散歩したり、岩跳びをしたりしました。それは、それは幸せな時でした。結局、この時のほんのひとかけらの小さな幸せの上に、私たちの結婚生活は持ちこたえなければならなかったということが、まもなく明らかになるのです。

赤ちゃんが生まれてくるためにいろいろ買って準備しすぎると、どたん場になって子どもを失ってしまうという言い伝えを、わずかに信じていたので、実を言うと、生まれる子どものための準備をしていませんでした。なにしろ、この子どもは、私にはできないと言われていた子どもなのですから。これが現実に起きているなんて、私が本当に信じていたとは思えません。結局、セント・ビンセント・ド・ポールで籐のほろ付きゆりかごを買って、ペンキを塗りました。これまでにないぐらい、きちんと準備をしたと感じていました。

子どもは、予定日より2週間早く生まれたのですが、家の車が故障していたので、破水後、私たちは病院に歩いて行かなければなりませんでした。歩いて20分ほどだったのですが、つらい陣痛に何度も襲われ、休み休み歩きました。長い陣痛でしたが、おそらく、初産ではめずらしいことではないでしょう。病院の看護師たちが私に対してちょっと冷たいような気がしました。私は、書類上は「未婚の母」でした。このこと自体、ヨーロッパでは大ごとにするようなことではなかったのですが、当時のオーストラリアはまだまだ保守的だったので、尋常ではない過激な生きかたであるかのようにとらえられていました。それだけではなく、英国高等弁務官事務所で、書式に母親と父親の名前を署名して、生まれた子どもを〝法律上正当と認知する〟旨の手続きを取らなければなりませんでした。

精神疾患を患ったことのある女性は、子どもを出産すると特に、産褥期うつ病にかかりやすいということは知っていましたが、私の場合はありがたいことに、その正反対でした。生まれたてのかわいい娘を抱いた時に私が感じた喜びは、言葉では言い表せません。私は突然、健全な人間になったような気になり、そのうえ私は必要とされていると感じました。それまで、10年くらい、錨を失った船のように、落ち着く場所もなく漂っていた私にとって、イアンシーは、ずっと私が必要としていた錨《いかり》のように安定するよりどころでした。そして、カモが水を好むようにきわめて自然に、母親としてあたたかく子どもの世話をすることを学びました。イアンシーの名前はジャックの母からつけてもらいました。私は、彼女の家族の名前をいくつか教えてもらいたいと手紙を出しておいたのです。イアンシーと言う名前は、〝すみれの咲く野原〟という意味です。彼女は丸まる太った、機嫌の良い、本当にきれいな、私がそれまで見たこともないような、完璧な小さなかわいい子どもでした。

イアンシーが生まれる前は、食べ過ぎない限り何を食べるかは、私にとって本当にどうでもよいことでした。ですから、例えば、大好きなチョコレートは、食べたいだけ食べていましたが、その代わり、その後は必ず夕食を抜いたりしていました。しかし、今や、子どもを母乳で育てていたので、母体と子どもの両方にとって、栄養は重要だと思うようになりました。カロリーを制限する食物より、栄養分が豊かな、自然食品を口にするようになりました。しかし、体重のことで悩み続けるのをやめるまでには、さらに長い年月がかかりました——私が自分の体重をチェックすることさえいかに危険なことであるかを理解して、実際、浴室の体重計を処分するまでには何年もかかりました。しかし、これが、拒食症という精神の病からの長くゆっくりとした治癒に向かう道のりへの始まりだったと思います。

私は、母乳を与えている地域の母親たちのグループに参加し、なりたてホヤホヤの他の母親たちと会う機会ができました。ようやく私にもおしゃべりができる何人もの友達ができたので、これはとても素晴らしいことでした。この友人たちと私は共有できることがあり、また、彼らは私のことを本当に気づかってくれる人たちだと思いました。私は中古の折りたたみ式ベビーカーを持っていました。イアンシーを乗せてシドニー中を押して歩いたので、3台ぐらいはボロボロになるまで使いつぶしたに違いありません。私は子どもがいることを楽しみましたが、ジャックも、知らない間に、その生活を楽しむようになっていました。彼は、自分が子どもの扱いが上手であることにすぐに気がついて、私が寝不足で、どうしても眠りたい時には、イアンシーを外に連れ出してくれたり、彼女がおなかが痛くて夜泣きをした時は、肩車をして廊下を行ったり来たりして、彼女をあやしてくれました。

そして、ついに、私たちは二人で家を買うという重大な決断をしました。唯一、私たちが買うことができたのは、今は、高級な市中心部になっていますが、そうなるずっと以前のサリーヒルズのクラウンストリートにあったさびれた長屋でした。どうしたことか、私たちが家を買ってまもなく、ジャックは仕事を辞め、いろいろな企画、発明や起業でどうにか暮らしていこうと思いついたのです。しかし、何をやっても、ほとんどお金になったことはありませんでした。私は、子どもが生まれた時に、仕事を辞めなければならなくなったのですが、ささやかなフリーランスの編集の仕事をもらって家で働いていました。住宅ローンの金利は非常に高く、さらに上昇していましたので、わが家の住宅ローンの支払いには非常にあくせくしていました。また、ひどいインフレで、毎週のように、食料・雑貨類が値上がりしていました。どうしても私たちの収入内でやりくりすることができなくなった時は、私が仕事をもらっていた出版社に電話をかけて、報酬を早めに払ってほしいと頼まなければならなかったこともありました。

私たちには、家の修理のためのお金がなく、家具を買うお金もほとんどありませんでした。もし窓が壊れたら（実際に壊れたのですが）、板を張りました。台所の屋根から雨漏りがした時には、ジャックが一時的に家の中に雨どいを組み立てて、滴り落ちる水を食い止めました。居間にもっとひどい雨漏りがあった時には、その下に子ども用の安物のビニールのプールを置き、家には屋内プールがあると冗談を言って、自分を元気づけていました。スカーフや、カラフルな布きれや、毛布で、家の装飾をしました。私たちのベッドわきのテーブルは、スカーフで覆った古い椅子でした。階下には、中古のイケア※の椅子、オレンジ色のビーンバッグチェア※※、整理ダンス、小さな白黒のテレビがありました。2、3年もの間、台所に食卓もありませんでした。

私は現実的な人間で、私たちが食べていかなければならないということがわかっていましたので、リーダーズ・ダイジェスト社の知人のところに出向いたり、さらに、他の出版社からも、単行本、定期刊行物、科学雑誌の、フリーランスの編集の仕事をもっとたくさんもらいました。これらの仕事は、いつも子どもが眠っている時に、長時間家でしていました。どうにか食べていくのがやっとで、私にとってストレスの多い時代でした。わずかなお金しかないので苦心して生活してゆかなければならないことや、またローンの返済のための工面からくる重圧感で、家庭の雰囲気は非常にギスギスしていました。

私の人生で、この時代のことを思い出すことは、あまり楽しいことではありません。ずいぶん昔のことですし、いっそのこと、箱の中に密閉して、そこに押し込めたまま忘れてしまいたいくらいです。しかし、一方で私は、私の人生についてはあらゆる点で誠実であるべきだと思ってもいます。なぜなら、それはすべて、私がどんな人間であるか、そして、どんな人間になったのかの一部を成しているからです——それに、私の脳の発達にも影響したと、私は確信しています。ジャックが初めて私に手をあげた時に、すぐに彼を見限って立ち去り、永遠に戻らなければよかったのにと思います。しかし、そうしていたら、私には素晴らしい下の二人の娘たちはいなかったでしょうし、彼らが生まれてきてくれたことを本当によかったと思っています。

最初の頃の、2人の大きないさかいの一つは、イアンシーが生まれてまもなくして起きました。その頃の私たちの喧嘩の原因は、ほとんどが金銭に関するものだったことを憶えています。ですから、この時の喧嘩の引き金も金銭のことだったと思います。

ジャックは激昂することがあり、それより前にもそういう彼の姿を見たことがありました。しかし、ある日、彼は怒りを抑えきれなくなり、怒鳴り、叫び、壁を叩いたり蹴ったりしはじめました。私がそれを止めようとすると、私を押し倒したので、私は激しく地面にもんどり打って倒れてしまいました。

そういうことが起きた最初の数回のうちは、ただ衝撃だけが、私のすべての感覚を圧倒していました。そんなことが起きたことが受け容れられなかったのです。私の脳のある部分は、「あなたのボーイフレンドが、今、あなたを押し倒したんだよ」と言っているのに、また別の部分は「そんなことはあり得ない。そんな単純なことじゃない」と言っているという具合でした。私は、自分の性分として自分がたった今しがた経験したことを、ちゃんと説明できるような理論的な解釈をしないと気が済まず、そのうえ私が今さっき殴られたばかりであるという事実を、私の中でどう扱っていいかを考えなければなりませんでした。そ

※スウェーデンの組み立て式家具のメーカー。購入者が自分で組み立てる方式をとっている。日本にも出店している。
※※やわらかく、変形しやすい素材でできていて、リラックスする時などに使われるイス。豆のようなものが入っていたことから、この名前がある。

うやって、おそらく、これは私のせいで起きたことではないのか、もしかすると私が喧嘩を引き起こしたのかもしれない、などと考えるようにしたのです。

ずっと怒鳴り散らしているうちに、ジャックは自分を抑えることがまったくできなくなったのです。私たちは誰でも、時々自分を抑えることができなくなることがあります。私の母が、父に激怒して、大きなお皿を床に投げつけるのをこの目で見たこともあります。とはいえ、一人の人が誰か別の人を傷つけるのを、私は未だ見たことがありませんでした。それに、私が愛している男性で——彼も私を愛していると言っている男性が、それがたとえ激情にかられてのことであっても、私に身体的な危害を加えるなんて、正気の沙汰とは思えませんでした。

このようなことが起き始めた頃、私が殴られて床に倒れた時、私が彼を見上げると、彼はまだ怒りの収まらない目で私を睨んでいたことを憶えています。その後、突然、何か別のことを感じました、それは何年間にもわたる私たち二人の関係を特徴づけるものになりました。それは、恐怖です。これはいつ終わるの？　ジャックはいつまでこんなことを続けるの？と常に、私は思い続けましたが、そんな状況でも私が、言い返したり、抵抗したり、その場から逃げ去ることを押しとどめていたのは、まさしく恐怖でした。彼が私を殴った時に私がとることができた唯一の戦法は、できるだけ静かにして、じっとしていることでした。私はいつも怒りを感じ、ショックを受けていましたが、ジャックがいつ、どんなひどいことを私にしてくるのか予測できないので、そのことからくる恐怖で身動きができなくなりました。

ジャックに暴力をふるわれて、最も恐ろしかったのは、ある日の午後、裏庭に通じるガラスのドアがあった裏口で、彼が激怒した時でした。私はブルーの丈長のカフタン※を着ていました。アイロン台がそのドアのそばに立てかけてありました。彼が私をど突いたので、私はよろけて、アイロン台にぶつかって転んで、ガラスのドアを突き破ってしまったのです。ガラスの破片が雨となって私の上に降りかかってくるのが見えました。不思議なことには、ケガひとつしませんでした——着ていたカフタンのたっぷりした布とドアに掛けてあったオレンジ色のカーテンが、私を守ってくれたようです。

また、別の時に起きたことですが、ジャックが私を蹴り出したので、私は体をえびのように丸く折るようにして床の上に転がっていたことがありました。このきっかけが何だったのかはわかりません。たいていの場合は金銭に関することだったのですが、時々話の途中で、私が他の男性の名前を出すことがありました——だいたいは私の職場の同僚の名前でした。すると、ジャックが病的と言えるほどに疑い深くなり、私が浮気をしているという考えに取りつかれてしまうのでした。そうではないことをわからせようとできるだけのことはしましたが、まったくわかってもらえず、彼は決まって怒鳴りはじめるのでした。

とにかく、彼がいらつくとその原因については何でも、私のせいであるかのように「そんな話は聞きたくない」「お前としゃべっていると頭に来るんだよ。全部お前が悪いんだ」と、怒鳴るのでした。馬鹿げているのですが、こういうことが起きていた最初の頃には、私のせいだったらいいのにと思うことさえありました——続けざまに殴られることを止めるために、何か私が言ったりしたりすることで避けられることがあるなら、それが何であれ、即座にしていたと思います。しかし、こんなことに、ちゃんとした理由があるはずもなく、暴力をやめさせる方法を見つけ出したことはありませんでした。

彼の振るった暴力で、私が重傷を負ったことはありませんでしたが、あの頃のことで私を最も苦しめたのは身体的な苦痛ではなく、心的な苦痛（トラウマ）でした。倦怠感があり体がだる重く、気分が悪く、

※トルコや中央アジア等のイスラム文化圏で着用される丈が長く長袖で、ほぼ直線裁ちの襟のない服のこと。体を締めつける部分がないためリラックスできるストレスの少ないデザインで、ルームウェアや普段着には好まれる。

震えがきました――ちょうど大量のアドレナリンが急激に分泌された後、一気に低下した抜け殻のような感じです。衝撃と恥辱で、私は心身共に疲れ果てました。私は誇りを傷つけられ、混乱し、追いつめられていました。

1977年に妹がイギリスで結婚式を挙げました。彼女の結婚式には、ぜひ出席したかったのですが、どんなに頑張ってもイギリスまでの旅費を工面する余裕がありませんでした。妹の式に臨席できなかったことを、ずっと後悔しています。特に、妹の結婚式の幸せそうなスナップ写真を見て、その中に私がいないことがいやに目につき、ことのほか残念に思うのです。

その年の終わりごろ、母から手紙が来たのですが、それを読んで、私は複雑な気持ちになり落ち込んでしまいました。祖父はこの手紙の2、3年前に他界していましたが、ボンマはまだとても元気で、たった一人のひ孫に会うと固く決めていました。そして、母も、孫のイアンシーに会いたかったのです。父は、私が家に電話を取り付けてからは、毎週、必ず、私に電話をくれたのですが、飛行機に乗ることが怖くて、オーストラリアにいる私たちに会いに来たことは一度もありませんでした。しかし、ボンマと母はオーストラリアへの旅行を計画し、サリー・ヒルズのジャックと私の家に滞在することにしたのです。母は、その後も2回私たちのところに来ましたが、ボンマがオーストラリアに来たのはこの時が最初で最後でした。

私は母とボンマが大好きで尊敬していました。そして、およそ4年間も会えなかった私の愛する二人の女性たちにイアンシーを見せ、せめて少しの時間でも彼らと一緒に過ごしてほしかったのです。しかし、私は、絶望的なほど自分が貧乏であること、そしてイアンシーの父親とのすさんだ関係を恥ずかしく思っていました。彼女たちが来ることが怖く、心の奥底で彼らが来なければいいのにとさえ思っていたのです。あるいは、私の家を見ることもなく、ジャックを紹介することもなく、彼らと会うことができたらいいの

に と思ったのです。こんなことは、まったくありえない話だったので、私はそれについては大人らしく振舞い、ひどい状況を少しでもより良いものにしようと頑張ることにしました。そして、できるだけ歓迎の気持ちが伝わるように家の中の整頓に取りかかりました。

私にはほとんどお金がなく、それほど時間もないのに、ひどく荒れ果てた家を快適で好ましい家に見せることは、非常に難しいことでした。やりくりして子どもの世話をし、仕事や家事をしていましたが、ジャックはこの時期にはこういったことでは、ほとんど助けにはなりませんでした。ジャックは、子どもたちが話せるようになるまでは面倒をよく見てくれたのですが、子どもたちは、いったんよちよち歩きを始め、赤ん坊から子どもへと発達する境目の頃になると、ほとんどジャックに関心をもたなくなり、ジャックは、子どものこまごまとしたぎこちなさ、よくかんしゃくを起こすこと、気まぐれなところを嫌っていました。

一度、イアンシーが、彼に罪のないちょっとした空想話をしたところ、彼女を嘘つき呼ばわりさえしたのです。全力をつくして、私たちの小さな家をきれいに片づけ、床を掃き、拭き掃除をし、余計なものを片づけ、スカーフを広げ、他の家の庭からもらった切り花を古いジャムの瓶にさしたりしました。家をきちんと片づけきれいにしようとして、私はへとへとになりました。実家の真っ赤な正面玄関のドアや、ていねいにオフホワイトのペンキが塗られた家の内部や、心をこめて修復されたランプの傘からは、はなはだしくかけ離れたものでした。

私たちの家のペンキははがれていて、浴室はかびくさく、いたるところに埃がたまっていて、それはまるで私が掃くよりも速いスピードで積もるように思えました。ジャックが家中のあちこちに広げたさまざまな〝プロジェクト（計画）〟や、中途半端なままに放ってあるいくつもの修理仕事は、どれ一つとして私の役に立つものはありませんでした。

台所は、家の後部の差し掛け屋根に位置していたので、屋根と壁との隙間から雨が入り込んで漏れていた水が、古い雨どいの端にポタポタしたたっていました——そしてそれは、台所の調理台の上に置いてあるブリキのバケツに向かって、家の中を横切って斜めにひもで吊るしてありました。それは、控えめに言っても、見苦しいものでした。2階には、部屋が二つしかありませんでした。一つは、イアンシーの部屋だったので、私たちの部屋に、母とボンマのためのベッドを用意しました。私たちのベッドからマットレスをはずし、床の上に置きました。そのベッドの両側に木箱を置いて、そのうえにスカーフを敷き、母たちのベッドわきの机にしました。洋服ダンスを置く場所も用意するお金もありませんでした。ジャックと私は、階下の居間にあるベッドのマットレスをはずした後の枠組みの上に寝ました。

母たちを空港に迎えに行く日だというのに、私は、相変わらずセント・ビンセント・ド・ポールで買った、ブラウスとロングスカートという、一張羅を着ていました。空港には古いホールデン※を運転して行きましたが、この車は錆といい加減な塗装とで、汚らしいはぎあわせ状になっていました。しかし、もっと最悪のことがありました。今でもなかなか消えない記憶として私の中に残っているのですが、その日に起きたことで、私が最も後悔しているのは、ジャックが空港に行くために家を出る時間を遅らせるように主張し、それに私が従ってしまったことです。

彼は、「税関を通って来なければならないから、出てくるまでには少なくとも一時間はかかるはず。彼らを待って一時間も空港にいるつもりはない、時間の無駄だ」と、言ったのです。その時期、私はオーストラリアの運転免許を取っていなかったので、私には選択肢がなく、ジャックの言いなりにならなければならなかったのです。そして、私たちが母と祖母を迎えにシドニーの空港に着いた時には、彼らは、暑さの中、何かあるもので顔をあおぎながら、スーツケースの上に腰かけていました。電話が接続されていなかったので、彼らは当然電話を掛けることもできなかったのです。それに、いずれにしても、彼らが試しに電話をかけてみることができたとしても、その時までには、私たちは恐らく家を出てしまっていたと思います。そんなことで、彼らは待っているしかありませんでした。そして、私たちがそこに着いた時には、彼らはちっともうれしそうではありませんでした。

私が想像していたような喜びにあふれた再会ではなく、陰険でぎこちないものでした。ジャックは、いつも通り寡黙で、イアンシーは泣きさけんでいました。母とボンマは、異国で非常に長いこと待たされっぱなしにされたことにいらだっていました。二人とも、このことで私を許してくれることはなかったと思っています。ボンマは82歳でしたし、長時間にわたるヨーロッパからの旅に耐え、やっと着いたと思ったらこの始末だったので、特に母は激怒していました。

家までのドライブは気まずいものでした。何を言ったらいいのかもわからず、私の家の状態について、どうしたら覚悟してもらえるのかということしか考えることができませんでした。私は手紙に、ほとんど家の状態について書いたことはなかったのです。家に向かう車の中では、誰もほとんど口をききませんでした。ようやく家に着き、家のあちこちを二人に案内した時に、母らしいことだとは思いましたが、「ああ、あなたたちはスラム街に住んでいるのね」と、ぶっきらぼうに言いました。

その言葉で、私が恐れていた最も悪いことが、あたかも現実のものになったような気がしました。私の家に対する母の反応を思い出すと、いまでも胸が締めつけられるような気がします。母とボンマに、私の

※ＧＭのオーストラリアの子会社、ＧＭホールデン社製の自動車

ことや、私の境遇を好ましくないと思われることをひどく恐れて、ほうきやスカーフや切り花を手に、死に物狂いで走り回り、荒れ果てた家のことを延々と何週間も考え、彼らの反応はいったいどんなものになるだろうと不安でした。そして、母の言葉で、私はほんとうに打ちひしがれてしまいました。

また、私が相変わらずヒッピーの服装をしていることについても、「どうして何かきちんとしたものを着られないの?」と言い、そして、私が痩せすぎていて彼女の好みとは、ほど遠いことを非難しました。ボンマは口をつぐみ何も言いませんでしたが、おそらく母と意見が同じだったことはわかりました。あの滞在中に私が作った食事を、母もボンマもひどく嫌っていたことは、今でも疑っていません。健康的に良い食事をすることが頭から離れず、私が出した食事は、栄養学的なバランスを最重要視し、徹底したものでした。それは、穀類はたっぷりで、後は完全小麦粉のパンや、緑黄色野菜であって、バター、クリーム、塩、チーズなど、彼らがよく好んで食べていた、大好きなカロリーの高い食べ物を完全に除いた食事でした。ともかく、私にはあまりお金がなかったので、栄養たっぷりで、中身も充実した料理を手早く作ることはできなかったのです。

ありがたいことに、母には、シドニーの郊外南部の海辺の町にあるクロヌラに友達がいたので、母とボンマはそこに行ってせめて少しの時間でもその友達と一緒に過ごし、きれいなビーチをたんのうし、市内にも出かけたりシドニーの湾を船で遊覧したりできました。私には、彼らと一緒にこのようなことをする余裕はまったくありませんでしたが、このおかげで、みんながしばしの休息をとり、また、彼らも休暇旅行を楽しむことができ、シドニーの魅力的な部分も見ることができました。しかし、彼らが着いてちょうど2日後に、母とボンマの訪問は、私が思っていた以上に重いストレスになることがわかったのです。

ある晩、食事の後に、「クリスティーン、いい知らせがあるのよ」と、母が言いました。テーブルには母ジャックは眠ってしまい、ボンマはもうベッドに行ってしまい、ジャックはと私だけが座っていました。イアンシーは眠っていて、ボンマはもうベッドに行ってしまい、ジャックは家の裏手でへたな修繕仕事をして時間をつぶしていました。母に、いい知らせは何かを尋ねると、ジャックの離婚が成立したことを証明する書類を英国から持ってきたと宣言しました。数か月前に、ジャックの妻が正式な離婚の申し立てをするために提出した書類に、ジャックが署名して、イギリスの彼の母親の住所に送り返していたのです。母は、ジャックの母親に連絡して書類を受け取り、オーストラリアまで持ってきていたのです。母は、「すぐに結婚できるわよ」「それに、ボンマと私がここにいる間にできるわ。他人に囲まれてじゃなく、家族に囲まれてね」と、うれしそうに言いました。

私の心は沈みました。ジャックには今でも縛られているのに、さらにきつく縛られるようなことはしたくなかったのです。私たちには、すでに子どもがいて、家も一緒に所有していること、私の残る人生をこの男と暮らしたくないことはわかっていました。まだ空想の域を出ていませんでしたが、そろそろ私は、脱出計画を思い描き始めていました。しかし、この計画に彼との結婚は入っていませんでした。

私は、〝進歩的な女性〟として振る舞って、この提案を切り抜けようと試みました。「あら、ママ、結婚なんてすごく時代遅れよ。とても家父長制度的よ。二人で家のローンを分担しているから、それで充分よ。一枚の紙切れなんか必要ないから」と、私は言いました。

母はいらだって、けんか腰になりました。「そんなばかげたことを。結婚はパパと私にとっては充分によいことだったし、ボンマとボンパにとってもそうだった。あなたにとってもそうなるのよ。それに、どうせあなたにとって何の意味もないことで、単なる〝紙切れ〟なら、私たちがここにいて証人になれるように、私たちのために結婚すればいいでしょ。ボンマにとっては本当に大事なことなんだから」と、母は言ったのです。

いったい、私に何ができたでしょう？　私が恐怖を感じはじめていた私を殴った男との関係から抜け出せないということを、母に告白することなんか絶対にできませんでした。そんなことは、あまりにも恥ずかしくて、母には言えませんでした。それは、私にとっては、自分が一人の人間として生きていく上で、絶対堅持したいものであり、家族の中で、私が私であり続けてきたための〝そんなこと、できるわ〟というモットーを否定するものだったのです。私の人生で非常に根本的な間違いを犯したことを、母に認めることなど夢にも考えませんでした。ボンマに対してもまったく同じような気持ちをもっていました。叔母のエヴィーとともに、この二人は私の人生で最も重要な女性たちだったのです。彼らに、私のことを悪く思われることなんて絶対にできませんでした。

私は気づかれないように、後悔のため息をつきました。もはやこれまで、と感じ、本当に一枚の紙切れに過ぎないのだし、ジャックから去ることが、今でも難しいのだから、これ以上難しくなることはないだろうと、自分を納得させるだけでした。私はあきらめました。

「わかったわ。でもこんなことで大騒ぎするのはいや。まあ、ちょっとした……」と、私は台所を見まわし、「台所のテーブルのまわりで、ちょっとしたことをするくらいなら」と、私は言いました。

母は、「なんですって？　まさか、いくらなんでも、レストランぐらいは行けるでしょ」と言いました。

しかし私は、頑として譲りませんでした。この見せかけの結婚式のために母にお金を払わせるわけにはいきませんし、私には家に2、3人の友人を招くのが精一杯で、それ以上のぜいたくができる余裕がありませんでした。それに、ジャックとの結婚式ごときで、必要以上の大ごとには絶対にしたくなかったのです。

私は、「そうじゃないのよ。とにかく台所は家の中心だもの。ここで結婚式をしたいのよ」と、言いました。この主張が、食べ物が大好きな母を納得させるだろうと確信していましたが、結果は私の思ったとおりでした。ジャックは、結婚するということに何の感情もなかったのです。彼は、何のために結婚するのかわからないと言っていましたが、彼にとっては本当にどうでもいいことだったので、成り行きにまかせただけでした。

そこで、私たちの結婚証明書を速やかに発行してもらうために、出生・死亡・結婚等を取り扱う登録庁に、その旨を申請し、式を執り行う人を頼み、樽作りのワイン、オリーブ、フライドポテトを買い、友達を二人招いて、10月のある週末に台所のテーブルをかこんで結婚式を挙げました。式のためにジャックと私はおそろいのサファリスーツ※を着ました。ボンマは、キッチンを見まわし、家の中を斜めに横切っている雨どいや、流しの中にまだ汚れた食器がおいてあるのを見つけて、ちょっと唇をすぼめました。

2、3か月前に、妹が純白のウエディングドレスを着て挙げた結婚式とはあまりにもかけ離れたものでした。しかし、おそらくボンマは、それをただ何かをする時の私の一風変わった趣味のせいだと思ったのかもしれません。ボンマは、私がまたしてもちょっと普通ではないことをやらかしたと聞くたびに、時々ため息をつき、かすかに苦笑しながら、「クリスティーンたら、いつもこうなんだから!」と言うことでよく知られていました。

こんな具合に、母とボンマがオーストラリアでの6週間の休日を終えるまでには、私は結婚していました。また一方では、私は複雑な気持ちを抱えて、彼らを見送りました。彼らがいなくなってしまいとても孤独でしたが、私が完璧な生活をしているというふりをするプレッシャーがあまりにも大きくなってきていたので、そんな取り繕いをしなくてもすむようになり、非常にほっとしました。

※ジャングルや、探検に行く時に着ていることが多い、カーキ色の上下そろいの服

実はこの何年間に、恥ずべきであると同時に不可解な対照的な状況が二つありました。一方では、私は非常に高い知能をもつ、論理的な、敏腕な女性ではあるけれども、他方、家庭では、無力で、不幸で、怯えていました。みんなが抱く当然の疑問は「なぜジャックと縁を切らなかったのか?」「なぜ、そんなに賢い女性が、家庭でこの恐怖に耐え、それについて何にもしないでいることができたのか?」「なぜあなたは、そんなことが続くことを許していたのか?」などでしょう。

しかし、最近、私は家庭内暴力についてのある真実を知るようになり、あの恐ろしい状況の中で、なぜあんなひどい泥沼にはまってしまったのかについて、だんだんよく理解できるようになりました。

今は、なぜジャックともっと早く縁を切らなかったのか、なぜ、時々気まぐれに爆発する彼の激情にじっと耐え続けたのかという、私がとり続けてきた行動について、いくらでもその理由を理解することができます。そんなことを考えるとやるせなくさえなり、時間を過去にさかのぼって、私自身と娘たちをあの状況から急いで救い出せたらよかったのにと思います。しかし、今考えれば、あの時あの場にいたクリスティーンは、本当にわなに引っかかってしまったか、わなに完全にはまってしまった、と心底思いこんでいたのだとわかります。私には、まったく出口が見えませんでした。ジャックとの結婚生活を続ける以外に私がとりうる他の道が見えてくるまで、そして、彼との縁をすべて断つ勇気をもつまでには何年もかかりました。

ジャックとの関係で、私が泥沼に陥っていた状況について、私が本当に真の意味で認識していなかったこと、あるいは、はっきりと客観的にとらえていなかったことがいくつかありました。不思議に思うでしょうが、一つは、私が実際に虐待を受けていたということをです——私は虐待されている妻だという事実をきちんと認識していなかったのです。私が不幸な結婚をしていること、そして夫が非常に気まぐれで激しやすいということはわかっていましたが、家族というものは、こんなものであって、案外よくある普通のことなんだ、と思い込むようになっていたのです。

私の父は非常に穏やかな人だったのですが、父の方が、例外的な人であって、ジャックの方が普通なんだと信じ切っていました。私は、それを一般社会の中で目のあたりにしてきましたし、間違いないと考えていました。それは、女性は優しく、男性は攻撃的であるという世間一般で語られる文化です。ジャックはたまたまうまく対処できない問題があったので、感情を爆発させているんだ、と考えていたのです――ただ、その方法が、ある時には、ただ怒鳴ったり蹴ったりすることだったり、またある時には、私を乱暴に突き倒したり、蹴飛ばすことだったり、ということだったのですが。

何年にもわたって私が社会的に孤立していたことも、災いしました。私の家族はみんな国外にいましたし、それはジャックの家族も同じことでした。前にも触れましたが、大好きな父が、毎週電話をくれましたが、これが私にとっての拠り所であり、ある意味で命綱でした。困っている時に助けてくれたり、何が起きているかに気づいてくれたりしたかもしれない祖父母もいませんでした。ジャックがあまりにも予測できないようなことをするので、子どもたちに恥をかかせたり、怖がらせたりしたくなかったので、学校の友達を家に連れて来るようにとは薦めませんでした。

常勤の仕事に戻った後、私は非常に長時間働いていましたので、子どもたちが通っていた学校のグループの活動には、実際に関わることはありませんでした――P&C[※]には入りませんでしたし、運動場で他の母親たちと、輪に入って、付き合うこともありませんでした。

※おそらくParents and Childrenの略だと思われる。親と子の交流や、子を介しての親同士の付き合いをさしているのだろう。

私には社交的な生活をするための時間がなかったのです。私にとっては、私の子どもたちだけがすべてだったのです。このために、もし私が望んでいたとしても、何か起きていたことについて話せる相手が、私にはいませんでした。夫と縁を切るために私が必要としていた支援が私にはなかったのです。あの頃は、虐待されている女性たちのためのシェルター（避難所）などなかったので、私には行くところがありませんでしたし、また、勇気を奮い起こして逃げようとしたとしても、いつも十分なお金がなかったのです。

家庭内暴力を受けている状況から抜け出すのには、大きな勇気を必要とするからです。私が彼から立ち去らなかった決定的な理由は、非常に悲しいものであり、また、非常に多くの女性たちが屈辱的な関係にはまってしまったままでいる理由でもあります。私が彼を見限った場合には、彼との生活をそのまま続けていた場合よりも、もっとひどく私や子どもたちを傷つけるのではないかという恐怖を抱いていたのです。実際、私たちは、彼に殺されるのではないかという恐怖を感じていました。

7 A New Career 新しいキャリア

サリーヒルズの家でその後も、こんな生活をさらに三年も続けましたが、1980年、私の人生に大きな変化が二つ起きました。ジャックには反対されましたが、私は、子どもはもうほしくなかったので経口避妊薬を飲んでいたのです。彼は男の子がほしかったのです。その時には、まだ服用していたのですが、それにもかかわらず、私は1980年に、また妊娠しました。

本当は、もう一人子どもを産むことでジャックに束縛されたくなかったのですが、間もなく考え方を変えました。いろいろなことがあったにもかかわらず、イアンシーがいたために、私は母としての大きな喜びを得ることができました。娘たちへの私の愛情は、彼らが生まれる以前は予想だにできず、理解することもできなかったものです。二番目の子どもの名前は、ジャックの先祖がウェールズ人だったので、ウェールズ人の名前で私が好きだった、リアノンにしました。また、フリートウッド・マック※の非常に美しい歌のタイトルにもこの名前がついています（ですので、娘の同年代の女性には、リアノンという名前の人が非常にたくさんいます）。

リアノンは可愛い、非常に穏やかな、のんびりした赤ん坊でした。一方、よちよち歩きのイアンシーは、私の母を思い出させるところがありました——頭が良く、外向型で、負けず嫌いで、頑固でした。すてきで、

※1967年に結成された英国の有名なロックグループの名前

それぞれ異なった人間的魅力をもった二人の娘たちを心から愛していました。イアンシーはいつも好奇心が強く元気いっぱいの子でした――しょっちゅうどこかに駆けて行くので、私はいつも彼女の後を追いかけていました。そうしないと、彼女は、よく転んであざをつくったりしました（イアンシーが近眼であることに私が気づくまでに何年もかかってしまいましたが、眼鏡を掛けるようになってからは、転ぶ回数もぐんと減りました）。

二人の子どもたちに対して私がもっていた感情は、どうしようもなく愛おしく、うれしくて、無上の喜びでした。あいにく、イアンシーが赤ん坊だった時には、非常に彼女を可愛がって世話をし、この二番目の子どもをほしがっていたジャックが、この頃には、あまり助けになりませんでした。彼にとって、ヨチヨチ歩きの幼児のためにかける暇はなく、彼女の面倒を見れば、疲れるし、彼に口答えもするし、あまりにも多くの質問をしてくるので、イアンシーを遠ざけるようになり、また、リアノンのことでも特に助けになってくれることはありませんでした。

もう一つの大きな変化は、CSIRO（オーストラリア連邦化学産業研究機構）に勤務していた友人のジュディが、一般公募している仕事――科学情報官の職――があると教えてくれたことでした。この職はシドニーが拠点で、CSIROの鉱物エネルギー部での研究や文書作成に関わるものでした。仕事それ自体は研究ではありませんでしたが、私がもう一度自分の能力に挑戦し、新しい研究分野について考えたり書いたりするということを意味していました。

私は、この仕事に応募して採用されました。リアノンは生後8週間でした。私が働いている間、リアノンとイアンシーの世話をジャックに任せておきたくなかったので、二人の世話をしてもらえるように個人の保育所を見つけました。それは、職場に行く途中のボロニア・パークにあり、経営している女性は非常に面倒見のよい優しい人でした。

ＣＳＩＲＯで働き始めたことで、自分の居場所を得たような気がしたと、私はよく表現します。娘たちの誕生を除いて、これは、何かが欠けているような気がしていた私の人生の重要な一部分だったのです。非常に長いこと、私の哀れな脳は科学研究から切り離されて目標もなく漂っていたのです。そして今やっと、その目標を見えなくしていた目隠しがはずされ、再び、活躍し成長し始めることができるようになったのです。私は、ようやく、自分が関わりたかった類の科学を見つけました。

実社会にとって利益となる、最先端の興味深い研究です。そのうえ、自分たちの利益を追求する製薬会社ではなく、政府団体で仕事をすることになったのです。これは、大学を出て以来ずっと私が探し求めていた仕事だったのですが、そのような仕事が実際にあることをまったく知らなかったのです。私は、研究の計画と評価に熱心に関わり、研究者たちがより効果的に研究開発に専念できるように協力しました。

ＣＳＩＲＯで働くことでもう一つすばらしいことは、そこに勤務する人々でした。私は、すぐに彼らに同僚として受け入れられたと感じました。いろいろなことについて、彼らから私の意見を求められ、尊重され、必要とされていると感じ、私がチームの一員であると感じ、実際に自分の脳を働かせていることに、驚きを感じました。

私はすぐにＣＳＩＲＯでの新しい仕事が好きになり、それに没頭しました。研究所はシドニーの北部郊外にありました――4階建ての赤レンガの建物でした。私の最初の仕事場は1階の小さなオフィスでした。その部屋には、タイプボール※がついた電動タイプライターがありましたが、私はタイプライターを使えな

※ＩＢＭ社が1961年に発表した電動タイプライターには、活字の打刻機能が改良され、ゴルフボール様の部品の表面に活字が刻印されているタイプボールが搭載されていた。

かったので（今も使えないのですが——いつか、使えるようになりたいと思っています）、それはすぐに他の人に渡してしまいました。他には書類整理棚と電話とデスクがありました。

ＣＳＩＲＯでの私の仕事は常に勉強することでした。仕事に就いた最初の日に、どこからか電話が入り、フラッシュ熱分解について説明を求められました。その用語を今でも思い出すことができるなんてびっくりですが、それはあたかもこの用語が、私の記憶から消え去ることがないかのようです。私は以前、大学にいたころに、熱分解について聞いたことがあったので、フラッシュ熱分解は石炭と何らかの関係があるという、経験に基づいた推察をし、それから、石炭研究部門の科学者に会いに行き、フラッシュ熱分解について話を聞かせてほしいと頼みました。彼はその説明をしてくれ、いくつかの参考資料をくれたので、午後までには、電話をかけた人に折り返し電話をして、石炭から油を作り出す高度な方法について適切な説明をしました。これは、そこでの私の専門的な仕事とは、どんなことをどのように行っていたかを、説明するのに格好の例です。すなわち、研究・調査をすることと、その後、速やかに科学的プロセスを理解し、そして、それを知識の乏しい門外漢に説明できることが求められていました。私には事実を記憶し、吸収し、また、科学専門用語をわかりやすい言葉に言い換える天賦の才能がありました。

研究所には、多くのタイピストが仕事をしている部屋があり（私はそこにタイプをしてもらうためによく行っていました）、職員の食堂があり、モーニング・ティー、ランチ、アフタヌーン・ティーの休憩時間は、いろいろな研究チームと気楽に話し、研究所の中で、実際にどんなことが起きているのかを知るには最もよい時間でした。それは、びっくりするようなアイディアをやりとりできるすばらしい時間でした。私はできるだけ多くのことを吸収したいと思っていたので、休憩時間をとるたびに、違うグループと時間を過ごしました。

間もなく、私は仕事をもっと活用する新しい道を探究するようになりました。産業界の関係者が関心をもつだろうと私が思った、ＣＳＩＲＯの研究や計画についての記事を産業専門誌に書きました。多くの研究論文を読み、科学のさまざまな分野からの知識をまとめました。鉱物に関する論文が建設業界の関係者の関心を引くかもしれないということがわかった場合には、論文の内容を要約して彼らの目を引きつけるようにしました。そうしなかったなら、彼らは何も知らないままでいたことでしょう。研究を吸収して自分のものとして理解し、それから、政府であれ、学界であれ、産業界であれ、さまざまな団体や人々にわかりやすいように書き直すことは、私の得意とすることでした。

私の脳は巨大な並列プロセッサーのように、迅速な処理ができ、関連性を理解することができ、多様な科学分野を関連づけたり、橋渡しをしたり、研究に関する概念（コンセプト）の新しいチャンスや道筋を理解することができました。私は、情報官職に長くは留まりませんでした――１９８３年の初めには、後にその科学的研究に対しオーストラリア賞を授与された鉱物物理局局長、ケン・マクラッケン博士の科学補佐官に昇進しました。それまで、博士号をもたない人が局長の科学補佐官の職を得た前例はなく、初めてのことでした。私は、博士号を取得しなかったことを後悔し、それを長いこと引きずっていました。

しかし、学士課程を修了してから、すでに何年も過ぎてしまったので、生化学あるいは分子遺伝子学の博士号は、もはや実現の可能性はありませんでした。科学における状況はあまりにも急速に変化します。そして、私は１９９１年に、通信教育で、どうにかやりくりしてＭＢＡ（経営学修士号）を取りました。これが私の仕事に非常に役に立つということがわかりました。

いずれにせよ、職場で科学の非常に多様な側面を学んでいましたので、特定の分野に束縛されていなかったことは確かに有利なことでした。ケンは、宇宙科学の経歴をもつ物理学者でした。彼は博士号取得後、マサチューセッツ工科大学で特別研究員となり、また、テキサス大学では、9台のアメリカ宇宙探査衛星に搭載された精密機器の設計をしました。その後、NASA（アメリカ航空宇宙局）のコンサルタントとなり、宇宙飛行士を太陽フレア※からどう守るかという研究に取り組みました。

1970年代の初め、彼はオーストラリアに帰国し、CSIROの鉱物物理学局の長となりました。衛星画像処理に関する彼の専門知識が、遠隔探査の物理学への関心につながるまでは、このような仕事は、宇宙開発から、はなはだしくかけ離れているように思われていました。遠隔探査というのは、画像を捕らえ、気が遠くなるほどの遠い距離から非常に詳細に広大なエリアを写像する能力のことで、これは、この国の鉱物調査に大革命をもたらしたのです。新しいチャンスを見極める天賦の才能をもった例外的に賢い人であるだけではなく、彼は上司としてもすばらしい人でした。彼は先見の明のある、刺激的な、すばらしいユーモアのセンスをもった人でした。自分の知っていることはいつも快く教えてくれ、私は常に学ぶことを渇望していました。私の脳はこれまでにないほど、新しい考え方や情報を吸収して、成長していました。私がCSIROに勤務し始めた時に、〝本来の居場所に帰った〟と感じた理由の一つは、このケンの存在でした。あの組織に勤務していた他のすべての人たちと協力して、彼は、オーストラリアの利益になるであろう科学的な卓越性と新しい考え方に駆られ、全身全霊を傾けて仕事をしていました。

もちろん、私は、自分の生活に大きな矛盾を抱えていました。私は、職場では成功し、昇進していましたが、一方では、暴力的な男性と結婚してしまい、常に、また予測できない頻度で、暴力を振るわれるのに堪え忍んでいたのです。家で起きていたことについて、職場の人は知る由もありませんでした。私は、職場では、権威があり積極的で、自信に満ち、裏表のない率直な人間と、思われていました。

要するに、私は、家庭で虐待されている女性に対して多くの人が抱いている人物像や固定概念からはほど遠かったのです。（実際は、〝家庭内暴力の被害者〟にありがちなタイプなどありません。文化、年齢、教育レベル、所得レベルを超えて家庭内暴力が起きることを、今の私は、知っています）。私の負ったけがは決して重大なものではなく、見た目に明らかな打撲傷はほとんどありませんでした。目に見えない傷跡だけが残ったのです。それは、恥辱、自己嫌悪、そして恐れです。

ジャックが私を殴った時に、私が泣いたことは一度もありませんでした。殴られた後は、アドレナリンや恐怖や不公平感からくる怒りで震えていました。しかし、私はそういった感情を心の奥底に押しこめていました。暴力を振るわれるたびに、私はただその場を立ち去り、娘たちを長いドライブに連れ出しました。そのことによって、感情を落ち着かせていたのです――ほんのしばしの間に過ぎませんでしたが……。そうして、私の中にあった彼に対する愛情は、忍耐と逃避以外に何も残らなくなるまで薄れ、枯れ果ててしまいました。そして、彼はいつも、もう絶対にしないと約束しましたが、私には、また必ず起きることがわかっていました。

ジャックはたとえ日銭を稼ぐような仕事をしていない時でも、めったに子どもたちの面倒を見たことはありませんでしたので――私は個人の保育所を利用していました。彼は、家でいろいろやることがあって、非常に忙しいのだと言い張っていましたが、私は、彼のように感情の起伏の激しくない他の人に、娘たちの面倒を見てもらえて、実のところほっとしていました。個人保育所の保母はすばらしい人たちで、娘たちにたっぷりの愛情をそそいでくれました。

リアノンが2歳か3歳ぐらいの頃、ついに、私は、最初の逃亡を実行する勇気を発揮する時がきたと感

※太陽面からの爆発のことで、その放射能によって被曝した宇宙飛行士たちを死に至らせる可能性がある。

じました。私たちを取り巻く状況にいろいろ変化が起きていました。第一に、私には申し分のない仕事と一定の収入がありました。ジャックと別れても、娘たちと自分だけでやっていけると感じていました。第二に、2、3年間、CSIROに勤務していたおかげで、私は、自分自身のことをもっとよく理解するようになり、自尊心をもって、もっと自分を大事にするようになりました。そして、それらの体験は、私にとにもかくにも彼から立ち去るさらに強い勇気を与えてくれました。

ある週末、シドニー郊外のさらに外側の地域にある賃貸不動産を調べ、私が経済的に負担できると思った家をワールンガに見つけました。私は、ジャックに黙って出て行くなど、怖くてできませんでした。あまりにも聞き飽きた文句ですが、「顔をぶん殴るぞ」というセリフにいつも、ビクビクしていました。彼があまりにもしょっちゅうそう言ってきたので、それはありふれた言いぐさになり、最初にそう言われた時の衝撃力を失っていましたが、その脅威は依然として消えていませんでした。ですので、引っ越すつもりであることを彼に話した時も、娘たちをシドニー市外に連れて行くことについて何か漠然としたことを言っただけでした——その頃は、地元のパブからよろよろの千鳥足で酔っ払いが出てきて、私たちの家の正面玄関のドアの前でゲロを吐くことは日常茶飯事でした——ですから、郊外に娘たちを移すことはよいことであると思うのは筋の通ったことでした。

ジャックに話しながら次の瞬間、いつ怒鳴り出したり、殴ったり、突き倒すのかと構えて、私の心臓はバクバクしていました。しかし、そんなことは起きず、彼はちょっとうなずき、彼の〝プロジェクト（計画）〟のための時間にも場所にも、もっと余裕ができるだろうと言ったのです。「だけど、当然、賃貸借契約に俺の名前が入っていなければならないな」と言い、「お前のだんなとしてな」と念押ししました。

そういうわけで、それは一種の逃避ではありましたが、私は依然としてジャックに束縛されていました。

彼の暴力に非常に怯えていたので、ワールンガに移ってからも、私は、家賃の支払いだけではなく、サリーヒルズの家のローンの返済を続けていました。平穏を保つためにはどんなことでもしたのです。また、金銭的には非常に厳しかったのですが、少なくとも娘たちと私は、比較的平和に暮らしていました。私は、結婚指輪をするのさえためらい、つけないようになっていました。そして、そうすると、信じられないほど解放された気持ちになりました。

1980年代の初めに私たちが引っ越した直後の頃だったと思いますが、こんなことがありました。局長の執務室のすぐ外のデスクに私が座っていた時、私が興味を覚えるような電話を彼がかけているのを耳にしました。局長のケンが、世界最高の宇宙研究機関や研究所への訪問を要する宇宙事実調査任務について、誰かに電話をかけているところだったのです。宇宙開発における経験をもっているケンは、オーストラリアにとって明確な目標と一貫性があり、遠隔探査のような分野でのいくつかの卓越した研究に基づいた、適切な宇宙産業が必要であるということを見通していたのです。「一緒に来ていただけませんか？ この出張であなたからアドバイスをいただければ、本当にありがたく思います」と、彼は電話の相手に言っていました。後で、その電話の相手は男性だということを思い知ることになったのですが。

ケンが電話を切った時に、私は呼ばれてもいないのに彼の執務室に入って行き、彼の電話の会話を偶然聞いてしまったことを切り出しました。

彼は「そう、本当にすごいチャンスなんだよ」と、言いました。「どうして、私に教えてくれないんですか？」と、私は食ってかかりました。私はケンの科学補佐官であり、局の遠隔探査研究に深い関心をもっていたのですから、その出張には私が随行することが理にかなっていると思ったのです。

「あなたに？」と、彼が言いました。彼は戸惑いを見せ、多少ばつが悪そうでした。

「でも――あなたには子どもさんがいるでしょ」とケンは言いました。

私としては、CSIROの中の多くの男性にも子どもがいるということ、しかし、男性が仕事や出張を頼まれたりする時には、子どものことを持ち出されたことはなかったと指摘することはできたのですが、そうしないで、私は、「そうだとしても、それは局長が心配することではないと思います。大きなお世話です」とだけ言いました。こうして、私はその宇宙事実調査任務に関わる機会を得ました。しかし、それは、私がこの出張任務で出くわすことになる、性差別という障害のほんの最初の一つに過ぎませんでした。

私の出張中には、家で子どもたちの面倒を見てくれる人を雇おうと計画していたのですが、ジャックが、私が留守の間ワールンガの家に移って来て、自分の子どもたちの面倒をみると言い張ったのです。彼に言い返すことは、非常に恐ろしいことだったので、もう仕方がないと思い、彼に従ってしまいました。ジャックは、未だ娘たちを殴ったことは一度もありませんでしたが、彼の提案に100パーセント安心していたわけではありません。しかし、ジャックが言い張ったように、彼はどこかの知らない人ではなく、娘たちの父親でした。少なくとも、娘たちにとって彼は、他人ではありませんでした。ありがたいことに、私の留守中にはすべてうまくいっていたようです。

しかし、イアンシーは、私が彼女のために作っておいた〝アドベントカレンダー（待降節のカレンダー）※〟のようなものに慰められていただけで、非常にわびしい思いをしていたのです。私がいない間、彼女のために段ボールで作っておいたこのカレンダーの小窓を開けると、その奥に彼女のために描いておいた小さな絵が見えるようになっていました。そのカレンダーのお陰で私が留守にした8週間を切り抜けることができたこと、そして、それをずっと取っておけばよかったと、今でも言っています。

私が出張から戻ると、ジャックは自分の計画のあれやこれやに取り組むために、すぐにサリーヒルズに戻りました。8週間は娘たちと一緒に過ごす時間としては充分なものだったので、彼としてはいつでも一人で自由にできる生活に戻ることを望み——そして、残る私たち全員は何か感情の爆発のようなものがいつ起きるのかと、ハラハラしながら薄氷を踏む思いをしていた状態から解放されることを望んでいました。

宇宙事実調査任務の出張は、非常に好奇心をそそる旅でした。私たちは世界中のほとんどの宇宙開発機関である、NASA、日本のNASDA（宇宙開発事業団）、フランス宇宙局、イタリア宇宙局、カナダのスパー（SPAR）航空宇宙社、英国宇宙局、その他、さまざまな航空宇宙産業関連会社を訪れました。私たちがブリティッシュ・エアロスペース社を訪問するため、短い期間でしたがロンドンに行った時のことです。私は両親の家に2日間泊まることができましたが、ケンは近くのB&B（朝食つきの宿泊所）に滞在していました。最初のミーティングに向かうために、ケンがタクシーで私を迎えに来た時に、オーストラリアの航空宇宙会社の上級管理職が一緒にタクシーに乗っていました。

「やあ、クリスティーン」と、ケンが言いました。

私は、「はい、こんにちは」と、答えました。

その上級管理職は私に直接話しかけることなく、ただケンに向かって「後ろの女の子は？」と、いぶかしげに聞きました。

「私の上級科学補佐官です」と、ケンが、私のことを紹介し、またその管理職の名前を私に教えてくれ

※教会では、クリスマス(降誕祭）の4つ前の日曜日から、クリスマスを準備する期間に入り、この期間を待降節(アドベント）と呼んでいる。この時期の子どもたちの楽しみとして、アドベントカレンダーがある。紙や布で作られ、4週間分の日付の窓やポケットがついており、その日の窓やポケットを開くと、イラストが現れたり、お菓子が入れてあったりする。

ました。私は、「こんにちは」と、あいさつをしましたが、その管理職は、私に視線を送ることなく肩越しに、何か言っただけでした。私は内心ムカッとしましたが、すぐに、今に見てろ！　と心に決めました。

この出来事が、この出張で、最高の仕事をやってみせるという私のやる気に、火をつけることになったのです。私は、訪問先で、こと細かくメモを取り、夜にはそれを補足修正するために再度見直した上で、現場では考えられる限りの質問をし、私の脳に蓄積させているすべての情報を駆使して、いろいろな取次先や機関の垣根を超えてあらゆるところに連絡をつけ、書類を整理し、集めた情報をありとあらゆる角度から検討し、確認していました。私たちが訪問したすべての宇宙センターでは、他の国々でのプロジェクトについての詳細を頭に入れた上で、私の浴びせた、目を見張るような質問に人々は驚きを隠せませんでした。私は航空宇宙研究に関するオーストラリアの権威になりつつありました。

私は、男性が牛耳っている世界の中にいる女性であっても、私を含む誰に対しても、誰が見ても、チームの中での私の地位にふさわしい人間であることを証明して見せました。それは、認知症をもつ一人の人として、私がもっている感情に似ています。何か間違えると必ず、まわりは認知症だからと、その病気のせいにするので、私は、間違えるわけにはいかないということを自覚しています。それと同じように、かつて、私が何か間違いをすると、それがどんなものでも、私が女性だからだとまわりが決めてかかっていたのです。あらゆる分の悪さも克服するという、私のこの決意が、当時の私を成功に導いたのだと思います し、また、認知症とともにとてもよく歩み続けている私の能力も支えているのだと思います。

私は、その後ケンに、多くの研究分野をまとめ航空宇宙産業開発を促進するため、CSIROが潜在的にもっている可能性について、実現可能性調査書を作成するよう頼まれました。この調査書はCSIROの執行部まで届き、執行部はケンがこれを実現するための新しい局のトップになることを決定しました。

1985年には、成功裏のうちに、COSSA（CSIRO宇宙科学応用局）が開設され、私は、そこの研究政策計画課の主任になりました。それから何年か経って、私が次の仕事に移る時に、私のためにケンが書いてくれた推薦状には、次のような文章が書かれていました。「（クリスティーンは）1984年の初めには、宇宙についてはまったく何も知らなかったのですが、その年の終わりまでには、多くの分野における彼女の知識は、私が25年間かけて得た知識を超えていたことを、私は認めざるを得ませんでした」

それは本当に刺激的な時期でした――私の脳は急速にCSIRO中から集めた研究計画を吸収し、そういった計画がどのように相互に協力し合えるか、果たして宇宙科学に応用できるか、その体系的な方法を組み立てていました。私は、CSIROの調査航空機事業運営は、後に宇宙に飛ぶことになる精密機器開発のための重要な研究の足がかりとなるので、COSSAが、その事業運営を引き継ぐよう、確たる根拠を示して主張しました。国内外の会議で私はCSIROを代表し、国際的な協定や契約の交渉を行いました。それは非常に大変な仕事でしたが、私は大いに意欲をそそられ、やりがいを感じていました。しかし、国の政策に影響を及ぼすのであれば、COSSAは首都であるキャンベラに拠点を置くべきであると私は決めていたので、家族にとってはやや大きな変化をもたらすことになるだろうと思っていました。

ある週末に、娘たちと私のために賃貸住宅を見つけるためにキャンベラに向かいました。何とまた、ジャックがついてきて、賃貸借契約書に連帯署名すると言い張りました。私たちは娘たちを家に残し、二人だけで行き、夜はキャンベラの質素なホテルに泊まりました。週末は、まあまあ順調に過ごしました――その時はもう彼と一緒に暮らしていなかったので、彼と時間を過ごすことにそれほど神経をすり減らさずにすんでいたことが不思議でした。

めぼしい家を見つけ、申し込み、入居できることになりました。私はキャンベラに移ることがうれしく、わくわくしていました。賃貸借契約書に彼の名前を連帯署名しながら、彼がシドニーに暮らしている間の全費用を私が払い続けている以上、私と娘たちが引っ越すことは、ジャックにとって、好都合だということに気がつきました。

その夜ホテルに戻ると、ジャックは性的な関係を求めてきました。私たちの関係は非常に疎遠でしたし、もはや私は彼を愛していませんでしたが、抱擁され、たまには人間らしい親密な関係もいいものだと感じたのです。「大丈夫だわ、だって、私はまだ避妊しているもの」と、私は思ったのです。

しかし、どういうわけか、私はまた妊娠してしまいました。ホテルでの、たった一晩のことで。いろいろ考え合わせてみると、神様が私の可愛い末娘ミシェリンをこの世に望んだからだとしか思えません。もちろん、彼女がいてくれて本当にうれしく思っています。

私は、キャンベラの家の家賃を払い、新しく生まれた子どもの保育費用を支払い、加えて、上の娘たちの放課後の保育費用も支払うと、まるで貧困に陥ったシングルマザーのような生活でした。そのうえ、ジャックがサリーヒルズで暮らすための生活費も私が支払っていたのです。私たちのための非常にささやかな生活費は、ほんの少ししか残りませんでした。娘たちは毎晩食事を食べましたが、時々、私には充分食べ物がないことがありました。私の着るものはすべて中古でした。このみじめな暮らしぶりには出口が見えないように思えたので、ジャックに電話をして、生活を維持できないことを伝えました。

私には選択肢が二つあると感じました。それは、ジャックと一緒に暮らしながら、惨めな生活をするか、彼と別居しながら惨めな生活をするか、という二つに一つでした。三つ目の選択肢は全然考えませんでした——私は、まだ、ジャックと縁を切ることをあまりにも恐れていたのです。はっきりと正確に私が何を恐れていたのかを口に出して言うまでには何年もかかりましたが、当時は、自分の力で逃げることなどまったく考えたことさえありませんでした。私は、これからは違ってくるだろうと自分に言い聞かせていました。新しく子どもも生まれたし、ジャックは育児を手伝うことができるだろうと、言い聞かせました。今は、私には良い仕事もあって自宅で働くことはないから、お互いに顔を合わせることはあまりないだろうと思っていました。私たちは、サリーヒルズの家を売って得たお金を、新しく買ったキャンベラの家のローンの返済に充てました。ジャックとの生活は、今度こそは、もっとよくなるだろうと言い聞かせました。

しかし実際には、それは、もっとひどいものになったのです。ジャックは異様な考えをもっていて、誇大妄想狂になっていました。ジャックは私たちと一緒に暮らしていましたが、家の中に常軌を逸した下宿人がいるようでした。彼は、娘たちや私と関わることはあまりありませんでしたが、時々、食事を一緒にすることはありました。たまにジャックは、フランクフルトソーセージやフィッシュフィンガー※のような必要最低限の料理をすることがありました。しかし、ジャックが話している時は、誰も口をききませんでした。そして、私は友達をよんだことは一度もありませんでした——娘たちもそうでした。

週末に、娘たちが遊んでいる時に彼らを見守り、食事を作り、家事を全部こなし、家族の収入のほとんどを稼いでいたのは、依然として私でした。時たま、ジャックは頼まれた仕事をすることがありましたが、長続きしたことは一度もないようでした。また、彼の短気は治っていませんでした。時折、私が何か言ったことに激怒し、私を殴りました。しかし、それが最悪のことではありませんでした。最悪だったのは、彼を恐れることを知らない、私の美しく、そして気性の激しい娘イアンシーでした。彼女は、私のようにおじけづくことはありませんでした。彼女がより成長するにつれ、ますます彼に立ち向かうようになりま

※細長い切り身の魚のフライであり、手でつまんで食べられるような簡単な料理

した。そして、彼女が10歳か11歳になる頃には、ジャックが何かを言ったり、イアンシーに怒鳴ったりした場合には、彼女はすぐに怒鳴り返し、彼に殴られるまで大声で叫び続けました。

彼女は、時々、ジャックと私の間に入って彼に立ち向かい、彼が殴ることをも恐れず、止めようとして怒鳴っていました。私はそこに立って、呆然と彼らを見つめ、イアンシーがその場を離れてくれるように願ったり、到底あり得ないこと——ひょっとしてジャックが身を引くかもしれないこと——が起きることを願ったりしました。しかし、いつもジャックがイアンシーを殴るか、ど突くかして、イアンシーが悲鳴をあげ、泣き叫んで自分の寝室に走り込み、ドアをバタンと閉めるという、お決まりの結末がありました。

その後、私は必ずイアンシーの部屋に行き、彼女をしっかり抱きしめ、髪をなでながら、小さな声でごめんね、ごめんねと謝り、「こんな時は、ママがそうしているように逃げるのよ」と懇願しました。しかし、不当な扱いに対して立ち向かうのはイアンシーの性格でした。特に強い者が弱い者を虐待することに対しては。そしてそれが、イアンシーのすばらしいところなのです——それを変えるようになど、私はどうして求めることができたのでしょうか？　何年間も恐怖や不安を抱え、そのうえ、私の自尊心はぼろぼろになり、何も見えなくなっていたので、正直なところ、私に見えた唯一の方法、ジャックに対するたった一つの選択肢は、できる限り彼から離れることだったのです。イアンシーには彼女の部屋で話し、彼女がもっと楽しいことを考えたり、今さっき起きたことを私たち二人が忘れたりすることで、役に立つことがあるのなら、何でもしようとしました。

一度、リアノンが大きくなった時に、非常にささいなことでジャックが彼女のことを蹴ったことがありました。ほんとうに恐ろしいことでした。私が知る限りでは、ミシェリンもまた、ジャックのかんしゃくや怒声の犠牲者でしたが、暴力は免れていました。なるべく居間に近寄らないように、娘たちの寝室で、私は精いっぱい時間をかけて彼女たちを慰めました。

彼の暴力は、周到に準備し、計画立てられたものではありませんでした。それは常に一時的な激情にかられて起きることで、いつも、私にとってはこんなささいなことで、と思えるようなことに始まり、しばしば、実際に何が起きたのかがまったくわかりませんでした。そしてそれが、ますます事態を困難にしていたのです――これら一連の出来事はいつも大きな衝撃でした。虐待が起きていた時に黙ってただ、見ていたこと、実際にジャックと別れるよりもっと前に彼を見限って、娘たちを連れ去らなかったことについて、私は、現在でも、乗り越えられないほど重い罪の意識をもっています。

この恐ろしい家庭生活に対して私がとった方法は、できる限り娘たちを連れて家から出ることでした。土曜日には決まって、娘たちを車に乗せて、ひたすらドライブをしたものです。だいたいは、その日のうちには家に帰り、日曜日にも同じことをしました。それはある週末のことでした。よく訪れたブリンダベラ・レンジ（連山）まで行き、ピクニックをして低木地帯をハイキングした時のことです。ミシェリンは確か一歳ぐらいで、学校も休みに入る頃でした。可能な限り、私は学校が休みに入る時は仕事を休んで、娘たちと一緒の時間を過ごしました。

家ではいろいろと嫌なことが起きていました。ジャックが激怒したり、感情の起伏が激しくなっていました。私は、2日間ぐらいどこかに行ってしまおうと思い、三人の娘をマツダ323に詰め込みましたが、実際にどこに行くのかについては、あてがあるわけでもなく、ただただドライブしました。もう二度とあの家に戻らなかったらどうなるだろうと想像しました。そう考えると、解放された気持ちになりました。西に向かって運転して行き、丸まる二週間、家には帰りませんでした。

ダボのウェスタン・プレインズ動物公園に行き、トレーラーハウスキャンプ場に泊まり、それから、コーバーを通って、ちょうどクィーンズランド州との境界まで内陸を北に向かいました。砂利道を運転し、一度ニューサウスウェイルズの奥地で道に迷ったこともありました。人里離れたトレーラーハウスキャンプ場に泊まった時は、翌朝、小型トラックの後部に仕留めた獲物を皮ベルトでくくりつけ、持って帰って来る、カンガルー猟師のグループを見ました。それこそ、本物の冒険であり、暗い悲惨な気持ちや、恐怖、虐待という恐ろしい思いを、私たち全員から取り去ってくれるものでした。

あの当時は、本当にしょっちゅうドライブをしました――それは私の逃避行であり、放浪生活でした――そして私は、私たちの家庭の中で刻まれた酷い記憶の代わりに、娘たちのために、何か幸せな家族の思い出をつくるために最善をつくそうと努力したのです。

ジャックの行動は、異様で妄想的でした。たいていの場合、一見すると彼は、まったく普通に見えていたので、説明するのは難しいのですが、どこかおかしいはずだと私は気づいていました。今振り返って考えてみると、恐らく彼は精神病だったのではないかと思います――しかし、その頃、私はそこまでわかってはいなかったのです。たとえ、彼がそのような病気だろうと私にわかっていたとしても、それに対処するための力が私には備わっていませんでした。私自身の精神状態はボロボロで、私のエネルギーのすべてを娘たちの面倒をみることと、自分の仕事を頑張って続けることに費やすだけで精一杯でした。

ある日曜日のことです。私は娘たちと、また日帰りの遠出から家に帰る車の中で、どこか郊外の家の裏庭に核物質の疑いがあるものが発見されたので、危険物処理専門チームが、その町に派遣されたという地元のラジオ放送局のニュースを聞きました。私はすぐに、それがジャックが何かやらかしたのではないかと気になりました。果たして、私たちの家に近づくと、家の前の通りが警察、消防のレスキュー隊、そして危険物処理専門チームによって道路封鎖されているのが見えました。

私はやむなく、そのままずっと運転を続け、帰宅を数時間遅らせました。実は、ジャックが裏庭に何か〝怪しい〟物を見つけ、それを勝手に放射性物質だと思い込んだのでした。彼は警察にそのことで通報したので、二時間ほど私たちの家の前の通りが大騒ぎになったのです。

サリーヒルズに住んでいた時とまったく同じで、私たちはそこの家にも夕食に人を招いたことがありませんでしたし、娘たちも学校の友達を家に招くことはめったにありませんでした。そうすることは、あまりにも恥ずべき恐ろしいことでした――ジャックが何をやらかすかわからなかったからです。そして、私の現実感は、何か奇妙なふうになってしまいました。この暮らし方はごく普通のもので、たいていの男は妻をなぐるものだ、と思い込むようになっていたのです。父も祖父も非常に穏やかな人たちだったので、今振り返ると、このように考えるようになったのは確かに異常でした。しかし、実家を出た後、私が付き合ったボーイフレンドは、いずれも、冷酷で利己的だったのです。そのために多分、今の暮らし方のほか、選びようがないと、自分を納得させていたのかもしれません。

しかし、それにもかかわらず、私が自分の生活を深く恥じているという気持ちは消えませんでした。私がちゃんとできていることは二つでした。それは、母親であることと、キャリア（専門的な仕事）をもっていることでした。しかし、安定した家庭生活を作りあげるという点においては、私はみじめな失格者でした。私の脳は、恐ろしい家庭生活に耐えて生き残るために使う部分と、やりがいのある仕事によって生き生きと活動している部分に、分かれていました。もしかすると、これが、今のそう多くを占めてはいないでしょうが、認知症がある部分と、残りの、可能な限り心ゆくまで人生を生きようとしているその他の部分に、私が自分の脳を分けて働かせることができる理由かもしれません。

8

立ち去る勇気

The Courage to Leave

1980年代の終わりごろ、仕事の都合で私と娘たちは2、3年の間シドニーに戻りました。私はまだCSIROに在職していましたが、鉱物エネルギー建設研究所の研究政策計画市場開発課の課長に昇進していました。娘たちが数年ごとの引越し、転校や、デイケア※のお母さんたちにどのようにうまくなじんでいったかは定かではありません。しかし、娘たちは辛いことだらけの家庭生活に耐え抜いてきたことで、すでに打たれ強い人間になっていましたが、もしかすると、これらの出来事によって、彼女たちは、いっそう、ささいなことでは、へこたれない人間になったのかもしれません。そして、私にとっても、たびたび経験したこれらの急激な変化のおかげで、なんとか私の脳がより柔軟に変化に対応できるようになったのかもしれませんし、さらに、あらゆる状況を乗り越えて生き続けることができるようになったのかもしれません。

しかし、当時を振り返ってみると、私はまだ30代の後半でしたが、私の脳がすべて順調に働いていたのではないことを示す、まさに最初の徴候がすでにありました。私はシドニーのノースライドとルーカスハイツにそれぞれあった研究室の間や、さらに、キャンベラの本部にも、車で定期的に通わなければなりませんでした。最初の頃は難なくこなしていましたが、一年ほど経った頃、研究所の合同庁舎の門に着き、そこから自分が向かおうとしていたところに行くには、どっちの方向に曲がるのかを一生懸命考えなければならないようになっていました。

そして、ある日のこと、ルーカスハイツに行くにはどう進めばいいのか頭が真っ白になってしまい、シドニーのど真ん中で道路わきに車を停めたことを記憶しています。もちろん、当時の私には、認知症など、到底、思いつかないことでした。30代後半の女性の誰がいったい、このような出来事を認知症の始まりかもしれないなどと考えるでしょうか？　きっとこれは単なるストレスか、あまりにも多くのことを考えているせいだと、私は思ったのです。

ふたたびシドニーに戻った時には、私たちは、娘たちの学校を通して何人かのすてきな友達ができました。イアンシーは、キャンベラでは、シドニーに向けて発つはずだった夜に、家出をしようとさえしたほど、かなり長い間、とても不安でさびしい思いをしていました。その時は、幸いにも、彼女の友達の家にいたイアンシーを見つけることができました。しかしシドニーでは、彼女が13歳か14歳の時に、学校で何人かのキリスト教徒の友達ができ、彼らのグループに入って、教会に行き始め聖書の勉強も始めました。こうしたことで、彼女は、とても幸せな気持ちになることができ、また、彼女の生活から欠けていた本当の喜びを得ることとなったのです。

ある時、彼女が今まで持ち得なかった神との関係について、「やっと、本当のお父さん※※を見つけたわ」と、私に言ったのです。私の感情は、二つに引き裂かれました――イアンシーが人生に何らかの意味と揺るがぬ不変の意義を見出したことについては、本当にうれしく思いましたが、一方で、家庭には善良で信頼できる血のつながった父親はいないと感じていることに、私はとても大きな罪の意識を覚えました。彼女が正しいことは私にはわかっていたのですが。

※非公式の学童保育所
※※原文では、father（お父さん）と書かれているが、大文字で始まるFatherはキリスト教では神をさす。

彼女は幸福感と活力に満ちあふれているようでした。そして、持っているすべての本に、〝主、我を愛す（*Jesus Loves Me*）〟と書いたステッカーをベタベタ貼りつけ、暇さえあれば、聖書の勉強をしていました。私は、やり過ぎだと思っていましたが、ようやく彼女を快く受け入れてくれる、揺るぎない友情で結ばれた友達との輪に入ったこと、そして、こういったことすべてが彼女にある程度の自尊心や慰めを与えていたことに心から感謝していました。ですから、彼女がしていることをやめさせる気はありませんでした。

私が合理的に物事を考える科学者だったとはいえ、私はいつもスピリチュアル※な生活に強く引きつけられ、見えない内面の充実を求める人間だったのですが、私にとってしっくりくるものにたどり着いたことはありませんでした。ボンマは、節度ある信心深い人でしたが、地味で厳格なカルヴィン主義者流の生活スタイルを忠実に実行するには、ある種の性格傾向も必要だと私には、思えました。そして、そのような堅苦しい生活には、毛頭関心はありませんでした。

10代の後半に、私はかなりの時間を費やして、エホバの預言者について調べましたが、それも、まったく私が求めていたものではありませんでした。20代の初めごろには、ヨガやマリファナ（私が、アムステルダムに住んでいたことをご記憶でしょう）をやってみたり、仏教を学ぼうとしてみたり、実存主義に関する本を読んだりしましたが、どれも長続きしませんでした。その頃、イアンシーが、何年間かキリスト教を深く学び始めた頃でしたが、職場の友人が私に聖書を手渡し、ぜひ読むように勧めてくれました。

１９８０年代後半にＣＳＩＲＯで私の個人秘書をしていた、カレンという女性がいました。彼女は人材派遣会社から来ていて、技術職業継続教育の専門学校で学んだ園芸家でした。夏は庭園業を営み、冬はパートタイムの秘書の仕事をしていました。そんな具合だったので、私のところで働き始めたのは冬でした。私のところで、２週間働いた後に、彼女にもう1週間働いてくれないかと聞いたところ、彼女はあまりいい顔をしませんでした。彼女は、「いいですけど、本当に1週間だけですよね」と、言いました。

しかし、その1週間後には、あと数か月いてくれるように彼女を説き伏せて、何とか了承をもらいました。だいぶ後になって、彼女が教えてくれたのは、最初に乗り気がしなかったのは、私が信じられないほど、あまりにも多くのことを要求したからだということでした。私はそれにまったく気づいていませんでした。私は、自分のやり方が他にはわからなかったのと、あらゆる面で自分の仕事を本当に好きだったので、懸命に働いていたのです。私の脳は常に、データ、情報、研究、見込みのある共同研究の機会、新しいアイディアを貪欲に求めていました。そして、この学んだすべてのことを、いつでも他のデータと照合、参照できるように膨大な量の研究に関するアイディアを蓄積し、小さいながらも、貪欲な脳に、失うことなく保存していました。私の脳は、非常によく整理された巨大な書類整理収納棚のようなものでした。この絶えず成長し続けている脳は確かに要求のきびしい脳だったと思います――脳それ自体に対してもですし、また他の人たちに対してもそうだったでしょう。

今になって振り返れば、私は私のスタッフに過度の要求をしていたことがわかります。人というものはプレッシャーをかける必要があり、自分の限界を超えようと奮闘しなければ、限界がわからないものであると、私は信じていました。そして、私の下で働いている間に、彼らに何かを学んでほしいと思い、彼らが学んだことによって、さらによい仕事に就いてほしいと、いつも思っていたのです。最近は、メンタリング※※と呼ばれていると思いますが、私の場合は穏やかに励ますのではなくて、もっと厳しい要求をするタ

※通常、霊的、精神性などと訳されることが多い。宗教も含まれるが、もっと人の内的な世界など幅広い意味と思われる。
※※メンター（Mentor）と呼ばれる指導者が、指示や命令ではなく、対話による気づきと助言によって、対象者を育成する指導、育成方法のこと。

イプの指導でした。それは、私にとっても、スタッフにとっても、長時間の骨の折れる仕事をすることを意味していました。何しろ、私にはおしゃべりや世間話をする暇などほとんどなかったのです。

私は、骨身を惜しまず、きちんと仕事をこなせる個人秘書を必要としていました。カレン自身は、最初はこの仕事には適していないと感じていたようでしたが、私から見れば彼女はちゃんと仕事をしていると思っていました。一緒に仕事をして何週間も何か月も経つうち、カレンは、徐々に難しい仕事を楽しんでするようにまでなりました。彼女は、プレッシャーがかかることを楽しんでいるようでしたし、また、私が新しいことを取り入れることを常に心から感謝していたので、私とうまく付き合い、私の仕事の量をうまくこなすためのよりよい方法を考え出すことも楽しんでいるようでした。

私が時々きびしい上司だったことを、今は認めます。カレンは、後になってから、私のために彼女がキャンベラのホテルの部屋を予約した時のことを思い出して言っていました。彼女が予約した部屋にはデスクがなかったので、私が激怒して彼女に電話をかけたのです。しかし、私たちはお互いによき友人でした。それは、カレンの率直で正直な人柄が私の性格と非常によく合っていたからだと思います。

カレンは気さくな女性でしたが、自分がキリスト教徒であることについても正直でした。彼女は、私が頭の中で〝キリスト教徒〟としてもっていた固定的なイメージ通りの人ではありませんでした。私が〝キリスト教徒〟に対して抱いていた、優しく寛大なイメージとは異なる印象でした。また、アンサンブルのセーターを着て、真珠のネックレスを身につけているような人ではなく、ちょっとシニカルな笑いのセンスをもっていました。彼女は、幅広い興味をもっていて、私たちは本当に仲良くやっていました。時々は一緒にランチを食べたり、強く緊密な絆を結び、それは今に至るまでずっと続いています。カレンはオランダ人の文化や習慣を受け継いでいたので、ある日ランチの時に、私がサンドイッチをナイフとフォークを使って食べているのを見て、すぐに、私もオランダ人の習慣を身につけていることに気づいたのです——だって、オランダ人は何でも、パンでさえも、ナイフやフォークを使って食べるのですから。

娘たち、特にイアンシーがそうだったのですが、ママと話しをしたいと言って、よく電話をかけてきたので、カレンは娘たちとも親しくなりました。私が出張で留守にした時には必ず、娘たちが冷蔵庫に貼っておけるように、私の宿泊先の電話番号が書いてある出張日程表を作って渡してくれたのもカレンでした。

その後、1989年に私は、総理内閣省の主席科学官室を率いる第一次官補職に応募しないかと誘われました。すでに述べましたが、博士号をもたない私がCSIROで局長の科学補佐官の職にあったことは非常に異例のことでした。しかし、CSIROでそれ以上の高い役職に昇進したり、博士号なしで局内の上位の職に就く可能性はとても考えられないことだったので、政府の省庁の専門職の地位を目を皿のようにして探していたのです。

私は、思い切って、もしかしたら資料部の中にあるかもしれないずっと地位の低い役職に応募することを考えていました。ですから、このトップ官僚の職に応募するように勧められ、採用の申し出を受けたことは、ぞくぞくするほどの興奮を覚えるものでしたし、私の自尊心を計りしれないほど高めるものでした。そして、この仕事によって家族は再びキャンベラに行くことになったのです。

私は新しい仕事をこの上なく楽しみました。オーストラリア中の科学技術のありとあらゆるものについて、首相や科学大臣に進言するという私の任務に、私の知識と経験のすべてが結集したのです。私はまるで学習する機械になったような気がしました——他の人たちに新しい可能性を知らせ、新しい未来を夢見るための学習です。私の頭の中は、ひらめきや、同時にさまざまなことを進める思考や、数々の挑戦が巡っていました。私は、ボブ・ホークとポール・キーティング両首相の連続政権の時に働き、それは興奮でわくわくする時代でした。私の部署は、気候変動、超最新式のインターネット（情報スーパーハイウェイ）、核廃棄物、ナノテクノロジーなどあらゆるもの――例えば、オーストラリアの遺伝子情報は誰が所有するのかというような概念に至るまで――に関する政策と取り組んでいました。

しかし、私には、新しい仕事だけでなく、ほかにも時々気になっていたことがありました。シドニーでの昼食をとりながらの送別会で、カレンがプレゼントをくれました。それは、きれいに包装されたチョコレートのブロックで、〝からだのための食べ物〟というラベルが貼られていました（職場では、私が弁解がましいチョコレート中毒であることを、誰もが知っていました――私はこれをベルギーの文化遺産のせいにしています）。それともう一つ、同じように美しく包装された〝こころの食べ物〟とラベルが貼ってある一冊の本ももらいました。その本はもちろん、聖書でした。私はちょっとあっけに取られ、多分ほんの少し戸惑ったかもしれません。私は、「あら、とてもすてき。ありがとう」と、言い、きっとこれを開くことはないだろうと思いながら、本をわきに置きました。

しかし、好奇心と、さらには、私の人生でいつももっていたスピリチュアリティ（内的世界）を追い求める気持ちが、すぐに私の中によみがえってきて、私はその聖書を読んだだけではなく、そこから、非常に多くのことを得ました。その後間もなく、私はイアンシーと一緒に彼女の通っていた教会に行きました――そして深く心を揺さぶられました。それは、私がＭＢＡを修了したばかりのころでした。ＭＢＡの履修単位科目の中で、人は、身体的、感情的、スピリチュアルなもの（内的世界）という3つの要素から成り立っていることを学びました。その時すぐに、私にはスピリチュアルな部分が欠けていることに気づき、今こそ、それを見つける時だと思いました。

再びキャンベラに移って間もなく、私は、礼拝に通うための教会を探し始めました。私は、娘たちが何か支援を受けられるように、青少年の活動に力を入れている教会を探していました。そして、ともかくもピアスにあるセント・ジョージ英国聖公会のことを耳にしました。その教会には200人ほどの青少年のための大きなグループがあり、多くの講座やサービス（「神に仕える」ということを語源とする教会での礼拝のこと）が行われていました。私は、ある日曜日、そこに一人で出かけて行きました。それには気をくじかれました――私は聖公会のやり方には慣れていなく、サービス（礼拝）の最中には何回も立ちあがったり、着席したり、ひざまずかなければなりませんでした。サービス（礼拝）は、いわゆる平和のあいさつ※の後には終わると、私は思っていました。私の隣にバーブという名前の親切な女性が座っていました。彼女は、あたたかく親しみのある人で、サービス（礼拝）の最中に、どうすればいいのかを教えてくれました。サービスの後で、彼女が定期的に礼拝に通ったらどうかと尋ねてきたので、そうしたいと言うと、その週に電話をくれて、また教会に来るようにと誘ってくれました。

私は間もなく定期的に通うようになりました――私はこうして私が言う〝自然発生的な聖公会信徒〟になったのです。私は、キリスト教解説という講座に参加し始め、そこで多くの新しい友達に出会い、その後、聖公会信徒会の一員として堅信※※を受ける心の準備ができました。私は、リアンという女性と一緒に堅信を受けました。彼女は私にとって非常に大切な友達になりました。

※ミサで、主祷文を唱えた後に、一同が平和と親愛を表すこと。国によっては、握手したり、抱擁しあったりすることもある。
※※キリスト教で、受洗後、聖霊の賜物によって信仰を強める秘跡のひとつ。秘跡には、通常、洗礼、堅信、結婚など7つがある。

リアンは美しい人でした――すてきなシルバーグレイの髪を左右違う具合にカットして、一部紫色のカラーを入れ、いつも本当に美的センスのよいカラフルな洋服を着ていました。彼女は芸術家志望で、それを天職として信じ、日中は、生活のために銀行の窓口の出納係をしていましたが、とっておきの時間には陶芸家をしていました。リアンの隠し立てのない、正直な態度が大好きで、すぐに、私たち二人には、金曜の夕方に、青少年グループに子どもたちを車から降ろしてから、地元のイタリアンレストランで夕食を取りながら、その週にあったことを報告し合うという習慣ができました。

ようやく私に、信頼できる私のことを気にかけてくれる友人たちができたことは、非常に大きな前向きの変化でした。私は、ゆっくりと、教会の共同体のあたたかさと神の愛に引きつけられていると感じていました。

この教会の一員になったことは、私の人間的な成長にとって大きな飛躍でした。私は、角がとれて穏やかになり、私の情緒的、スピリチュアルな面（内的世界に関する部分）が養われ始めました。私はなぜか、心の平安を得られる場所に帰りつつあると感じ、また、ずっと昔、父母や、祖父母たちとともにベルギーや英国で暮らしていた時にもっていた感情が戻り始めていると感じました。私をあたたかく迎え入れてくれる教会という集団の一員になったことは、最終的に娘たちを連れてジャックと決別するために私が必要としていた勇気を得るための、大きな一歩だったと信じています。

間もなく私は聖書研究グループに加わりました。グループには6人ほどのメンバーがいて、毎週、グループのメンバーであるピーターとパム夫妻の家に集まりました。彼らは、とても喜んで私たちを彼らの家に迎えてくれ、私たちは居間に座って、毎週、聖書からの用意されていた一節について話し合いました。親睦のためのおしゃべりをしたり、一週間の出来事を話したり、日々の生活での、うまくいったことや失敗談を笑い合ったりしました。それは、職場でひたすら仕事に打ち込むという私の決意や、家庭で逃げまどい、生き残るのに精一杯な状況とはまったくかけ離れた、ごく当たり前のことだと感じました。

私が、たぶん、夫に殴られていることを、誰かに言うとしたら……という考えが最初に頭に浮かんだのは、聖書研究グループでのことでした。しかし、グループの中には数人の男性がいたので、結婚している人たちの間では、私の話が異常なことではなく、それどころか眉をひそめるほどのことではないのかもしれないと心配になり、そのことを言いだすのを恐れていたことを、鮮明に憶えています。私が家庭では不幸であることや、夫がしょっちゅう私を怒鳴りつけたり、時々は殴ったりすることは、当然、私が恐れていたことですが、さらに最も恐れていたのは、私の話を聞いてくれた人に、「それがどうだっていうの？　普通のことじゃない」と、言われることでした。

特に、キリスト教的な生活環境では、どんなことがあったとしても、私が、家族が一つにまとまっているように努力するのは、神の御心《みこころ》であると言われることを非常に恐れていました。私は、ようやく見つけた教会の新しくできた家族のようなグループから非難され、ついには追放されることになるのではないかと思ったのです。この時には、私の話を打ち明けることにはならなかったのですが、私はそうする心の準備はしていました。

結局は、私がこの話を打ち明けた最初の相手は、秘書をしていたカレンでした。彼女と夫のロジャーが休暇中のことでした。彼らはよくキャンプをしている人たちで、シドニーからキャンベラまで南下してきて、私たちの家の裏庭でキャンプをする計画を立てていました。私はとてもうれしくて、ジャックがスキーに行く予定にしている週末を、彼らに来てもらう日として選びました。しかし、その週末の直前に、なぜだかは憶えていませんが、ジャックがスキー旅行をキャンセルしたのです。そして、普通なら私が避けようとしていた状況なのですが、ジャックが家にいる時に、カレンとロジャーが私たちのところに来ることになったのです。

彼らは、どうしてもそうしたいと言って、家に泊まらず、裏庭にテントを張りました。ある晩、みんなで夕食を食べた後、当時5歳ぐらいだったミシェリンがカレンのテントの中を見せてほしいと頼みました——彼女はキャンプ用のランプにすっかり魅せられていたのです。カレンがミシェリンをテントの中に連れて行きました。その後で、テントの中では次のような会話が交わされていたことを、カレンが教えてくれました。それは、こんなふうだったようです。

「カレン、あなたのパパはあなたをぶつ?」と、ミシェリンが聞きました。

「私のパパ? ああ、ロジャーのこと?」と、カレンが尋ねました。

「うん、彼はあなたをぶつ?」

「ぶたないわよ、彼は絶対ぶったりしないわ。あなたのパパはママをぶつの?」と、カレンは聞いたのです。

「そうなの」と、ミシェリンが答えました。

ミシェリンはこのやりとりとは違うふうに会話を記憶していて、彼女の記憶によると、〝世の中のパパというもの〟は、〝ママたち〟をいつもぶつのかとカレンに聞いたのだということです。しかし、いずれにしても、会話が交わされたことは事実で、私の5歳になる娘の無邪気ですが、心を引き裂くような質問がその後、大きな結果をもたらすことになったのです。これが、私の家庭で何が起きていたかを、初めてカレンがはっきり理解した時でした。そして、その時、彼女の中でいくつかのことのつじつまがぴったり合ったのです。彼女はすぐに、私が頬にあざをつけて出勤した時のこと、私が少し足を引きずって歩いていた時のこと、そして、ジャックがやったのではないかと疑い始めたことを思い出しました。また、その晩早く、夕食のテーブルでのジャックの態度が非常に横柄だと、カレンにもわかったのです。

その頃、リアノンは近くの厩舎の馬を賃借していました。彼女はずっと馬に夢中で、バレエやクリケットではなく、楽しみとして乗馬を選びました。これまでいつもリアノンがどれほど情熱をかけて馬に親しんできたかを説明するのは難しいのですが――彼女のために私たちが何とかしてお金を工面することは、とても重要なことでした。ロンドンにいる私の父が時々費用を援助してくれました。また、彼女が大きくなった時には、マクドナルドでアルバイトをして自ら費用の一部を捻出していました。その晩遅く、リアノンを厩舎の掃除をするために車で送る時にカレンが一緒に来ました。リアノンが掃除をしている間に、私たちが車の中で待っていた時のことでした。

「それでジャックはいつからあなたを殴るようになったの?」と、カレンがぶっきらぼうに聞きました。

私は気が動転していまい。長いこと声を上げて泣き、カレンにすべてをぶちまけました。どんなに私が恥じ入っているか、ジャックに口答えをしたりしたので、おそらく私が悪いからだと思っていること、私には他に選択肢があるとは思えず、彼から逃げることを恐れていることを彼女に話しました。

「そんな馬鹿な! 全然あなたのせいじゃないわ。彼があなたを洗脳して、そう思わせているのよ。虐待されている妻たちはみんな、自分が悪いからだと考えるのよ。でも、夫たちがそう信じ込ませているだけよ。あなたが悪いからだなんて、どうしてそんなことが考えられるの? 誰も、誰かに危害を加えるように仕向けることなんてできないわ。当然、あなただってね。叩いているのは、あいつよ!」と、カレンが言ったのです。

彼女には、私が知らなかった家庭内暴力に対するこんなに大きな洞察力があったのです。私はそれが実際に起きていることであり、また、他の女性たちが私と同じ状況に置かれていることを知らなかったのです。私たち女性がみんな、何の価値もない存在であり、夫を恐れ服従すべきだと、夫によって思い込まされていて、それが私たちが逃げださずに留まっている理由の一つであることに気づかなかったのです。まだ、ホワイト・リボン・デー※が提唱される以前のことで、家庭内暴力の問題に対する一般社会の理解が得られる前のことでした。

「どうしてこんなことをよく知っているの？」と、私はカレンに尋ねました。急に彼女が、まったく私が知らないことについての専門家のように思えたのです。

「私は『ウィメンズ・ウィークリー』（女性向け週刊誌）を読むけど、あなたは『サイエンティフィック・アメリカン』（米国の科学専門誌）を読んでるからね」と、彼女らしいそっけなさで、カレンが答えました。私のあまりにも科学を探求する脳が、社会ではごく当たり前のことに目をふさぎ、見えなくしていたのです。

しかし、最終的に私と娘たちの行動に拍車をかけたのは、ついに娘のした自傷行為を、私が目にしたからでした。それは、１９９２年のクリスマスを間近に控え、娘たちと休暇を一緒に過ごすため、学校の休みに合わせて、私も数週間の休暇を例年通り取り始めた時のことでした。イアンシーはクリケットのキャンプに行っていて翌日、家に帰って来ることになっていました。

私はぐっすり寝入っていましたが、彼女が私の腕を揺すりながら、「ママ、起きて」と言っている小さな声で目が覚めました。かすんだ目でベッドわきにあるデジタル時計を見ると、午前3時頃だったのがわかりました。居間まで彼女と一緒に出て行くと、彼女はそこに立ち、おびえた目で私を見ていました。彼女の片方の腕には包帯が巻かれていましたが、長袖でそれを隠そうとしていました。クリケットのキャンプからついてきてくれた友達が彼女のそばに立っていました。この愛すべき誠実な友達は、キャンプで起きたことをイアンシーがママに話すまでは、どうしても自分の家に帰ろうとしなかったのです。イアンシーの話によると、自室でひどくリストカットをし、意識不明の状態で発見され、病院に搬送されたということでした。

私はその友達に感謝し、彼女を家まで送り届け、それから私のすてきな娘と話すために家に戻りました。私はショックを受け、怯え、恐ろしいほど不安でした。私は、この子が、ちゃんと話そうとしていることを、しっかり聞いてあげようと思いました。私は、イアンシーが不幸だと感じていることについて話を聞き理解しようとしました。彼女に、私も若い時に同様のどん底を味わい、今のあなたのような気持ちになったことを静かに伝え、一時間かけて二人で話をしました。その後、私たちはいったん眠って、翌日また話すことにしました。

イアンシーの相談に乗ってくれるカウンセラーを見つけましたが、ジャックは、どんなやり方にしても、この愛すべきイアンシーをけなしたり、ののしったりすると私は確信していたので、今回起きたことは一切彼には話さないことに、二人で決めました。この一連の出来事が、逃避のために機能しているべき〝私の脳の半分〟に、警報を鳴らしているはずで、それに気づくべきでした。カウンセラーは、イアンシーに会った後すぐに、私にも面談したいと言いました。

後になって、このカウンセラーも聖職者として叙任された聖公会の牧師であることがわかったのですが、この、穏やかで、優しい、理性的な男性と話しているうちに、ついに私の目から鱗が落ちました。家庭内暴力と、恐怖と、回避と、孤独にさいなまれた結婚を持続することによって、自分がどんな状況に陥った

※1999年国連総会は11月25日を女性に対する暴力撲滅のための国際デーとすることを宣言した。この象徴がホワイト・リボンである。

のか、そして私が、娘にどんな経験をさせていたのかも理解できるようになりました。また、私がなぜもっと前にジャックを見限らなかったのかを、初めて明確に言葉に出して言うことができたのもこの時でした。それは、私がジャックの報復を恐れていたからです。私は殴られることを恐れていました。それだけではなく、殺されるかもしれないと恐怖を感じていました。そして、私がもし、夫を捨てて立ち去るという行動を起こしたら、私の娘たちが危害を受けるか、ひょっとして殺されてしまうかもしれないと思って、本当に恐ろしかったのです。

このようなことは、家庭内暴力とともに生きている女性にとって現実であり、確実に起きている重大事なのです。ジャックが与えていた脅威から生じた重大事でもありました。私は、そのうちに彼と縁を切るかもしれないということを、一度たりとも、ほのめかしたことさえありませんでしたが、彼は、一度ならず何度も、「俺を置いて出るなんて考えるな。お前の顔をめちゃくちゃにしてやる」と、言っていたのです。

また、ジャックと縁を断たなければ、彼は、娘たちを私とまったく同じ危険にさらすということに私が気づいたのも、これらのカウンセリングの時間の中でのことでした。一つには、私はイアンシーの心を、危険にさらしていたのです。ジャックが、いつ、私たちの中の誰を、殴りつけるのか、末の娘のことでさえ、いつ殴り始めるのか誰にもわかりませんでしたので、娘たちのからだの健康をも危険にさらしていました。そして、カウンセラーは、もし私が、今後もこのようなひどい結婚の例を娘たちに味わわせつづけていくなら、将来、娘たちが有害で、虐待的な人間関係しかつくれない危険をはらんでいることも説明してくれました。

次に私のとった行動は、私の通っている教会の牧師を訪ねることでした。電話で、彼に会う予約をとりました。教会の人たちに快く受け入れられている今、私が最も恐れていることは、彼らの輪からはずされることや、眉をひそめさせるようなことをしてしまうことでした。私がやっていることが神の御心《みこころ》に逆らっていないということを、ある程度、私の牧師から認めてもらい、説明してもらえることが、私にとって何より重要なことでした。

ある晩、夕食後に牧師を訪ねました。私はとても不安で、心臓がドキドキしていました。私がすべての醜態をさらして話をしている間、牧師夫妻はソファに座って、ていねいに耳を傾けてくれました。ジャックにはどのようにして出会ったのか、いつから殴るようになったのか、私の孤独と恐怖、イアンシーに起きたこと、私がすべき正しいことは彼と縁を切ることだと考えていること、しかし、この決断がキリスト教的な価値観の中ではどう受け容れられるのかと不安に思っていることなど、彼らにすべてのことを打ち明けました。さまざまな知恵や充分な分別を身につけた今では、そうすることがキリスト教徒の女性としても、もちろん正しいことであると理解できますが、その時の私は、非常に無力で自分ではどうすることもできなかったのです。もしジャックと縁を切り、そのうえ私から教会もなくなったら私には何も残らなかったので、私は、新しい家族とも言える教会の支援をとても必要としていたのです。

私の牧師は、私が話している時に聖書の中に書いてあることを思い出していて、彼の心に最も浮かんだ物語は、聖ヨハネの福音書からの一節（8章59節）だったと言っていました。その一節には、「これを聞いて、彼らはイエスに投げるために石を拾いましたが、イエスはそれに気づかないふりをして、群衆から身を隠し、そっと神殿の境内から立ち去りました」と、書かれています。牧師はそれ以上ほとんど何も言いませんでしたが、祈りをささげた後で、あなたが私たちを必要とする時にはいつでも、私も妻もここで待っていますと、言ってくれました。何とすばらしい心の支えとなる言葉でしょう！

かつてイエスが立ち去ったように、虐待から立ち去ることは間違っていることではないと牧師が言っているのだと、私には思えました。カウンセリングや、教会のグループからの支援や、最近私の仕事から得た自信と、それに伴う経済的な安定を得たことによって、徐々にですが、私はジャックと縁を切り、私たちが耐え続けてきた、このひどい生活から娘たちを救い出す時が来たと、はっきり意識し始めました。

1993年の5月、イアンシー（18歳）、リアノン（12歳）、ミシェリン（7歳）、猫のバズ（16歳）、それに二羽のセキセイインコまでも車に積み込んで、家の中にあったもののうち、私たちの取り分だけを積んだ引越しトラックが縁石から離れるとすぐに、私たちが乗った車も、新しい家に向かって私道から立ち去りました。

そんなこんなでその週末、私たちはへとへとに疲れてしまいました。ジャックは私たちが出て行くと聞いて怒り狂いました。出て行くと決心した時には、すぐに行動し、既成事実となるまでは、ジャックには言わないと決めていました。そうしなければ、あまりにも危険なことになっていたことでしょう。そこで、決断を下した夜に私は、イアンシーの寝室の床にマットレスを敷いて寝始めました。ジャックと同じ部屋で、もう一晩でも一緒に過ごすのは嫌だったのです。彼は、私が彼を恐れ絶望していることを知っていましたが、決して私が立ち去るとは思っていませんでした。しかし、私は立ち去りました。また別の郊外に賃貸物件を見つけ、引っ越し業者を予約しました。準備が完了した時に、私たちは出て行くと、静かにそして、きっぱりと、彼に告げました。

彼は怒りましたが、不思議なことに、私を殴りませんでした。そして彼の激しい怒りは無言の憤怒に取って代わられました。その結果、彼は私たちが所有していたすべてのものを集めて数え、一覧表を作りました。枕カバー、ドライバー（ねじ回し）、ナイフとフォークのことごとくを集めて記録し、一つひとつの物について、そのわきに何ドルの価値があるか数字を書き込み、私が、絶対にその半分以上を持って行かないようにしたのです。私は今でも、この狂ったように強迫的な一覧表を持っています。このおかしな一覧表のために、私は、娘たちのために充分なベッドや、シーツ、枕カバーをも持ち出せなかったのです。幸運にも、教会のグループが、家具やシーツや枕カバーを貸し出したり、無償で提供してくれたり、私たちが生活を始められるように援助してくれました。かわいそうに、まだ7歳だったミシェリンにとっては、それはとりわけ非情なことでした。私は、彼女がジャックの手にかかって危害をこうむることのないよう守るためにできることはすべてしました。それでも、なぜ私たちがジャックを置いて去るのか、実際、彼女は理解していませんでしたので、その時はわけのわからない感じでした。

　職場では私が、引っ越しをするために数日休むことだけは知っていましたが、尋常でないことが起きていたことは私の秘書以外には、誰も知りませんでした。私はまだ完璧な家庭生活をしているというふりをし続けていたのです――私が自分の仕事のほかにも何か心を奪われているものがあるとか、仕事に集中できない事情があるなどとは、誰にも思われたくなかったのです。多分、私は仮面に覆われた生活をかたくなに演じようと執着していたのかもしれません。そして、それは、その翌年に、私にとって非常に衝撃的な出来事が起きてしまった理由の一つとなったのです。

9 What Lay Ahead 行く手に待ち受けているもの

私にとって1993年は、浮き沈みが多く、不安がいっぱいのストレスの多い年でした。最も良いことは、ジャックと縁が切れたことです。私は子どもたちと一緒に、以前、公営住宅だった賃貸住宅に入りました。離婚を成立させるまでにかなり長いことかかり、しばらくの間、私たちが出た後も、前の家のローンを私が払い続けたので、ましなところを借りる経済的余裕などありませんでした。でも、その家は私たちにとって非常に自由にできるものでした。

何かことが起きないと、しばしば人は気づかないことがあります——私たちは、この時、初めて、今まで〝居間〟に〝居て〟時間を過ごしたことがまったくなかったことに気づいたのです。以前に、リアノンも、ミシェリンも、イアンシーも、私も、一緒に居た時間のほとんどを娘たちの寝室の中で過ごしていたのです。娘たちは宿題を全部寝室でしましたし、私が宿題を手伝ったのも寝室でした。ただひたすら、ジャックのそばで時間を過ごさなくて済むように、娘たちの寝室の一つに本を持ち込んで娘たちに読み聞かせもしました。私たちは、つまらない、わびしい人生を送っていたのです。

私たちの新しい家では、たくさんの時間を居間で過ごし、それは楽しいものでした。トランプをしたり、一緒にテレビを見たり、仮装ごっこもしました。ある晩、ミシェリンとリアノンが、私たち全員に仮装をさせ髪をセットし、気の毒なことに猫の毛にまでリボンをいくつも付けたのを憶えています。それは、明るく、楽しい、笑い声のあふれる家で、ジャックとの生活を象徴する薄暗い、圧迫感と薄氷を踏むような気持ちで過ごした家とは正反対でした。

私は園芸を始めました。別に本格的なものではなく、植木鉢に植物を入れて庭のあちこちに置いただけのことです。その家は賃貸住宅だったので、私は本格的に手を加えることは何もしませんでした。しかし、家で時間を過ごしてぶらぶら歩きまわることが楽しかったのです。本当に何年間も、私の週末の最優先は、家から娘たちを連れ出すこと、それも可能な限りジャックから遠いところまで連れ出していたので、週末にはただくつろいで、自分の家で時間を過ごすことだけでも、楽しかったのです。

持っていた真新しいランチョンマットを台所のテーブルに敷きました。私たちの諍いの多くは金銭に関するものでしたので、ジャックがランチョンマットなんかにムダ金を使うのはやめろ、と言うに決まっていると思って、以前にセールで買った時には、口論が始まるのを恐れて、隠しておいたのです。今になってランチョンマットを使えるようになったことに、ばかばかしいほどわくわくしていました。私は自由になったのです。私が買いたいものを買うことができるようになったのです。

友達にも来てもらいました。私は、ジャックと住んでいた時のように、いろいろなことを気にすることなく思うようにできるようになったので、わが家で聖書研究もしました。いろいろな人をちょっと飲み物に誘ったり、夕食にも来てもらったりしました。ジャックと暮らしていた時にはめったにしなかったのですが、娘たちにも友達を家に連れて来るようにと勧めました。

突然、私の家は再び団らんの場所となり、イギリスの両親の家や、アントワープの祖父母の家のぬくもりがよみがえりました。

職場の誰かが私の仕事を届けに立ち寄らなければならない場合には、ほんの少しですがきまりの悪い思いをしました。職場では誰も私のプライベートな生活を知りませんでしたので、彼らはきっと、そんなに地位の高い公務員が、なぜ〝以前、低所得者向けだった公営住宅〟に住んでいるのかと不思議に思ったにちがいありません。しかし、そんなことは、ジャックから離れられたというすばらしい気持ちに比べれば、大して気になりませんでした。光と笑いに包まれて、私たちは雲に乗って浮かんでいるような気分でした。

可哀そうに、たった一人沈んでいたのは、末娘のミシェリンでした。ミシェリンは、この事態をまったく理解することができなかったのです。彼女は、なぜ私たちが普通の家族のようにみんな一緒に暮らせないのかを知りたかったのです。彼女のパパがもうそこにいないのに、どうしてみんながそんなにうれしそうなのか、どうして時々しかパパに会えないのかを知りたかったのです。おまけに、少なくともミシェリンにとっては不幸にも、私たちが立ち去って後、ジャックは娘たちの人生には、ほとんど姿を現すことはありませんでした。彼が自分の子どもたちに心から興味を示したことはまったくなく、もう彼らに会おうという努力もほとんどしませんでした。

それでもミシェリンが彼女のパパに必ず会うことができるようにしてやりたかったので、私たちの接触はほとんどが私からの呼びかけによるものでした。上の2人の娘たちは、彼には会いたがりませんでした——彼がどんな人間だったかが、彼らの頭から消えることはなかったからです。とりわけ、イアンシーは、父親という存在なしで、彼女の人生を開花させ始めていました。彼女はさほど長くカウンセリングを受け続けることなく、教会やスポーツ・サークルの友達がたくさんでき、学業でも、彼女は輝きを放ち始めました。私が最善をつくしたためか、ミシェリンも姉たちのように、たいていは穏やかに過ごしていました。私たちがジャックから去った後、お前たちを痛めつけてやるからな、という脅しを、彼が実行しなかったことを、私は何にも増して喜んでいました。そして、引っ越した後に私に湧いてきた強い感情は安堵でしたので、私たちがあまり彼と会うこともなかったことを、本当にうれしく思っていました。

1993年の3月、ポール・キーティングが連邦選挙で勝利し、ロス・フリー議員の後任として、クリス・シャハト議員を新しい科学大臣に任命しました。新しい大臣が任命されたということは、科学省が大きく変わるということを意味しており、それによって私の仕事も大きく影響されました。

私はロス・フリーとの仕事には満足していました——私たちは、科学、予算、革新的な政策について同じような信念をもっていて、二人とも国家計画に科学を含めることを検討すべきだと思っていました。また、私は彼のやり方が好きでした。彼に対して、私が抱いていた印象は、配慮の行き届いた尊敬されている人、というものでした。彼は新しいアイディアの一長一短を慎重に検討していました。閣議（科学に関連する閣議の時だけですが）に同席し議事録を書き上げることは、私の仕事の一つでした。

私はしばしば夜遅くまで残業しなければなりませんでしたが、私が仕事を終えた時にはいつも、ロスと彼の補佐官たちが大臣室で白ワインを用意して、大臣が閣議に出した提案の決定について、私が書き上げる議事録を基にいつでも再吟味できるように、私を待ちかまえていることがわかっていました。一度、大臣が科学に関して新しいアイディアを持ち出し始めた頃のことを憶えていますが、私はあまり賢明な動議だとは思っていませんでした。私は如才なく答えるにはどう言えばよいのか自信がなかったので、ためらいながら「大臣、それは大胆なご判断だと思います」と、言いました。

すると、ロスは突然大きな声で笑い出しました。それは、私たちみんなが熱狂的に見ていた非常に人気の高い「はい、大臣（Yes Minister）」というテレビ番組に登場するハンフリー・アップルビー議長の態度を彷彿とさせるような、大げさで、私たちを驚かせるようなものでした。そして、彼は「ということは、あなたは私の判断がよくないと思っているということですね」と、気さくに言ったのです。

クリス・シャハトは、ロスとは、すべての面で違っていました。ロスは小柄で、ほっそりしていました。

クリスは大柄な熊のような感じでした。ロスは礼儀正しく、熟慮の上で意見を述べる人でした。クリスはぶっきらぼうで、断固としたところがあり、強引な人でした。それだけではなく、クリスと私は、科学と政策に関することがらでも意見が合いませんでした。率直に言えば、私たちの関係は、決してよいものとは言えませんでした。

私たちの意見が衝突した一つの例をあげると、これは私の最初の本『私は誰になっていくの?』(クリエイツかもがわ)でも詳細に述べたことですが、CSIROの水産技術と海洋学の部門は、新しいオーストラリア政府海洋研究所をつくるためにCSIROから出て行き、その代わりに、原子力研究機関が移ってくるべきであるというのが彼の意見でした。これらの提案に、私は賛成できませんでした――そのような考え方が、どう研究費の節約となり、国家に特別の利益をもたらすのか、私には理解できなかったのです。また、安全問題や国家安全保障に対するその重要性を考慮すれば、原子力研究がCSIROのような一般研究組織に組み込まれることに懸念をもっていました。

この問題について非常に多くの議論があったことを記憶しています。私は私の主張を決して曲げようとはしませんでした。なぜなら、科学界の多くの人たちが感じていたように、大臣の提案には瑕疵《かし》があると、私は非常に強く感じていたからです。しかし、大臣と私は意見が一致せず、非常に緊張に満ちたピリピリした空気が流れていた時期でした。あたかも私の能力が疑われていたかのように感じ、それは私の自尊心を傷つけるものでした。

私の部下も何人か大臣官房に移動し、私たちが準備し、管理していた計画全体も移行しなければなりませんでした。これらのために、私は、日々の通常業務に加えて、さらに大量の仕事をこなさなければならなくなりました。なおそのうえに人的損害や、職員に与えた苦痛もありました。スタッフによっては、常に総理内閣省の主席科学官室の中で働いていて、毎朝、自転車で通っていた人がいました。それが、突然、ずっと遠くにある馴染みのない職場に通勤しなければならなくなったので、彼らの中には非常に不満を抱き、私に八つ当たりをしてきた人もいました。

この頃に私がストレスのためだと決めつけていた問題がいくつかありました。電話番号、国民健康保険番号、私の運転免許証番号、銀行口座番号など——これらを、かつての私は、すらすら暗唱できましたが、私の脳の中でこれらすべてが混乱し始めました。また、職場の人たちの名前もさっと出てこなくなりました。具体的には、事業計画を書く際、環境局長と教育局長の名前をあべこべにしてしまったことがありました。両方とも〝G〟で始まる名前でした。

これは誰にでもありがちなただのミスで、特に、非常に大きなストレスを負っている人（たとえば、虐待的な夫を見限ったばかりの人、職場で非常に大きなプレッシャーに直面している人、要求のきつい仕事に対処しながら片親世帯を切り盛りしている人など）にはありがちなことです。しかし、重大なのは、このような類の問題が私に起きたことは、それまで一度たりともなかったということです。

職場での私の際立った特徴は、常にあらゆることを記憶することができる能力をもっていたことでした。さまざまな人たちの人名、関連する番号、専攻研究分野、そして、これらのことにまつわる経歴や業績なども記憶していました。どんな詳細な点に関しても、私に今さら説明を求めるような人は誰一人としていませんでした。数年前には、私の仕事に密接に関連している、ありとあらゆる研究プロジェクトの込み入った詳細までも記憶することができていました。名前を聞けば、その人が引き受けていたプロジェクトについてすらすら言ってのけ、もちろん、国内のどこかほかの所で実施されていた他の研究プロジェクトや特定の企業や産業に、どう関連づけることができるかも知っていました。それは、非常に貴重な才能でした。

今や、突然に、それがすべて消え去ってしまい、局長のファーストネームでさえも思い出せなくなっていたのです。今となってみれば、それが認知症の早期の徴候の一つだったことがわかります。しかし、その頃は、私が対処していた、それまでにないほどの大きなストレスのせいにして、他の原因を探ろうとはしませんでした。また、ほかの誰もそんなことは考えませんでした。

そして、さらに大きなストレスが待ち構えていました。

その年の8月に、連邦予算によって、オーストラリア科学技術評議会の財源の45%が削減されました。それは人員削減を意味し、削減対象の人たちを他の行政機関のさまざまな部署に配置転換しなければならず、私は予算削減を促す仕事を課されました。評議会は制定法によって定められた組織だったので、兼務不可の規則があり、私は公務員の身分のままで、評議会の運営に関わることはできませんでしたので、一時的にせよ、公式には公務員の身分を失い、評議会の秘書官の職に任命されました。

私は、評議会の職員のために新しい職を見つけなければなりませんでした。このうち何人かの人は、総理内閣省内の私の部局に異動となりました。その後、私はより大きな問題と取り組まなければなりませんでした。評議会の一員であることは威信ある地位でした。評議会員は上級大学教授、大学副総長がなり、教育から造船などに至るまで多様な分野に関してオーストラリアの科学の未来を議論するために、毎月一回集まりました。評議員であることには正規の報酬以外に、ファーストクラスの旅費などの特権がありましたが、今や、私が、それらの特権を廃絶する必要があったのです。当然、私はこれらの古参の大学教授たちに嫌われていました。

個室の仕事場をもっていたスタッフを私の部局に移して、個室賃借料を節約したりしました。しかし、これは、新しく異動してきた人たちを、私たちの部署内に収容するためのデスクを確保し、業務を再び割り当てる必要があることを意味していました。みんなは動揺し、事態は変わりつつありました。彼らは、怒り混乱して、私のところにやってきました。

恐ろしくストレスの多い、集中を要する職務で、急に襲ってきたそれらの業務のために押しつぶされそうな気持ちがしていました。この間、私の通常の仕事やスタッフを気づかったり、考えたり、動静を見失わないように努力することもしていました。これらの事態を招いた、内閣による瞬時の意思決定は、徹底的に考え抜かれた末の判断ではなかっただろうと、私は考えざるをえませんでした。今でも熟慮を重ねた上での決定ではなかったのではないかと思っています。

ある晩イアンシーが、夜にしていた数学の家庭教師のアルバイトのために、彼女を車で送って行った時のことです。私は、この道は以前に何回も送って行ったことがあったのですが、そこに着くまでの間、イアンシーは、私に、「そこは左よ。次は右。そこはまっすぐ」などと、こと細かく指示しなければなりませんでした。この時を最後に、イアンシーは、私がこの道筋を忘れたのかもしれないと、本当にわかったようです。しかし、送り届けた後、そこから家に帰る時、彼女はいくらなんでも帰り方はわかるだろうと思ったようです。しかし、私は方向がわからなくなって非常に困り果てました――今来た道を帰る時には、すべてがまったく違って見えたのです。

T字形三差路まで来た時、「ウーン……ここは左に曲がるんだった？　それとも、右？」と、私が聞いたので、イアンシーは声を立てて笑いました。私がちょっと冗談を言っていると思ったらしく、彼女は冗談のつもりで、わざと「右に曲がって」と、逆を言ったのです。私がその通り、右に曲がろうとすると、彼女は「ママ――いったい全体どこに行くつもり？」と、びっくりして言いました。

私はあわててしまい、「ママはね、考えなきゃいけないことが山のようにあるのよ」とブチ切れて、「ちゃんと帰り方を教えてよ。思い出せないんだから」と、言いました。逆の方向だったとはいえ、わずか一時間ぐらい前に、同じ道を運転したばかりなのに、なぜ私が家に戻る道がわからなくなったのか、彼女は非常に困惑したにちがいありません。しかし当然、私の脳の中にあるべき、地図作成能力が失われたなどとは、二人とも考えもしませんでした。

娘たちを学校に送った後に、職場に向かうまでの非常によく知っている道筋を思い出そうとした時にさえ、私の脳内の地図は消えていました。娘たちを学校に降ろした後に何回か道を間違うのはよいとしても、彼らが全員車に詰め込まれて乗っている時に私が間違った方向に曲がると、非常に不安そうでした。一度は、ちょうど家の前の道のつきあたりにある、T字形の三差路で起きました。私は、ウインカーを右方向に出したのに、私の脳はどちらの方向に曲がる必要があるのかをイメージできないままでいたので、イアンシーが「ママ！　ここで左に曲がらないとだめ」と、突然叫ぶことになってしまいました。

ほかにも、ただ、夕食に何を食べるかを決めるだけなのに、そんなことのために脳のエネルギーを集中させることができないことが、何回かありました。そんな時は、イアンシーに「あなたが決めて！　私は決められないから」と、言ったりしました。

「そんなすごい仕事をしている人が、家では本当に、何一つできないなんてことあるの？」と、イアンシーが聞きました。普通なら、こんなことを言われたら気分を害するでしょうが、私は、職場でひどく骨の折れる、ストレスがいっぱいの毎日を過ごしているからね、みたいな、何かあいまいな返事をしていました。それに、これを全部ストレスのせいにしたからといって、どうなのでしょうか？　私の人生ではストレスがたくさんありましたので、それはわかりきった理由のように思えました。

職場では、私はますます個人秘書のマーガレットに頼り切っていました。彼女は私のために、非常に詳細な日々の仕事のスケジュール表を作成してくれていました。私の一日の詳細が、すべてきちんと整理されて記されていました。私は今でも最終的に仕事を辞めた時に、私が使っていた最後のスケジュール表のコピーを持っています——それには、会議、出席者、場所を一覧表にしてあり、すべての時間帯は、びっしり予定が詰まっています。今では、私が議長を務めていた、そのような非常に重要な会議や打ち合わせについてさえ何も思い出せません。ここに書き込んである、頭文字を組み合わせてつくった私なりの略語や用語にはどんな意味があるのでしょうか？　しかし、かつての私はすべての意味を知っていたに違いありません。そして、マーガレットは、次の会議に私が行かなければならない時間になると、ちゃんと、会議をしている場所に私を迎えに来てくれました。そうしないと、私が、どこへ行くかを忘れてしまうことを、マーガレットはよくわかっていたからです。

職場で私が順調に仕事ができるようにしてくれていただけではなく、彼女は、デイケアと呼ばれる、学校が終わった後に、娘たちを預けていた非公式の学童保育所に娘たちを迎えに行ったり、遅い時間帯に開かれる会議が終わるまで、私の執務室で待っていなければならなかった、私の可哀そうな娘たちのことも気にかけてくれていました。私の脳に起きていたことについて、マーガレットがどう思っていたのかは知りません——もしかすると、彼女もすべてストレスのせいだと思っていたのかもしれません。

そして、娘たちはどうだったのでしょう？　どう思っていたのでしょう？　下の二人の娘たちは、これも、ママと一緒に暮らすということの一部だとあきらめていたのでしょう。しかし、イアンシーにとっては、少し違ったものだったに違いありません。人は、人生の中で自分が今まで思いこんでいたほど、親がすべてのことを知っているわけではないことに気づく瞬間があります。これは成長の過程の重大な部分なのです。おそらく、イアンシーは、彼女がとうに気づいていたほどに、母親が周囲で起きていることに気づいていなかったという事実に、今まさに向き合っていたのかもしれません。彼女は今までは単に子どもの視点から私のことを理解してきたのです。

今や、彼女は成人しつつあったので、若い成人としての視点から私を理解し始めていたのです。そして、この新鮮で、遠くを幅広く見渡すことのできる目でもって、実際、ママは、自分がぼんやりしていることに、ちょっと前まで気づいていなかったのだと彼女は考えていたのではないかと、私は思います。しかし、私の今までの人生で、私がぼんやりして過ごしていたことなどまったくありません。ぼんやりしていた、という表現は、当時の私の様子を描写するのに、まったく的を射ていません。

30代の後半になって、私の片頭痛が起き始めました。締め付けるような、すべてのやる気を失くすような、心身共にひどく消耗させる痛みでしたが、2か月に一度程度だったので、私は片頭痛が起きると、ちょっと休むべきであるというサインだととらえていました。今や私は40代になっていて、職場であらゆるストレスがあり、片頭痛はずっと頻繁に起きていました。片頭痛は毎週起きるようになっていました。私の頭が万力で締め付けられているような感じで、ちょっと考えたり話したりしても極度の痛みを覚えました。時には、月曜日に痛み出して土曜日まで痛みが続くことがありました。

パラセタモール※だけでは治らなかったので、その当時のかかりつけの医師に処方してもらった、より強力な鎮痛剤を飲み始めました。片頭痛はとてもひどくなってきて、実際に体調をくずし、そのうえ鎮痛剤が非常に強力だったので、私は疲労感を覚え、ボーッとしていました。しかし、私は疲れた体を引きずって何とか毎週1週間の勤務をこなし、顔色は悪く、やつれて見えました。仕事を休み、暗くした部屋でただ横になっているわけにはいきませんでした。本当はそうしたかったのですが、単にやるべき仕事が非常にたくさんあったので、そうはできませんでした。総理や科学大臣室からの要求が非常に多かったのです。

時々、ミシェリンは混乱してしまい、学校でもうまく対処できていませんでした。ミシェリンは、なぜ私たちが彼女の父親を置いて家を出て来なければならなかったのかを、未だに理解していませんでした。仕事と家庭で起きているさまざまな事柄が、四方八方から私に重圧をかけていました。そして今度は、激烈な頭痛に襲われていました。非常にストレスを感じ、時によっては息が満足にできないように感じました。新しい科学大臣との問題は終わってはおらず、私の部署では多くの変化が起きているので、私はこのままではいけないと気がつきました。

私はその年末の長期休暇の申請をしました。その時も金銭的な余裕はありませんでした。なぜなら、私は新しい家の賃料、ジャックが住んでいた家のローンの返済金、財産取り決めのための弁護士費用を支払っていたからです。しかし、私は、なにがなんでも両親に会い、家族の愛情に囲まれていたいと思い、また、心身をすり減らしたこの年を越えてから、娘たちといくらかのよい時間を一緒に過ごしたいと思っていました。そこで私の両親に電話をして、二人に娘たちを会わせたいのでイギリスに連れて行くためのお金を借りられるかどうか聞きました――借りるのは私の離婚が完全に決着するまでのことで、その後はもう少し現金に余裕ができると説明しました。しかし、最愛の父は、私たちに飛行機代を貸すのではなく、払ってあげたいと言い張ってゆずりませんでした。安堵の気持ちで泣きそうになりました。それは大きな援助でした。

イアンシーは、全オーストラリアのクリケット代表チームのメンバーに選抜され、私たちがイギリスに行く予定の時期と重なる時期にパースに行って、クリケットの試合に出ることになっていました。そこで、

※非アスピリン系解熱鎮痛剤の一種

話し合って、彼女はこのすばらしい機会を逃したくなかったので、オーストラリアに残ることに決めました。そんなことで、1993年の暮れに、ミシェリンとリアノンを連れてイギリスに行きました。

出発の一週間ほど前に、ミシェリンは友達のトランポリンから落ちてしまい、腕にギプスをして旅行することになりましたが、それでも、私たちはジャンボ機に乗り込んでイギリスに向けて出発しました。それは、娘たちにとっても私にとっても特別の時間でした——私たちの関係を立て直すための時間であり、家族として一緒に過ごす時間でした。

両親の家に着いた時、ミシェリンが腕にギプスをはめているのを父が見て、玄関のドアのところで両腕を大きく広げてミシェリンを抱き上げ、家の中に連れて行き、大騒ぎをして彼女を可愛がりました。彼は、初めて自分の孫娘たちに会えたことをこの上もなく喜びました。とりわけ父は、ロンドンで使えるようにと私たちに自分の小遣いを全部与え、両親ともに、娘たちに惜しみなく愛情をそそいでくれました。私たちは楽しいひと時を過ごすことができたのです。学校でフルートを吹いていたリアノンは、学校のフルートを休暇中も持ちだしてよいという許可をもらっていたので、上の階で練習をしました。父は音楽が大好きだったので、この音色は父に大きな喜びを与えました。

母はいつも、ご飯をつくることでもって、彼女の愛情を表現しました。彼女は私たちみんなのために毎晩たっぷりの愛情を込めて料理し、娘たちが充分に食べなかったと感じると、娘たちをからかって、叱る真似をしていました。娘たちが存分に甘やかされ愛情をそそがれているのを見るのはすばらしいことでしたが、一方で、私の父のような父親像をもった人物から受けるそんなあたたかさや無条件の愛情を、まったく知らずに娘たちがこれまでの人生を過ごしてきたことに、私の心は、一片の痛みを感じていました。

祖母を訪ねるために娘たちをベルギーにも連れて行きました。ボンマは娘たちを非常に可愛がり、静かな優しい子どもたちだとわかってくれました。そして、娘たちは二人とも、亡くなった私の祖父が何年も前に作った木製のおもちゃやミニチュアのお店で遊ぶのが大好きになりました。

この旅の間中、認知的な問題、あるいは、位置や方向がわからずに困ったという記憶はありません。おそらく、今回の旅は私の慣れ親しんだ過去への旅だったために、いろいろなことが、すべて遠い昔から私の脳に刻みこまれており、まだ失われていなかったからでしょう。私は、通りの名前や目印になるような大きな歴史的建造物や樹木や地形に関するものをすべて憶えていました。私はベルギーで苦もなく、ごく自然に道路の右側車線を運転していることに気づきました。※それに家や人々もみんな、私にとって見覚えのあるものでした。休暇の時には私たちはよくそうするのですが、私は何も新しいことを学ぼうとはしていませんでした——それよりも、私は安全で慣れ親しんだある場所に戻っていたのです。

私の片頭痛は、小康状態となっていました。唯一起きていた症状は、もしそれが症状だったとすればですが、疲労感でした。この旅行ではとても幸せだったのですが、非常に疲れて、くたくたになってしまいました。職場での非常につらい一年の後、仕事に戻ることをひどく恐れていました。しかし、旅行が終わるころには、約6週間も離れていたイアンシーにも、私はとても会いたくなっていました。

私たちはオーストラリアに帰国する前に、香港に立ち寄りました。香港には私の妹デニースが住んでいました。デニースと彼女のすてきな夫アイヴァーに会えたのは本当にうれしいことでした——アイヴァーもまた、私の二人の娘に、非常にあたたかく優しい父親像を示してくれました。デニースは、私が疲れていることに気づいて、心機一転、今までの気分を入れ替えるために一日、私を連れ出してくれました。私

※オーストラリアは、自動車は左側通行であり、ベルギーでは、右側通行である。

は髪型を変えて、新しい洋服を買いました。新しい私です。しかし、見た目が変わっても心底では、私はまだボロボロでした。中身が入っていない抜け殻のような気がしました——考えたり、話したり、行動を起こすために必要なものが、何ひとつ、私の中に残っていないような気がしました。私は、ただただ、横になり、本当に長いこと眠りたかったのです。

私たちが家に帰り、私が仕事に戻ると、片頭痛も、また戻ってきました。痛みが非常にひどくなったので、大量の鎮痛剤を飲み、食べるとすぐに吐き気がするので、吐かないようにほんの少しだけ食物を摂り、つまずかないようにゆっくり立ち上がっていました。私は、青白い顔をして疲れ果て、痩せこけて、いつも不安そうな顔をしていました。

マーガレットはいつもそれに気づいて、特に私の具合が悪そうに見えた時には、できる限り、会議の日時や私の仕事のスケジュールを、再度組みなおしてくれました。しかし、私には、こんな状態は何とかしなければならないとわかっていました。休暇を取っても改善はありませんでした。それに、未だに科学大臣ともそれほどうまくいっていませんでした。もしかしたら、よい仕事に移る時であり、何か違うことをしてみよう、職場が変われば私の健康にもよいかもしれないと、考えました。そして二つの仕事に応募しました。

最初に応募した仕事については、面接に来るようにと言われ、私は自信をもって赴きました。しかし、その面接はどうしていいかわからないほど、その時の私にとっては難しかったのです。質問を理解することさえ大変でした。恐ろしかったのは、答えているうちに自分が何を言おうとしていたのかが途中でわからなくなり、だらだらと話し続け、それを止めることもできなくなっていたことです。応募した仕事に即採用という返事がなかったのは、この時が私の人生で初のことでした。私は断られたのです。

二番目に応募した仕事の面接にも来るように求められ、再び楽観的な気持ちで出かけて行き、この前は、たまたま、全然だめだったけれど今度はちゃんとやれるわ、と内心楽しみにしていました。しかし、また同じでした。面接者の浴びせかける質問は、私にとっては複雑で、意味がよく理解できないようなものに感じられ、私は再び混乱し、あやふやな答え方をしてしまいました。また、採用されませんでした。かつて非常に信頼性が高かった私の脳に、私は裏切られたのです。それでもなお、私は面接のできばえの悪さをひどい片頭痛のせいにし、片頭痛は現在の仕事のストレスのせいにしていたのです。

オーストラリア国立大学で新しく創設された副総長代理という威信ある地位に応募するよう要請する手紙が来た時には、私は完全に自信をなくしていたので、応募することはありませんでした。こんなことは、私にとって初めてのことでした。思い返せば、これが警鐘となるべきだったのです。私は明らかに、絶対、どこか普通ではありませんでした――そして、おかしくなっていたのは、私の体ではなく脳の中だったのです。私はこの能力の欠落を全面的に、単に極度の疲労のせいにするわけにはいかなくなっていました。

さらなるストレスが待ち受けていました。ミシェリンが盲腸炎になり入院し、リアノンが落馬して脳震盪を起こしたのです。二人とも結果的には大丈夫だったのですが、娘たちへの私の愛情や気づかいや心配と、仕事上の非常に大きな要求とのバランスを保つことは非常に難しいことであり、私たちを助けてくれる母や家族の誰かがいないことを寂しく思いました。

1994年の9月には、普通だったら、私が飛び上がって喜ぶような出来事が二つありました。一つは、私の科学技術への顕著な貢献に対し公共勲功章を授与されたこと、もう一つは、離婚に決着がついたことでした。私は有頂天になっていても、よかったはずでした。しかし私が感じていたのは、頭をガンガン打つような激痛と、きつく締め付けられるような胃の痛みだけでした。

その年は最初から最後まで、混乱と、苦痛と緊張の濃い霧の中を苦労してやっと歩き進んだような感じでした。12月に、私は3週間の休暇を取って娘たちと一緒に過ごし、リラックスするようにしました。ミシェリンは、以前よりずっと落ち着いたように思え、リアノンは、空いていた時間はすべて馬と過ごして満足していましたし、イアンシーは、シドニー大学の理学療法学部に入学を認められ、大喜びしていました——みんなで大喜びしたのです。二年ほど前に、そんな意図はなかったけれど、手首を自ら傷つけ、幸いにもそれが、彼女の父親を置いて家を出るというあの大きな決断を早めた、恐ろしい夜のできごとから、彼女はいろいろなことを乗り越えて本当に成長しました。

しかし、一応は、楽しくリラックスできるはずのその3週間の休暇の間、私は片頭痛の激しい痛みに5回も襲われました。自分のことを大切にし、この問題を解決して人生を楽しみ、キャリアを築きあげ、そして、娘たちとの時間を過ごすことができるようにしなければならない時がきたことを、私はようやく悟りました。

私は新しい医師を見つけ、私の問題について相談しました。彼女は親身になって相談に乗ってくれました。彼女自身も片頭痛に苦しんだことがあったのです。彼女はすぐ取り組める実際的な方法から始めることを提案し、頭痛についての日誌をつけるように言いました。そうすることによって、痛みが何か外的要因——ホルモン代謝の変化、食物、睡眠不足、あるいはストレス——と関連があるかどうかが、わかる可能性があるということでした。また、私の投薬も見なおし、いろいろな組み合わせを試験的に使ってみるようにし、適切な栄養の摂取や充分な睡眠をとることについて話してくれました。これらは、役に立ちました。信頼できる助言であり、その月の終わりまでには、この問題は解決しているだろうと私は確信していました。

しかし、それが、そうはいかなかったのです。2月になっても、まだ頭痛が起きていて、混乱や、最近著しくなった〝ぼんやり感〟は消えそうにありませんでした。私は、〝まぬけなウォンバット〟※のような感じがしていて、それでもまだ、全部ストレスのせいにしていました。私は、〝うっかり科学者〟という新しい自分を受け入れました。それはしっくりきませんでしたが、仕方がないことだったのです。

こういった状態が続いている中で離婚に決着がついたので、私たちの家を探し始めました。3月までには、ごく普通の、隣家と共通壁でつながった長屋形式の住宅（タウンハウス）を見つけ、買うことにしました。そして、私も娘たちも借家住まいから引っ越すことを楽しみにしていました。誰にも気を使わず絵や写真を壁にかけることができるし、本当のガーデニングも少しはできるだろう、本当に自分たちの家としてくつろぐことができるだろうと思いました。

異常に大きな出来事が差し迫って頭をもたげていましたが、幸運にも私は、行く手に何が待ち受けているのかを知りませんでした。何も知らずに過ごした至福のあの最後の数か月を心ゆくまで幸せに過ごすことだけでもできればよかったのにと思いますが、どんな喜びも、相変わらず起きていた私の頭痛によってそがれてしまいました。

私の主治医は、私の片頭痛の原因について、単なるストレス以外の他の可能性を考え始めていました。彼女には、ぼんやり感や、記憶することが難しくなっていることや、行きたい場所への道がわからなくなったりしていることを話しませんでしたが、彼女は、私のしつこい頭痛を非常に危惧していたので、CTスキャンを撮ってもらうようにと専門医を紹介してくれました。彼女は私の脳に腫瘍があると心配していた

※オーストラリアのABCラジオで子ども向けの連続番組〝ウォンバットとゆかいななかま〟という番組があり、その中に、〝まぬけなウォンバット〟というキャラクターが出てくる。

のだと思います。CTを撮るのはとてもよい休息になりました――機械が私の周りをブンブン音を立てて回っているほんの少しの間、そこに横たわっているだけです。それは半時間ほどのすばらしい、しかしあっという間に終わってしまった仕事からの小休止でした。

スキャン撮影が終わってから、封筒から写真を取り出してみたところ、私でさえ脳腫瘍がないことはわかりましたが、幾分の萎縮がありました――脳がやせ衰えていました。写真では、脳が映っているべきところには何も写っていない透き間がかなりありました。私の脳はきれいで丸々とした胡桃《くるみ》状ではなく、やしなびた古い胡桃のように見えました。私はそれを気にかけて心配すべきだったのですが、それについて考えようとしませんでした。その原因が何であるかを考えようともせず、その異常なスキャンのことを心のなるべく深いところにしまって意図的に忘れようとしていました。そして、物理的にもどこかにしまい込みました。

次の2、3週間は、引っ越しの準備に集中し、借りていた家具を返したり、箱に荷物を詰めたり、徹底的に何回も掃除をしました。そして、こういうことを全部、なんとか仕事を全然休まずにやりました。私の主治医にCTスキャンの結果を持ってゆくことを可能な限り引き延ばしていたのです。私は現実を直視しようとせず、実際どこもおかしくないのだと見せかけていたのです。ようやく仕事を一時間だけ抜けて主治医の診察を受けに出かけ、彼女がスキャンを見ましたが、なるべく早く神経科医の診察を受けてほしいと言いました。彼女は、その日の午後にその神経科医の診察を受けられるように、診察予約の手配をしてくれました。

予約をして行った診察では、神経科医はさまざまな反射を調べた挙句、その他の症状について尋ねました。

「へとへとに疲れきっているので、ちょっとぼんやりしていると思います――単なるストレスですよね?――一週間ずっと続くひどい片頭痛があります。でも、去年は私にとって非常に大変な年だったんです。離婚しましたし、今は引っ越しするところですが、仕事は相変わらず非常に忙しくて、ストレスだらけで」と、私が答えました。

医師は顔をしかめて、「〝ぼんやりしている〟というのはどんな感じか、もう少しはっきり教えてください」と、言いました。

私は、職場で人の名前を取り違えたり、記憶力は以前ほどよくないので、現在は電話番号や、銀行口座番号を書き留めなければならなかったりしていること、車を運転する時に目的地にどう行くのかがわからなくなったことがあること、また話している途中で、何を言おうとしていたのかを忘れてしまうことがあることを、初めて話し、事実として認めました――しかし、もちろん、こういったことはすべて単なるストレスのせいだと、私は繰り返し言いました。彼は、私が話している間、何かを説明するでもなく、うなずくこともなく、ただCTスキャンの報告書を注意深く見ているだけでした。そして私をMRI検査に送りました。

1995年5月22日、住宅ローンの契約をしたばかりの私たちの新居であるタウンハウスに、私と娘たちが引っ越した直後の月曜日のことですが、私は神経科医の診察室で、ほぼ確実にアルツハイマー病であるという診断を聞きながら、おし黙ったまま座っていました。

その医師は壁に設置された、明かりを投影してレントゲンフィルムを見る装置に私のMRIの画像フィルムを差し込みました。彼は私に背を向けたままだったので、私には彼の表情は見えませんでした。しかし、私は彼の言葉に打ちのめされました。〝ほぼ確実にアルツハイマー病です〟という言葉に。私は45歳でした。ウソでしょうという気持ちになり、衝撃を受け、私の足元の地面がグラッと動いたように感じました。私の脳がたった今、認知症というレッテルを貼られ、箱に封じ込められ鍵をかけられたのです。再び元どおりになるのでしょうか、以前と同じようになることはできるのでしょうか？

さらにいくつかの検査をしたいと、神経科医が言ったと思いますが、この日の診察予約の後半の記憶は不鮮明です。私は、この状態から逃げて、もとの私に戻りたい、仕事に戻りたい、家に戻りたいと思ったのです――しかし、〝もとの私〟が私のものとして戻ってくることは二度とありませんでした。戻ってくるどころか、私の生きているこの世界の軸が揺らぎ、傾いてしまったかのようでした。

ほとんどいつも、私は麻痺しているような感じがしていました。麻痺していない時は、気分が悪く病んでいました。今となっては、私の過去は、恐怖、屈辱、罪悪感によって、ボコボコの穴が開いてしまったあばたの地形となり、私の未来は、私の全存在が呑み込まれてゆくブラックホールのように思えました。知りたいことが本当にたくさんありました。誰が娘たちの面倒を見てくれるの？　誰が私の面倒を見てくれるの？　私の脳が機能しなくなった時、それでも私は私なの？　もしそうでなければ、いったい、私は誰になるの？

それは、いつも堂々めぐりで、思いは常に娘たちのことに戻ってきました。私たちの困難な時は過ぎ去ったばかりであり――そんな時を生き抜いてきて、これからは明るいあたたかい未来になると、私は信じ込んでいたのです。私たちの家での新しい生活の代わりに、私たちの未来に、今度はいったい、何が待ち受けているのでしょうか？　私たちがかつて経験し、すでに過去のものとなった、あらゆる困難な時どころではなく、私たちがこれまでに想像し得た最悪の比ではなく、もっとひどい、はるかに恐ろしく悪いことだけが待ち受けているかのように思えました。

私たち全員にとってまさに最悪だったのは、引っ越したすぐ後の週末でした。その週の残りは休暇を取り、起きていたことについて、なるべく早く娘たちに隠し隔てなく話すことが重要だと感じていました。すでにイアンシーには診断について話してあり、大学から家に帰って来て、妹たちに私が説明する時に助けてほしいと頼んでありました。私が下の二人の娘たちに話したやり方については、私の中には今でも後悔の念が残っています。私はいつもその時のことを振り返っては、もし私が、もっと優しく話していたら、よりわかりやすく説明していたら、あるいは、ほんの少しだけ厳しい真実から彼らを守るようにしていたら、彼らにとってより容易に受け容れられたのではないかと、ずっと思い続けているのです。とはいえ、一人は小学生、もう一人はちょうどティーンエイジャーになりつつある二人の娘たちに、両親の離婚によって父親を失った後で、今度は母親を認知症によって徐々に失いつつあると伝えることの、いったいどこが容易だというのでしょうか？

あの土曜日の朝、私たち四人は食堂のテーブルにつきました。リアノンとミシェリンは緊張した面持ちでした——私から彼らに、話さなければならない重要なことがあると話してありました。かわいそうな子どもたち。どう彼らに話したかは、ぼんやりとしか覚えていません。それはありのままの説明だったことを憶えています。認知症を説明するために、私の脳にはあるはずのないすき間——穴——が空いていることが、脳のスキャンでわかったと言いました。私の脳のかなりの部分がすでになくなっていて、私には病気があり、その病気になるとそれらのすき間あるいは穴は次第に大きくなり、私が自分のために何かを考えたり、いろんなことを憶えておくことが難しくなるだろうと、話しました。彼らにこれからどんなことが起きるのかを知っておいてほしかったのです。私は深く考えることなく、洗いざらい、しゃべってしまい、答えに窮するようなつらい質問をされないように、どんなことも曖昧にはしたくなかったので、私がいろいろなことをこれからどんどん忘れてゆくこと、そしていつかは一人ではなんにもできなくなるので、あらゆることにだれかの助けが必要になるということを、具体的に娘たちに話しました。そして、4、5年の間には、私は高齢者施設に入ることになり、その後2年ぐらいで最期の時を迎えることになるだろうということも話しました。

たとえそうなったとしても、イアンシーがいつもあなたたちのそばにいて、あなたたち二人を見守ってくれるということも話したと思います。彼らを安心させ元気づけるために、確かにそのようなことを言ったに違いありません。しかし、あの食卓を囲んだあの時のことをほんの少ししか憶えていません——これは、認知症のためでしょうか？　それとも、これがあまりにも心の痛手となっていたので、私は記憶にふたをしてきたからでしょうか？　どちらなのか、はっきりさせるのは難しいことです。

それでも、あの時の感情は憶えています。娘たちの苦しみや悲しみの涙、彼らの受けた衝撃を憶えています。当時まだ9歳だったミシェリンが、「ということは、ママは、毎日決まってやらなきゃいけないお手伝いや宿題のことで、うるさく小言を言うのを忘れちゃうということかもね」という趣旨の冗談を言ったと、後になって私に教えてくれました。たぶん彼女は、その時、イアンシーや私に叱られたでしょう。そして、未だにそんな軽口を叩いたことをまずかったなと思っているのです。彼女の後ろめたさを取り除くことができればよいのにと、私は今でも思っています。このような衝撃的な知らせを聞けば、子どもからの反応がいかなるものであれ、充分に理解できます。涙も、笑いも、怒りも、叫びも。

この時のことを考えると、私は、あの時に戻り、娘たちを抱きしめてやり、大丈夫よ、それに、いろいろなことは私たちが想像するほどひどくはならないかもしれないと、言ってやりたいだけなのです。

10 試練の時

Testing Times

1995年の後半は、繰り返し多くの検査と、そのまた再検査を受け、何が起きているのかよくわからず、頭がぼーっとしたまま過ぎ去ってしまいました。私は、最初に診断をした専門医の診察は二度と受けたくなかったので、あの恐ろしい月曜日の午前中の診察を終えた翌日、主治医のところに行き、セカンドオピニオンを受けたいので、別の専門医を紹介してほしいと依頼しました。彼女は、この衝撃的な診断によって私が、どれほど精神的に打ちひしがれているかを理解してくれ、さっそくシドニーの神経科医を探して、3週間後に診察が受けられるように予約をとってくれました。

この専門医は、思いやりがあり前向きで、細かい点まできちんとする先生でした。彼は、最初の専門医が、今すぐに退職するように指導したのと違って、その前に、まずできるだけ、十分な検査や診察を受けられるように、6か月間の休職期間を取得するよう勧めてくれました。そうすれば、私の脳は過重な仕事から逃れることができ、私は片頭痛から幾分、解放されることができるだろうと言ってくれたのです。また、私が休息を取って、ストレスなく脳が働きだした時に、神経心理学的検査をしてその結果も見てみたいと、彼は言いました。

こうして、私は病気休暇をとり、さまざまな検査と診察を巡る、あまり楽しくないメリーゴーランド（回転木馬）に乗り込んだのです。認知機能を調べるために、私はおびただしい数の神経心理学的検査を受けました。検査結果は、私と同レベルの教育を受けた人に期待されていたよりずっと、私の認知機能が低下していることを示していました。その他に、私の脳傷害の原因となった可能性がある感染疾患があるかどうかを検査するために髄液や血液を採取されたり、MRIスキャンを何度も撮られました。ただ、これによってかなり重大な脳傷害があることが確認されました。私の脳機能を精査するためにSPECTと呼ばれる脳血流検査を受けたりしました。もちろん、脳自体がない部分には脳血流はあるはずもないのでしたが。

そして、ホウィップル病（Whipple's disease）と呼ばれるめずらしい病気の有無を確認するために小腸の生体検査も受けました。このまれな病気は認知症を引き起こす可能性があるのですが、治療可能な病気です（私の通っていた教会の人たちが何か月も、私の病気がホウィップル病でありますようにと祈りを捧げてくれました）。私はPETスキャンも受けましたが、これは私の脳の糖代謝を測定することによって、脳機能を測定するものでした。当時は、オーストラリアにはPETスキャンは2機しかなかったので、シドニー大学に行かなければならず、その検査は大学の研究チームによって行われました。やはり、この検査でも私の脳はどう見てもよく機能していないことが明らかになりました。

認知症はさまざまな原因、疾患からなる症候群です。もし認知症を進行性の脳組織の変性であり、その臨床症状としては、認知能力の低下とそれに付随する脳機能低下を引き起こす病気であると定義するならば、その原因として知られているものは100以上もあります。最も一般に知られている原因はアルツハイマー病で、二番目によく知られているのが血管性の認知症です。認知症のタイプによって、それぞれ特定の脳の部位に疾患ごとに異なる変化が起き、それに伴って、異なるタイプの機能低下を引き起こします。しかし、脳の生検を行わないと、その人の認知症の根本的な原因（確定診断）を知ることはできないのです――通常、脳の解剖は死後にしか行われません。ですから、脳の解剖が行えない場合には、認知症かどうかの診断をつけるために、医師たちは脳のスキャンや、神経心理学的検査の結果を精査し、萎縮の影響を受けていると考えられる脳の部位や、その人の機能がどのように障害されているかに基づき、原因についての最も適切な判断をするのです。私の場合には、半年もの間、さんざん検査をした後に、アルツハイマー病と診断するのが、最も適切であるという結論に至ったのです。さらに、私は非常に若かったので、若年性アルツハイマー病という診断だったのです。若年性アルツハイマー病は、通常、他の認知症と比べて、はるかに速く進行するので、私の予後はきびしいものと考えられました。

私は、わずか1、2年ぐらいの後には、一人で今までのようにうまくやれなくなり、介護を必要とするようになり、さらにその2、3年後には、高齢者施設に入居しているだろうと言われていました。そして、その2、3年後には、私は最期を迎えることになるはずで——さんさんと太陽が輝いていた5月のキャンベラの神経科医の診察室でのあの決定的に重大な日から数えると、私に残された時間は、たったの8年ぐらいしかないという医学的な見通しでした。私の身体が食べ物を飲み込んだり、呼吸ができなくなったりするまでに、私の脳は徐々に消滅してしまうだろうということでした。そして、その時、私の下の娘たちは、まだ、たった10代の半ばか後半で、長女でさえも20代の半ばだろうと思われていたのです。

1995年の9月15日、担当の神経科医から、すぐに退職したほうがいい、と明確な指導を受けました。最初は、退職をしてとてもほっとしました。この段階での認知機能の低下は、ごく軽度のものでしたが、とにかく片頭痛がひどく、仕事をこなしながら、このほとんど常にある痛みと付き合おうとするのは実に大変なことでした。また、買い物、3度の食事作り、学校への迎えもありました。しかし、午後には、娘たちと話をしたり、やっと娘たちのための時間をたくさんもつことができたのは、よいことでした。

突然に仕事を辞めてしまったことについて、私は本当にとてもつらく申し訳ない気持ちでした——私の後任者に引き継ぎをしたり、組織が円滑に機能できるように調整したりする時間もないまま、スタッフを見捨てるようなことはしたくありませんでした——しかし、私のチームの多くの部下にとっては衝撃的な出来事となりましたが、私に下されていた診断は、私はすぐに退職しなければならないことを意味していました。最初のうちは、退職を現実のことと思えず、「もう、あなたの休暇は終わりましたよ、職場に戻る時ですよ、仕事の遅れを取り戻さなければなりませんよ」と、言われるのを待っていたような気さえしていました。実際、そのような夢を何度も見ました。もしも、今日に至るまで、仕事を続けていたらどんなことを達成できただろうかとか、キャリアの階段をどこまで私は昇ることができただろうかとか、あれこれと思いを巡らせることがあります。

私が早期退職するにあたって、しっかりと処理すべき非常に多くの問題に加えて、私がまず解決すべき問題は、私が退職するのは病気のためであることを退職年金会社に認めさせ、同意させるようにすることでした。その退職年金会社の医師たちは、私を診察した後、私に仕事に戻って、リハビリを受けるよう指示したのです。これは、私の平均余命が6~8年だと告知されていた頃のことです。その頃私は、職場にどう行くのか、いつ薬剤を飲むのかというような日々のことをうまく記憶していることにも悪戦苦闘していたのです。そして、それは、私には必要のないこっけいな闘いでした。しかしその闘いは、私の担当の専門医が、私を仕事に戻すなどということは〝虐待問題〟となるであろうという手紙を書いてくれ、私の部局の局長からそれに対する強い支持を表明する手紙が出されるまで、何か月も続いたのです。その後、退職年金会社はやっと病気のために私が退職することを許し、同意したのです。

私の審査をした医師たちは、片頭痛は、普通は認知症の症状ではなく、そのような脳の病気を抱えながら、仕事をしなければならなかったストレスによって起きていたに違いないと判断していたのです。検査のために6か月の休暇をとり、その後、早期退職をした時には片頭痛は和らぎ、その後ほとんど消えました。しかし、完全に消えたわけではなく、今でも起きています。起きることは少なくなっているのですが、根を詰めたり、頑張りすぎたりすると必ず片頭痛が起きます。

認知症のために、私の担当の神経科医はタクリンという薬剤を処方し、この薬で認知症は治らないけれど、私の脳内の神経伝達物質の量を増やして、脳の損傷による機能的な進行を遅らせる効果があるだろうと説明してくれました。また、この神経伝達物質は、脳細胞同士が相互に連絡しあうことを助ける化学物質の一種で、次第に失われつつある私の脳の中のコミュニケーションが改善されるだろうということでした。服用した人たちのうちの三分の一に対しては効果がなかったこと、三分の一に対しては進行抑制の効果があったこと、残りの三分の一では、ある程度の改善があったと考えられることを説明してくれました。

はっきり言って、勇気づけられるような統計ではありませんでしたが、もちろん私は、やれるものならなんでもするつもりでしたから藁《わら》をもつかむ思いで、その薬を飲みました。しかし、その薬剤で私はさらに体調が悪くなってしまいました。ひどい吐き気を催し下痢になりました。私は、脳を選ぶか、身体を選ぶかの選択肢を迫られ、脳を選び、いつかはこの薬が私の思考や記憶をよみがえらせるのに役立つはずだ、という希望をもって、私の身体に起きていた不快なことをじっとこらえることにしたのです。投薬は確かに効果がありました。それはまるでジェットコースターに乗せられたようなもので、はっきりしている瞬間があるかと思うと、その後、次の服薬時間の直前には、私の思考は、ドロドロの糖蜜の中を苦労して進んでいるような感じになり、その状態は、脳内の情報伝達物質がまた活性化されるまで続きました。

認知症を取り巻く当時の社会情勢は厳しいものでした。今では受けられるような認知症とともに生きる人たちのための支援はなく、また、家族の誰かが認知症をもっていることによって、その生活に不利な影響を受けていた年少の子どもたちのための支援もまったくなかったのです。この頃、私は電話帳でオーストラリア・アルツハイマー病協会の番号を調べ電話をかけました。

「私の家族のために支援をしていただきたいのですが、どなたか担当の方につないでいただけますか?」と、私が言うと、

「もちろんです。それで、あなたはどなたの介護をしていらっしゃるんですか? ご主人ですか? 親御さんですか?」と、電話をとった思いやりのこもった声の女性が言いました。

「私は介護者ではありません、私がアルツハイマー病なんです」と私が答えると、それが彼女を困惑させたようでした。

「ああ、なるほど、それでは、あなたの介護者の方にお送りできる情報がたくさんありますので……」と、彼女が言いました。

私は、いらいらしてしまい、「私の介護者はシドニーの大学に行っていて、いません。必要なのは、私のための支援なんです」と、言いました。しかし、彼女が私のためにできることはあまりなかったので、私はすぐに電話を切りました。

「それはおかしいでしょ。いったい全体なんで、援助者には支援があるのに、実際に認知症をもっている人にはないの?」と、私が最初に思った瞬間として、この会話は私の心の中に際立って印象に残っています。この時の憤りが、後に認知症をもつ人たちのための代弁者になろうという私の決意に植えつけられた最初の種だったのです。

私はがんの支援グループのことを考えました。がんになった人たちの家族のための支援グループがあることは知っていましたが、ほとんどのグループは実際にがんになった人のために組織されたものです。私

はなぜそうなのかがわかるような気がしました。なぜなら、認知症をもっている人たちについては、次のような前提があったからです（今でも時々そういうことはあります）。その前提とは、私たち認知症をもっている人たちは、みんな意思決定もできず、なにも憶えていることができないよぼよぼの老人である、従って、私たちと話したり、支援をすることには意味がなく――すべての資源（人材、財源、専門知識、情報）は、私たちの世話をしている人たちに向ける必要がある、なぜなら、私たちは介護者たちにとって非常に〝重荷〟であり、私たちが〝衰えて、死に至る過程〟を見るのは非常に恐ろしいことだから。私たちには、明らかに〝自己の病気に対する病識がない〟から、私たちのことをわざわざ思い悩む価値はない――それに、私たちは、とにかく老人なんだから。

まったく、なんとひどい考え方でしょう！　しかし、私は、この先に起きて来ることに恐怖でいっぱいでしたが、私がどんなことに直面していたかはわかりました。それに、私は当時、よぼよぼでもなく無能力でもありませんでした（記録として残しておくために言っておきますが、私は今でも、よぼよぼでもなく無能力でもありません）。そして、私には何かが必要でした――何らかの形の支援グループ、情報、アイディア、安心させてくれるものが必要だったのです。しかし、そういったものはまったくなかったのです。

もちろん、現在は、オーストラリア・アルツハイマー病協会は、認知症によって影響を受ける人たちのための非常に優れた支援や情報や専門知識を含む資源の提供団体です――認知症をもつ人たち、援助者、家族や友人たち、保健医療専門家たちが含まれています。また、こういった情報のすべてが、そのウェブページ上で公開されているので、誰でも利用できます。私は、決して、今の状況がよりよくなっているとか理想的であると言いたいのではありませんが、１９９５年当時は、本当に、そういった資源はほとんど利用できなかったのです。私たちが受けた支援のほとんどは、私たちが通っていた教会のグループからのものでした。

イアンシーは、娘たちの学校に私に起きた状態を知らせ、また、私たちの教会の青年部の女子の幾人かは、リアノンと同じ学校に行っていたので、リアノンに大きな支援を申し出てくれました。しかし、小学生だったミシェリンは気の毒なことに、心を痛めていたのです。彼女を守ることができればよかったのにと、今、私は心の底から思っています。彼女のためにもっと何とかしてやればよかったと思っているのです。しかし、当時は、支援が何もない中で、自分が認知症で死ぬという恐ろしい見通しのことで頭がいっぱいで、私は彼女が必要としていた支援をどうしても与えてやることができませんでした。

何年も後になってのことですが、ミシェリンが、うちのお母さんの脳には穴が空いていると友達に言った時、誰も信じてくれなかったと言っていました。あの土曜日の食卓での会話から彼女が、認知症について理解していたことはこの程度のことだったので、彼女は学校の運動場で私の認知症について、こんなふうに話をしていたのです。その後、彼女の同級生は家に帰り、それぞれ両親に話してから学校に戻り、ミシェリンに、「あなたのお母さんの脳に本当に穴が空いているんなら、死んじゃってるって、パパもママも言ってたから、そんなの嘘だわ」と、言ったのです。ミシェリンはうろたえました。

ミシェリンは、毎週日記を書いて学校に提出しなければなりませんでした。認知症と診断された翌週に、彼女はその週末のことについて書き、お母さんの脳には穴が空いていることがわかったこと、そして、お母さんはもうすぐたくさんのことを忘れてしまうだろうということについて書きました。悪気のない先生が、次のような感じのコメントを日記に書き記しました。〝この日記は、あなたの生活の中で本当に起きていることを記録するためにあります――作り話はいけません。本当のことを書きましょう〟。ミシェリンは自分の日記を返された時に、非常に動揺しました。幼い子どもが、このようなトラウマ（心的外傷）に直面して、先生たちや友人たちに助けを求めようとしている時に、彼らにさえ信じてもらえなかったのですから、どんなに無力に感じ途方にくれてしまったかは想像に難くありません。

スクール・カウンセラーがいなかったので、私は個人のカウンセラーにミシェリンを連れて行きました。その後、ミシェリンらしい丸文字で、ていねいに書かれた私への感謝の気持ちを表した短い手紙を見つけました。それには、カウンセリングは、ためになったと書いてありました。しかし、カウンセリングもたった2回だけでしたので、おそらく、彼女の成長や、彼女が経験していたとてつもなく大きな変化に対処する十分な助けにはならなかったと思います。

ミシェリンとリアノンは、誰にも増して早く大人になることを余儀なくされていました。私の日記帳に、娘たちがいろいろな予定などを書き込んでくれたり、それをちゃんと見るように言ってくれたり、薬を飲むのを忘れないようにすることなど、私は彼らの助けに頼っていました。私は、車での行き来の道を娘たちに教えてもらう必要があったので、娘たちは、私が食料・雑貨を買いに行く時には、必ずついていく必要がありました。私たちは、いつもスーパーマーケットが混んで、ざわついている時を避けて、空いている時間帯に買い物に行きました。

私は、彼女たちを学校まで車で送って行くのはやめました、それは、私が一人で車を運転して家に帰ること自体が不安だったのと、そして、もしかすると道がわからなくなるかもしれないと、心配だったからです。ですから、娘たちは、自分たちだけでバスに乗って通学しなければなりませんでした。もちろん年齢的には十分成長していましたが、急に自分たちで通学しなければならない、という現実は、彼女たちにとって成長のためには意味はあったでしょうが、重荷にもなったことだと私は思います。それは、少しずつ、彼女たちの人生から私が消えていなくなっていくような感じだったに違いありません——しかし、実際は、私が占めていたかなり大きな部分をいっぺんに失ったのです。

あの診断の後、私の病状は急速に悪化しました。誰かの名前を思い出せなかったり、鍵が見つからなかったりするたびに、アルツハイマー病のせいにしていました、そして、こういう失敗の繰り返しのたびに、私は、少しだけですが、だんだん、気が沈んでいきました。人は誰でも認知症とともに生きている時、日ごと、一瞬ごとに、これから先、悪化していくことへの恐れを密かにもっていて、認知症でなければ、何でもないこととしてあっさり片づけられるかもしれない失敗をするたびに、その恐れが、必要もないのに現れて来るのです。それは、今と変わらぬ未来を信じる気持ちと無理だと思う気持ちとを天秤にかけているようなもので、その天秤の皿が、絶えず上に下に交互に傾いているような感じで、そのうえ、一つの皿ともう一つの皿との間には激しい揺れがあり、同時に、何もわからない状態の中、絶望を乗り越えようと試みながら、毎日、認知症で死ぬという恐怖に引きずり下ろされていることでもあるのです。

時間は、長く伸び切っていたり、逆に、圧縮されていたりして、よろよろと進みながら、過ぎ去っていきました。空虚なもうろうとした状態の合間に、一瞬それがとぎれることがありました。母親として子どもたちの世話をうまくやっていくことは大変な苦闘でした。下の娘たちは、よく口げんかをしました。それは姉妹の間では普通のことだったでしょうが、間に入って仲裁するのは大変でした。口げんかを丸くおさめるために何をすればよいのか、とっさに何かを言ったり考えたりすることが、私にはよくできませんでした。どっちが悪いのか？　どんなふうに口げんかが始まったのか？　二人が私にそれぞれの言い分を言い終わった時には、そもそも口げんかがどうして起きたかということを、私が覚えていられなかったのです。私はうしろめたさにさいなまれました——私はいったい、今は誰なのか？　すでに仕事もしなくなってしまって、そのうえ、良い母親でさえもいられなかったのです。

認知症の診断以前は、良い母親とは何かという私なりの考えをもっていました。私は家をとりたててきれいにしていたわけではなく、娘たちのために何時間もかけて食欲をそそるような食事を作ったこともなく、おいしいごちそうをオーブンで焼いたりしたこともなく、娘たちの人形の洋服を縫ったこともありませんでした。私は忙しいママでしたが、毎晩、そして毎週末は、ありったけの時間を娘たちと一緒に過ごしました。娘たちの言うことに耳を傾け、本を読み聞かせ、寝る時はベッドについてゆき、寝心地がよいように布団をかけてやっていました。

ジャックと縁を切り家を出る前は、週末はいつも、娘たちを連れて長いドライブに出かけたものです。退職した以上は、私は良い母親であるとはどういうことかを、改めて考えなおさなければなりませんでした。仕事をやめたので、私には掃除をしたり料理をする時間はありましたが、宿題を手伝ったり、話を聞いたり、一緒に笑ったり、読み聞かせするための能力さえ失いつつあると感じていました。こういったことを経験するたびに、まったく何もない空間に向かって、真っ逆さまに、ただただ、落ちてゆくような感覚にさいなまれることとなりました。

この時期、イアンシーは、シドニーのシェアハウスに住んでいて、大学で理学療法学を専攻していました。そして、私の専門医もシドニーにいたので、その当時、長女のイアンシーは、私にとって非常に貴重な基点であり、気持ちの支えでもありました。彼女は、診察に私を連れて行ってくれたり、そのあと、私と一緒に夕食をとったりしていました。しかし、１９９６年の初めごろまでには、彼女は、私が自分のことが自分でうまくできなくなっていることに気づき、学士号取得をあとまわしにすることにしたのです。

彼女は、私や妹たちを助けることができるようにと、キャンベラの私が住んでいたところのすぐ近くに小さなマンションを見つけて引っ越してきました。実際、リアノンはイアンシーと一緒に暮らすようになり、おかげで、家でのいろいろなことが私にとってかなり楽になったのです。この強く、静かで、気高い倫理観をもった若い女性、イアンシーが、自分の妹たちと私のために自分の人生の進路を一時保留にして、このひどく困難な時に、私たちみんなの世話をしてくれたことに、頭が下がり、言葉に表せないほどの感謝の気持ちでいっぱいになりました。それは、娘たち全員にとってほんとうに困難なことでした。リアノンは、15歳で家を離れ、ミシェリンは、まだたったの10歳にもかかわらず、日々、私の援助者としての役目を務めてくれていました。

私は、自分が自分であるという感覚（アイデンティティ）を失うことを非常に恐れていました。〝私の気が狂ったら安楽死させてね〟と、よく人が言うのを私たちはみんな聞いたことがあります。もしかすると、あなたが自分自身でも、そう言ったことがあるかもしれません。私の場合は、まだ、そうなるまでには、ほど遠いように思ってはいましたが、ある程度、私も同じような気持ちになりました。私たちの脳には、私たちにとって本質的な独自性、人格、寛容さ、ユーモア、愛情を受け容れる力が備わっています。私は、私のそのような部分を失いたくありませんでした。そして、今でも失いたくありません。私の最初の本の題『私は誰になっていくの？』（クリエイツかもがわ、２００３年）にはその恐れが反映されています。

その後、このような考えは単純すぎていること、自分たちの独自性や心のありようが、脳に地図があるようにはっきり決められない、ということを理解してきました。

しかし、そう理解しているにもかかわらず、私の中に恐れは残っているのです。

１９９７年に、私の足にだんだん大きくなっている腫瘍が見つかりました。私は心のどこかで、その腫瘍が悪性であることを願い、そして、私を私たらしめているすべてのものを次第に失ってゆく屈辱的な認知症ではなく、れっきとした病気であるがんで死ぬことができればと願いました。意に反して腫瘍は良性で、私は失望しました。それでも、なお私には、認知症という致命的な病気がありました。しかし、これはだらだらと長引きながら、私の脳を力ずくで奪い取ってゆく病でした――少しずつ屈辱的に、少しずつ胸の張り裂けそうな思いをさせながら。認知症という診断を下された後のこの時期は、単に私がすでに失ったもののせいだけではなく、また、その後に来たるべきものに対する恐れのせいでもなく、非常に困難な時でした。それは、私のアイデンティティそのものを、大きく、屈辱的に、認知症に合わせて変えざるを得ない時だったのです。もちろん、これまでに、はっきりとお話ししてきていると思いますが、私は、認知症になる前には、読むことが速く、話すのも速く、いったん、話や事実の本質を把握してしまうと、会話の次の話題に移るのが待ちきれませんでした。

私は、学校や大学での成績は、いつも首席か次席、最悪でも三番でしたし、前にもお話ししたように、母と私は知能テストを遊びとして楽しみ、私のスコアはいつも150と200の間でした。私に追いついてくることができない人たちに対して、私は冷淡でした。文書にした報告で文法や単語の綴りを間違えた人たちに対しては到底我慢がならず、また、何かについて説明するのに、一度だけでわからず、二度も説明しなければならない人たちに対しては、イライラしてしまいました。私は、誰でも私と同じなのに、ただ、努力が足らないだけだと決めつけていました。

また、私は娘たちの生活についての専門家でもありました。彼女たちのすべての活動や、学校の予定、必要とするメモ、宿題はどこまで進んでいたかを、頭の中に入れていました。健康保険証番号、Ｖｉｓａのクレジットカード番号、運転免許証番号を暗記していました。また、職場では、私の仕事に関連性のある情報はすべて完全に認識していました。しかし、今や、私の脳は、認知症のために、頻繁に画像がフリーズしたり動きが悪くなったりして、容易に情報にアクセスできなくなってしまった、役立たずのコンピューターのようになってしまっていたのです。私は、のろまになってしまったと感じ、自分を恥ずかしく思っていました。

非常に高い知能をもっていることは、私が私であることにとっての非常に大きな部分を占めていました。私の脳が私のアイデンティティそのものでしたが、今やそれは消滅しつつありました。私が認知症になることは、コンサートピアニストが、その手を切り落とされるのに似ていると、イアンシーが言っていたことがあります。それは私に、自分が誰であるかという意識の危機を与え、私は、敏速に明確に考える能力を失いつつあることを非常に恥ずかしく思いました。この能力こそが、まさに私を私たらしめていたものであり、私自身が誇りともしていたことでもあります。

私は、他の人たちから自分の認知症を隠すための、巧妙な技をたくさん編み出しました。そういう巧妙な技は、今でも使っています。その一つは、私が話すときは、私の脳が適切な言葉を考える時間を稼ぐために、非常にゆっくりとしたスピードで話すことでした。何と皮肉なことでしょう――かつて、私の口は、私の脳の回転に追いつこうとして苦労したものでしたが、今では、正反対のことが起きていました。私が口を開けて、まるで何年間にも感じられるぐらい長いこと、脳が言葉を思いつくのを待っているようになったのです。私は、質問がばかげている場合には、大笑いして、ごまかすようにもしていました。

認知症をもつ人たちが、認知症であることをできるだけ長く隠しておくのは、よくあることですし、理解できることでもあります。あなたにこの恐ろしい病気の診断が下ったと、ほんの少しだけでも想像してみてください。あなたの脳、まさにあなたを本質的にあなたたらしめているものが、ゆっくり、着々と、むしばまれていき、決して取り返すことができないのです。あなたは自分の尊厳を失うことを恐れています。あなたが大切にしている人々、事、物を忘れてしまうことをひどく恐れています。

他の人たちが、あなたが自分で何を話しているのかどうせわからないんだからと決めつけ、あなたの言葉や訴えを無視し始める日が来るのをびくびくしながら待っているのです。そして、あなたがすでに彼らの輪から外されていて、あなたのいないところで、あなたのことを嘲笑っている人たちのことで思い悩んでいるのです。あなたは、老人の世界、老人ホームと老人用のふにゃふにゃした食べ物と失禁の地に追放されているのです。〝私があんなふうになったら、すぐに殺して〟という言葉を誰かが言うのを聞いたり、あなたが言ったりしたことはありませんか？　その時のことを思い出してください。今、あなたは、他の人たちにそんなふうに思われているのでしょうか？

前にもお話ししましたが、私の診断が下された直後の時点では、私の認知能力は、かなり急速に衰えたように感じられました。私は言葉をどんどん混同するようになりました。今日は何曜日であるかという感覚も失っていました。それを〝木曜日らしさ〟※の感覚を失うと、私は表現してきました。曜日は、不可解で、計りしれない深さと広さをもった時間という海に点々と存在しているただの島々でした。目が覚めて、ある島にいる自分に気づくのですが、どうやってそこにたどり着いたのかという意識はないのです。

いろいろなことを、一度に同時並行してするのではなく、どのように一つずつこなしていくのかを私が理解するには、数か月かかりました。私の脳は、どうしたら〝認知症をもつ脳〟となるのかを、学び直さなければなりませんでした。かつて働く母親にとって絶対必要な、同時に複数の作業をこなす技能は、もう使えなくなったのです。ですから、レンジのうえで何かをゆでながら、洗濯物を外に干したり、アイロンをかけている途中に、電話に出たりすることができなくなったのです。まず、一つの仕事を完了しなけ

※月曜や火曜なら週の初めで、出勤が億劫だとか、金曜なら、週末で楽しい行事を思い浮かべて、曜日のイメージをしやすいが、週の半ばは特に手がかりがなく、つかみ切れないことを示していると思われる。

ことはありません！）。

れば、もう一つの仕事を始めてはならなかったのです。なぜなら、そうしなければ、最初にしていたことを完全に忘れて、結果として家を焼失することになったでしょうから（幸いなことに、私は家を燃やしたことはありません！）。

ショッピングセンターや、空港や、客が多いレストランは、私を心身共に疲れさせることがわかりました。前にも説明したことがありますが、それは、誰かが、〝私の新しいCDを聴いて〟と言って、何枚もCDをたくさん持ってきて、それらを全部いっぺんに再生するようなものです。たった一つの歌にも集中できず、私に聞こえるのは騒音だけで、非常に心をかき乱されるので家に帰った後、しばしば片頭痛が起きてしまい、長いこと横にならなければならないことになるのです。

娘たちは、彼女たちが言う、〝ママのぼんやりした顔つき〟というものに慣れました。実際、その顔つきを真似するのがとても上手になりました。たいてい、あまりにも多くの刺激を爆撃のように受けたり、あまりにも長い間、正常を装ったりすると、片頭痛が起きました。それはまた、片頭痛が起きていても起きていなくても、今では私が〝脳の中休み（タイムアウト）〟と呼んでいる休憩を取る時間になったということを意味していました。それは、しばしの間、静かな暗くした部屋で、目を閉じて刺激を受けることなく少し休むだけのことなのです。

電話は私にとっては、恐ろしく嫌なものでした。私はできる限り、電話に出るのを避けていました。目に見える手がかりがないと、時々、私は電話で誰と話しているのかさえ忘れてしまうのです。それは自分から電話をかけた場合にもそうなのです。そして、誰と話していたかを記憶するために、私の脳の力をすべて使うということは、すなわち会話についてゆくことが難しくなるということを意味していました――電話の相手の声の微妙な違いや口調を聞き分けることが困難で、冗談を言っているのか、本気で話しているのかがわからなかったのです。

言葉は複雑でした。一度、テーブルを囲んだ夕食時に、娘たちに、私が小さい時に腕を骨折した時のことを話していました。イアンシーが、それはいくつの時に起きたことなのかを聞いたのですが、私は、〝4時半ごろ〟と答えました。こんなことはたくさん起きましたが、私たちは面白がって笑っていました。私たちはスプーナー誤法※を、故意に使ったり何気なく使ったりし始めました。それは私たち全員にとってよいゲームでした。もちろん、そのゲームは、私の気の毒な脳のネットワークを伸長させ、おそらく脳にとっては良い効果を与えたと思います。

しばしば、本当は気が進まないのに、周囲の人たちがそうすることになったので、私がそれに従ってやったことがいろいろとありました。なぜなら、何かをすることが私にとってはあまりよくないという理由を、思い描いたり、列挙したりする時間や脳のエネルギーが私にあるとは思えなかったからなのです。そのうえ、ちょうどよくタイミングを合わせて、筋の通った文章を作る言葉を見つけようとすることが、非常に困難だったのです。うまく話をして、そういったことから逃れる能力が私にはなかったので、結局、自分がストレスの多い状態におかれるようになってしまいました。そういうわけで、家族や友人たちは、いつも急いでいて（認知症診断以前には、私もそうだったのでしょうが、当時の私には彼らの動きが速く感じられました）、私を一緒にどこかに連れて出かけていたのでした。

※語音転換。滑稽な効果をねらって、句の中のいくつかの音素、特定の音節を置換して新しい句を作る言葉遊びのこと。日本語においては、随筆家の内田百閒が、「ハマクラカム（鎌倉ハム）」「ババタノタカ（高田馬場）」「コンデルスゾーンのメンチェルト（メンデルスゾーンのコンチェルト）」などとして楽しんだことが知られる。Wikipedia〈安藤聡、スプーナーとスプーナリズム〉語研ニュース、12号、13−15、2004年、愛知大学名古屋語学校研究室

援助者たちに私が言いたいのは、それが店舗に行く時であれ、孫たちに会いに行く時であれ、できるだけゆっくりとしたペースで認知症をもつ人に接し、あなたがこうしましょうと提案していることが、その人にとって、不安なく、気持ちよくしたいことかどうかを考えたり説明もしたりできるよう、十分な時間をとっていただきたいと思っています。認知症をもつ人たちが、あまりにも疲れていたり、怒りっぽくなっていたり、あるいは、単に気乗りがしないことがあったりするかもしれませんが、彼らの頭の中にこのメッセージがはっきりと伝わり、次に、どうしたいかをあなたに伝えるための言葉をうまくまとめるためには、少々時間がかかるだけのことかもしれません。

はっきりと声を出して読むことは、急速に衰えたスキルでした。私は今でも、非常に速く黙読することはできますが、読みながら言葉を組み立て、それを口に出して言うことは、能力が衰えていたので手に負えることではありませんでした。なぜか、言葉が口まで出て来る途中で、私の脳に引っ掛かっていたのです。これは、あの同時に複数の作業をこなす技能の一つであり、私は、一度に一つずつの作業をこなしていく、という今まで経験したことのない未知の直線的な次元にいたのだと思います。同時に複数の作業をこなすことは、今でも、私にとっては不可能なことです。教会に行ってオーバーヘッドプロジェクター（ＯＨＰ）のスクリーンに映っている言葉を読もうとしていた時に、私はそれができないということに気づきました。ですから、他の人たちのペースに追いついて読むことができなかったので、声に出さずに読まなければなりませんでした。手書きで何かを書く時もそうなのです。ペンを持って、私が考えている言葉を組み立てるあの能力は、今では非常にむずかしい技能となりました。それは困難な作業で多くの時間がかかり、私の手書きは非常に読みづらいのです。

能力が一つ失われつつあることに気がつくたびに、私は少しずつパニックに陥り、気力をそがれてしまいます。そしてそれは、確実に避けられない認知能力の低下のサインだったので、私はあきらめる気になってしまいました。認知症の経験は人それぞれに違います。なぜなら、脳のネットワークの接続は皆一人ひとり異なっているので、脳の組織の萎縮に類似したパターンがあったとしても、医師はそれがあなたにどう影響を及ぼすかについての説明はできませんし、あなたが次にどのスキルを失うかは決してわからないのです。そして、その当時は、私が失った能力はどんなものでも、失われたまま永遠に取り戻すことはできないと思っていました。

ある夕暮れ時、リアノンが馬を預けていた厩舎を彼女が掃除するのを手伝った後、彼女を家まで連れて帰るために、私は車に戻りました。リアノンは、15歳ぐらいでしたが、運転免許取得のための勉強をしていました。私は車に乗り込んだのですが、どうしたら車をスタートできるのか、ペダルは何のためにあるのか、どう運転するのかを、全然憶えていないことに気がつきました。鍵はどこに差し込むの？　どっちに回すの？　それはまるで、私の車が違う惑星から来た宇宙船のようだったと、私は言ったことがあります。車の運転のためにはペダルが重要だと直感したので、リアノンに、私の足元にあるペダルを懐中電灯で照らしてもらいましたが、それは役に立ちませんでした。

私は、「リアノン、車をどう、スタートさせるのかよくわからないの」と、恐怖に震える声で言いました。娘は、アクセルとブレーキがどこにあり、エンジン始動用の鍵をどう回すのか、どうすれば車をバックさせて、この場から抜け出せるかを教えてくれました。娘と一緒に一通り練習してから砂利を敷いた道路を運転し、タールで舗装された道路に出るまでには、ありがたいことに、運転の技能が私にもどってきたので、車で家に帰ることができました。しかし、この経験に完全に動揺し、この基本的で役に立つ技能が今や失われてしまったことにひどいショックを受け、私はすぐに運転をあきらめたのでした。

II

All Is Not Lost

それでも、希望はある

私は、出口の見えない深い闇のなかにいるような、うつ状態に陥りました。日ごとに、いろいろな能力が消えてゆくような気がしていました。私は屈辱と挫折を感じていました。そして、私の記憶を失うこと、愛を受け容れる能力をも失うこと、私のアイデンティティそのものを失い、まさに私が私ではなくなることを、心底、心配していました。私の脳は疑いなく消滅しつつありました、そして、脳がいったん死滅してしまったら、いったい私の何が残るというのでしょうか?

私は、嵐の中でよりどころとしてすがる岩のように、キリスト教の信仰にすがりました。それは、計りしれないほど価値のあるものでした――永遠なる神が私と共にあることを感じ、スピリチュアルな(内的世界における)やすらぎを得ただけではなく、教会の友人たちからの思いやりのこもった励ましも得たのです。多くの検査を受けなければならなかった、あの恐ろしい試練の年、1995年に、私はキリスト教徒にふさわしい交わりに関するコースに参加し、英国国教会の聖職者、リズ・マッキンレイ牧師と友達になりました。リズは、私の家に訪ねて来てくれるようになり、私をなぐさめ、スピリチュアルな(内的世界についての)生活の相談にのってくれました。私の絶望や恐れについて話せるように励ましたり、促したりしてくれ、それは真に私の助けとなりました。

リズは、長いこと、認知症をもつ人たちと関わってきたのですが、彼女がそれまでに出会ってきたのは認知症がかなり進行した、重度で、介護を必要としている人たちだけだったのです。したがって、彼女は認知症をもつ人たちの介護者とは、多くの時間をかけて話し合ってきた経験をもっていたのですが、認知症をもっている当の本人が感じていることや、心配事、関心事、日々の問題や、恐れについて、その人たち自身と話をしたことは、以前には一度もなかったのでした。リズは、認知症をもつ人々と話をすることは非常に強く心を引きつけるものがあり、重要であると気がつきました。他の人たちも同じように感じるだろうと、彼女は思ったのです。

私が何かしら世の中の役に立っていた人生から追放され、今では、そんな人の意見に耳を傾ける価値もない、無用な人間であるという烙印を押されていることを、私がどう感じているかについて、リズに思い切り話をしました。今までしてきた仕事ができなくなったことを、このうえなく寂しく思っていたこと、仕事から得たあの高揚感を、常に効率よく、俊敏に働く私の脳に頼ることができていた頃のあの感動を、あるいは、専門分野を超えた研究者たちをうまく結びつけた時の感動を、オーストラリアの未来のために重要な研究分野に関する論文を書いた時の感動を、なつかしく思っていることを、語って聞かせました。私は、組織を動かすことができなくなったことを寂しく思っていました。知識を得ること、記憶する能力を失ったことを寂しく思っていました。今では私の人生は、ある時を境に分断されてしまっていたのです。

リズは、「他の人たちにあなたの物語を聞かせる必要があると思うわ。そうすれば、あなたが再び、世の中に貢献する機会ができるはずよ」と、私に言いました。リズは後に、私たちのカウンセリングの時間に、彼女が私から学んでいたこと、私が何気なく彼女に伝えていたことは重要なことであり——2人の間だけに留めておくにはもったいなく、あまりにも重要なことであると感じていたと、言っていました。

私が初めてオーストラリア・アルツハイマー病協会に支援を求めて連絡した時に、支援は介護者にのみ提供されると告げられたことを思い出し、彼女の言うとおりだと確信しました。世界は、認知症をもつ人たちが、社会に貢献できることはたくさんあるということを、忘れているかのように思えました。皮肉なことに、記憶力を失いつつあると考えられている人たちのことを、記憶力のある人たちが、その存在を忘れているのです。今までに認知症になった人たちは、認知症になったからといって、診断を受けた瞬間に、洞察力を失ったわけではありませんし、人々に語ることができ、そして語るべきだったかなりの歳月があったかもしれません。私の次の人生の大きな旅路のための希望の種がまかれたのです。

これはまた、私の状況に対する私の姿勢を根本的に方向転換し、新しい人生に踏み出す第一歩となったのです。無力さと絶望以外に何も見えていなかった私が、初めて、少しは前向きな考え方をもち始めたのです。認知能力の喪失と知力の低下は、議論の余地のない認知症の現実です。認知症をもつ人たちは、次第に脳機能を失います。私はそれを否定しているのではありません。それでも、希望はあるのです。

脳は神経のネットワークを再生し再学習することができるという神経可塑性の理論は、2007年に、『脳は奇跡を起こす』*The Brain that Changes Itself*（講談社インターナショナル、2008年）という、一般向けの科学書を出版したカナダの精神科医ノーマン・ドイジによって一般大衆に知られるようになりました。ドイジは、非常に興味深い症例研究を行って、事故や脳卒中から脳傷害を負った人たちが、脳の別の部分を働かせて、彼らが失ってしまったと思われたスキルを再学習し、機能を回復することができるということを明らかにしました。

私はこの本を読んだとき、人間の脳は、私たち一般人が思っているような、一度失われたら、二度と元に戻ることはない機械の部品のようなものではなく、成人期に達してからでも、確かに、可塑性や順応性をもっていることを初めて理解しました。ただし、ドイジは認知症については言及していませんでした。私は、彼の理論が私のような認知症の人たちにも当てはまるのかどうかを知りたいと切に思いました。

脳の可塑性、脳に神経のネットワークを再生できることに関して最も重要なことは、そうするように働きかけなければならないということです。使わなければ、失うのです。能力を使えば使うほど、脳細胞がスパーク（点火）し続ける可能性はより大きくなり、そのスキルは脳の中で再生されるでしょう。ですから、認知症の診断を受けた後で、もしその人が、もう脳を使っても意味がないと考えてしまい、脳を使うのをやめると、周囲や自分自身が、どうせだめになる、といったあきらめに甘んじ、そういった自虐的な予言を自ら証明してしまう可能性があります。

しかし、脳傷害があまりにも急激に起きていて、それを補ったり、何かを行う新しい方法を見つけたりすることができない場合があります。どんなに努力しても、そのような急激な衰退を阻止することはできないのです。実際、不屈の精神をもった聡明な私の友人たちの何人かを、ほんの短い間に、認知症に奪われていったのを、私は見てきました。ですから、これは、認知症に打ち勝つ絶対確実な方法ではないということを理解することが重要だと、私は思います。私が言いたいことは、もし認知症をもつ人が、可能な限りその脳を使って、脳の衰退を遅らせたいとその人自身が強く望むのなら、周りの人たちは、励ましや応援を続けるべきだということです。努力をする価値は必ずあります。

私が診断を受けた後の最初の数年は、私の人生の中でも最も厳しい数年でした。運転していろいろな場所に行く道を見つけることがどんどん難しくなっていることに気がつき、私は運転することを完全にやめました。私は、まるで、物を考えることがのろくなっていて、会話についてゆくことが困難であるかのように感じていました。電話で誰と話しているのかがわからず、電話の相手が誰であるかを忘れてしまうことが、しばしばあることに怖くなったので、電話を使うことをやめてしまいました。何かしていることが困難になると、もう一度やって見ようとがんばることもやめてしまいました。私は、あらゆることがやっても無駄であり、努力する価値がないと感じるようになったのです。私はどんどん無力になっていき、以前よりもずっと娘たちに依存するようになりました。

私がもうできなくなってしまうあらゆることを、じりじりと喪失してゆくことに深い悲しみを覚えました。喪失の上にさらに積み重ねられた喪失の先に待ち受ける、未来に対する恐怖が何年間も私を何もできないようにさせてしまいました。しかしこれは、ドイジの本が出版される何年も前のことでしたが、だんだんに、この大きな悲しみが、実際の認知症による能力喪失よりもさらに大きく私から能力を奪ってきたことに、私は気づきました。こうして、私は入り込んでしまった道を両手でかき分けるように進みながら、再び元に戻る必要があったのです。まず、私の絶望感を克服することができて初めて、実際の無力感を乗り越え始めることができたのです。

このように、リズと話すことによって、私に新しい意欲が生まれ、1996年に私の担当の専門医に、「私、本を書くことにしました」と宣言したことを憶えています。彼は、ぜひ読むのを楽しみにしていると言ってくれました。その後、私は彼に不安そうに、本を書くための時間が、私にはどれくらい残っているかを尋ねました。もう書けなくなるまでにはどれくらいの時間が私には残っているのでしょうか？　もう書くことを憶えていることができなくなるまでには、どれくらい？と。彼は、「それは、私には言えません。一人ひとり違いますから。でも、もし私があなただったら、なるべく早く書き始めますよ」と、言いました。

本を書き始めるまでにかなりの時間がかかりました。一つには、正直に言うと、いざやろうとしても、私の人生や病気について本を書くことに、ためらいを感じていたからです。どうやって私の考えを全部まとめられるのでしょうか？　私の哀れな萎縮しつつある脳は、途中で私を裏切るのでは？と不安になっていたのです。しかし、私がすぐに本に取りかからなかった本当の大きな理由は、その後まもなくして、私が世の中に何か関わることができるための別の道を見つけたからです。

1996年の6月ごろ、サイモン・グロースという、私が仕事をしていた時から知っている科学記者が、キャンベラタイムズに、その2年前に認知症と診断されていたロナルド・レーガンの記事を書きました。記事の見出しは〝アル・ザイマーって誰？（Who's Al Zeimer ?）〟となっていました。それは、アメリカの元大統領だったレーガンをあざけっているもので、さらに、私が思うには、アルツハイマー病をもっている人たちをあざけっているものでした。私は、すぐに、サイモンに手紙を書き、彼の記事に失望したことを述べ、私はまさしくこの認知症とともに生きていること、認知症は決して治癒することがないこと、認知症は冗談ではないこと、そして、認知症は高齢者だけがなる病気ではないことを説明しました。

サイモンは返事をくれ、彼は深い遺憾の意を表し、キャンベラタイムズはアルツハイマー病に関する記事を掲載したいこと、そして、もしかしたら、私がその一部として取り上げられることに快く同意してもらえるだろうかと書いてありました。私は同意しました。こうして、ヴェロナ・バージェスが、私についての記事を書くことになり、最終的に、これは、私の大きな写真入りの全面ページの記事となったのです。

あの土曜日の朝、新聞を開いてみた時に、私は、かなりのショックを受けました！　誰の目にも明らかに、私は、認知症をもっていることを〝公にした〟のです。私はたじろぎを覚えましたが、これは間違ってはいないと思いました。特に、私が世の中の何かを変えたいと願っているなら、私が認知症をもっていることを恥ずべきことと思わないことに意義があると考えました。私は何かを変えたと、はっきりとその時に実感したのです。

この新聞記事が掲載された1週間後に、「時事問題」というテレビ番組のマイク・マンローが連絡をしてきました。そして、取材をし、私の歩んできた道のりと、認知症についての番組を編集して、放映しました。それは、アルツハイマー病の重要な側面と私の家族に及ぼした影響を報道した、良い番組だと思いました。一つだけ欠けていたのは、私のキリスト教の信仰についての言及でしたが、2、3か月後に、続編の1時間の特別番組が放送され、その番組では私の信仰について触れ、説明が加えられていました。私はそれをうれしく思いました。

私のテレビ出演について、とてもすてきな感想をもらいました。手紙や、カードや、どれほど私の人生の物語が人々の心を動かしたかを伝えてくれる、数々のすばらしい感想を受け取りました。それは、私の人生の物語を書いた本を世に出す必要があること、また、本は誰かが書かなければ、本にならないことを、私に気づかせてくれたのです。こうして、私の人生における次の大仕事、私の最初の本『私は誰になっていくの?』（クリエイツかもがわ、2003年）の執筆にとりかかりました。それは、認知症とともに生きるということは、どういうことか、認知症が私にどのような影響を与えたか、娘たちと私の関係にどのような影響を与えたか、私が必要としたのはどんなことか、さらに、私が考えていたあるべき変革とはどんなことかを、正直に書き綴ったものでした。

それはまた、私の最大の恐れ、そして、おそらく、認知症の最大のタブーであるかもしれない、この病気によって私が私ではなくなること、私が死んだら、私が私であるために不可欠な個性が、完全になくなった魂のぬけ殻になると言われていることについても、書いたものです。それは、認知症をもつ人たちの介護者のために介護者によって書かれた本ではなく、おそらく、認知症をもつ人が、自分の経験について書いた初めての本だったかもしれません。もちろんオーストラリアでは初めてのことでした。

私が飲んでいた薬剤の効果と、あの本を書くことによって知的刺激を受け、誇りをもてるようになったことが一因となって、その頃に私の認知能力の改善が見え始めたと、私は固く信じています。私は、私の脳をただ失っていたのではなく、私の脳を働かせていたのです。

1998年の初めの頃のある朝、私の本を書き終えた直後、私はうきうきしながら、イアンシーに向かって、「私は良くなっているわ！」という、ちょっとした良い知らせを伝えました。

私は胸をときめかせて彼女に言ったのですが、彼女が心配するだろうということはわかっていました。そして彼女はどちらかというと懐疑的でした。彼女に、もう一度運転を始めたいと言うと、彼女は、「ちょっと様子を見てからね」とよく母親が、子どもを諭すような言い方で返してきました。それの意味するところは、「それはダメに決まっているじゃない、だけど今はちょっと、あなたと言い争っているヒマはないのよ」ということなのです。私にはこのような言い回しの意味するところをよくわかっていました。なぜなら、それまでに彼女に対して何回も使ってきていましたから。

しかし、私は以前よりもずっと良くなっていると感じていました。頭はずっとすっきりしていましたし、より自信を取り戻し、私はもっと幸福な気持ちになっていました。うつが消えつつあり、認知症の深く濃い霧も消えつつありました、そして、言葉がよりたやすく出てくるようになっていました。私はかなり長いこと薬剤を飲んでいましたので、おそらく、ついにそれが効き出していたのかもしれません。

私は、私が快方に向かっていることを家族に証明してみせると決心しました。そして次の神経科医の診察予約の時に、彼にもそう言ったのです。

主治医は私の話を聞いて、反射を調べました。明らかに、認知症になると、幼児の時にしか見られない反射が再び見られるようになるのです。例えば、あなたの指を新生児の手のひらに置くとわかる握り反射※

※把握反射とも言う。拇指と示指の間を軽くこすると、検者の指を握る反射である。前頭葉機能に関連すると思われており、乳幼児では常に見られる。

が、再び強くなるのです。その日、主治医は、私の握り反射を調べ、それは、私が最初に診察を受けた2年前に比べれば、それほど明らかではないと判断したのです。その次に彼は、「あといくつかのテストをしてもかまわないですか」と、言ったのです。これは、過去20年の間に、何度となく聞かされてきた言葉ですが、その時の私には、とてもすばらしい言葉に感じられました。私は同意し、いつもの手順のスキャナーによる検査と、神経心理学的検査を受けました。イアンシーと一緒に、担当の専門医の再診を受けるために再びシドニーに行った時、彼は私をとても元気づけてくれました。

私は、家の近くだけですが、再び運転を始めました。イアンシーは非常に心配しましたが、私は気分が晴れるようになっていたので、一日中束縛され閉じこもっているのはいやだったのです。

私がしたもう一つのことは、大学の社会人枠コースを受験することにしたのです。キャンベラのセント・マークス神学大学の神学の学位取得課程に入学したのです。これは、間違いなく私の脳のネットワークにスパーク（点火）を起こさせると思ったのです！　私は不安でしたが、私の中に頑固に備わっている、いったん決めたらあくまでもやる、という性分が私を前に進むよう駆り立て、入学願書を書くように背中を押したのです。〝そうよ。私ならやれる〟と再び思いました。

すべての講師たちが思慮深く、協力的な人たちでした。私は彼らに私の認知症について、知りうるすべてを話してありました。新しいことを学んだり、思い出したりするのは困難で、ほとんど不可能でしたが、それでも、知識を積極的に吸収することができ、読むことができ、多くの時間をかけて、小論文を書くことさえできたのです。ほとんどの課題は、家で時間をかけてやり遂げられるように、通信教育でこなしましたが、それでも私は、大学にちゃんと定期的に通いました。私を中心にして、新しい概念や知識、事実、課題が議論され、私は新しい人々に出会い幸せでした。神学は科学とはまったく異なるものでしたが、そのためか、神学を勉強することにより、私の脳は新しい考え方に向かって進むことができるようになりました。それは気持ちのよいものでした。

周囲の人たちとの交流や知的刺激が、認知症予防の非常に重要な一部であるということは、研究で明らかにされています。このようなすべての活動や交流が、私の認知症が進行するのを遅らせた非常に大きな助けとなったと確信しています。うつを乗り越えてきたことも、私の認知機能にとっては大きな意味をもっていました。認知症と診断されることによって、うつになってしまうと、実際に、急速に進んでしまう、認知症類似の状態になってしまう場合があります。もう自分はだめになってしまったという、その人の思い込みの影響を大きく受けているのです。以前にも述べましたが、これが、次には、どうせだめになる、といったあきらめを呼び、そういった危険な自虐的な予言が現実のものとなる可能性があるのです。脳細胞がスパーク（点火）し続けるようにしなければ脳細胞は何もしなくなり、より一層の進行や認知能力低下を引き起こすことになるのです。

このように、私の脳は挑戦する機会を与えられ、社会的な関わりをもち、うつから救い上げられたのです。このすべてが、私の脳細胞ができる限りスパーク(点火)し続けるために、よいことだったのです。私の脳は、認知症があるという事実をあたかも無視したかったかのように振る舞い、そして、人生が私の脳に差し出す必要があったすべてのことを、あたかも受け容れたかったかのように毅然として振る舞い、応じていたのです。そして、私がセント・マークス神学大学の最初の学科の評価を受け取り、主席合格であることがわかった時、私の勤勉な脳に対して向けられていた、あらぬ疑惑の不当性が立証されたのです。私は、能力の限り、考え続ける、いろいろなことをし続ける、貢献し続ける、前に進み続けるという気持ちに駆り立てられていました。

12 信じられないようなラブストーリー

An Unlikely Love Story

私の人生には、何かが欠けていました——何か大きなものが。ほぼ20年間も、私は、愛してもいなかった男性、それも、私や私の娘たちを傷つけ続けていた男性と結婚生活を送っていました。最終的には、私は勇気と気持ちの強さを見出しこの男性と決別したのですが、間もなく、さらに大きな試練である、認知症と診断されるという事態に見舞われたのです。しかし、1998年の早い時期までには、私は体力も精神力も、以前よりずっと強く、よい方向に向かっていると感じ始めていました。認知症治療薬の効果のためか、ようやく、私の霧がかかったようなぼんやりした思考がはっきりとし始めていたのです。そして、私はいろんな新しいことに挑戦する気持ちの準備ができ始めていました。恐れることなく私の人生を生きてゆく私の新たなチャンスを、認知症には決して邪魔させないという強い決意を私はもっていました。私は、愛と、学びと、挑戦と、楽しみと、達成感にあふれた、豊かで充実した人生を生きたかったのです。それに、私はそのような人生を、認知症なんかのために、阻まれることなど、フェアなことだとは思わなかったのです。

再び、私の行く手に未来が開けてゆくように思えるようになったその頃から、私はことさらに寂しさを感じていたのです。もちろん、私は結婚生活を送っていた20年間も実際のところは孤独だったので、愛情に満ちたパートナーなしにうまく対処することを学んでいたのですが——ただ、それはたぶん、私の脳は、私の娘たちのことや、やりがいのある仕事に関する部分は、分けて働かせていたからでしょう。そして、その他のすべてのことは無視されていたのでした。愛や友情や周囲の人たちとのつきあいはすべて、人生の旅の途中のわき道に、のけられてきたままだったのです。

しかし、認知症と診断される以前の数年間、私は、私の通っていた教会やそこでの友人たちの愛情に包まれ、お互いに譲りあい、愛しあう相手のために自分を犠牲にすることをも伴う固いきずなで結ばれた友情という考え方に心を開き始めていました。それはたぶん私が子どもだったころ以来、初めてのことだったと思います。そして、認知症を克服する――少なくとも認知症の存在を無視し、生き抜くために最善をつくす――という私の新しい個人的な挑戦とともに、このような考え方を受け容れるようになるうちに、気がつくと結果的に、自分は世界で独りぼっちではないのかと感じるようになり、私が一人で背負っているものを誰かと分かち合いたいという気持ちになってきたのです。それだけではなく、誰か他の人の人生についても知り、その人自身が背負っている重荷を、私も分かち、また、その人が負う支えとなる覚悟もできたのです。私は自分のこれから先の人生について、よく考え始めました。私は心身ともに元気になってきたと感じ、高速道路に例えれば、認知症という低速車用の車線の中で新しい人生に対処できるようになっていました。私は残りの人生を、本当に孤独に過ごさなければいけないのでしょうか?

私は結婚紹介所の広告を見て、そこに入会することを考えました。そうすれば、何人かの良い男性に会って、食事や映画や他の催しに出かけられると思ったのです。このことについてイアンシーに相談すると、もちろん、彼女は「大丈夫なの?」と相当怪しみ、心配していました。私の娘はこの途方もない考えも、私の脳の病気のためではないかと思ったのかどうか、私は、今、知りたいという気持ちがあります。彼女には、脳の致命的な変性疾患をもっている女性との人生などと、まったく関わりたくない男性たちにすげなく拒絶されて、それらの拒絶によってもたらされるかもしれない心痛や苦悩に苦しむ私の姿が、見えていたに違いありません。そして、もし私とデートすることに同意する誰かを私が見つけたとしても、いったいどこの誰が、認知症をもつ女性などと親密な関係になりたいと思うでしょうか？　もし、いたとしても、その男性のねらいはいったいどこにあるのでしょうか？

娘とよく話した後、私の人生でこのようなことを、私がどれほど必要としていたか、そして、それがどのように進展するのかを私が見きわめたかったかを、娘は理解できたと思います。ただ、理解できたがゆえに、そのすべてが恐ろしいほど悲惨な状態になった場合には、おそらく彼女が、粉々になった破片をかき集めるように事態を収拾しなければならなくなるかもしれないということを脳裏に描いたのだと思います。しかし、それでも彼女は、最終的には私を励まし、試してみたらどうかと言ってくれたのです。これは、私の娘イアンシーが、どんなに賢明で思いやりにあふれている人であるかを証明しています。

パートナーを見つけるために、私が結婚紹介所を利用したかった理由がもう一つあります。それは、自分で男性を選ぶということに関しては、私の今までの実績は実にひどいものだったので、私の代わりに誰か他の人に選んでもらうよう依頼したほうがいいと思ったのです。しかし、私はイアンシーにそれを言うことを、ずっと恥ずかしいと思っていました。それでもなお、生まれて初めての相談のために私が結婚紹介所を訪れた日、街の広場を通って、電話でもらった住所を探しながら歩いていた時には、私はとても不安になっていました。一続きの階段を上りドアを開けると、元気のいい受付係がいました。私は恥ずかしく気おくれがしていましたが、すてきな服とカラフルなスカーフを身に着けて、精一杯自分に自信をもとうとしていました。すぐに、相談室に案内され、椅子に座って、いくつかの質問を受けました。どんなタイプの人と出会いたいですか？　相手の年齢層は？　背景（家柄・教養・経験・交友）は？　あなたの学歴は？　職歴は？などなどの質問が一時間ぐらい続きました。私はその部屋の中で、私にとって、とても巨大な象のような大きな事柄である、認知症については触れないでおきました。もしも話したとしたら、私に紹介するような人などないだろうということはわかっていました。こうして、私は書類に署名し、クレジットカードを渡して、たった今私がしたこと、そうすることが本当に良い考えだったかどうかを思い巡らしながら歩き、間もなく、再び戸外に出ました。

一週間ほどたって、電話が鳴りました。それは紹介所からで、あなたと会いたい男性がいるので、彼から電話をさせてもよいかというものでした。紹介所は、日中に公共の場所でお茶を飲みながら会うことを提案してきました。それはとても良いことだと思うと、私は答えました。次の数日間は、私はまた10代の若者になったような気持ちになっていました。電話が鳴るたびに、私の心臓はドッキンドッキンと高鳴りました。待つことは苦痛でした。今、思うと、私がどんなに無防備だったか信じられません、それに、哀れな私の心臓にとって何と大きなリスクを負わせていたのでしょう。

木曜日の夕方、私が電話をとると、電話の向こうで男性が、ポールですと名乗り、あなたの電話番号は紹介所から教えてもらいましたと言って、自己紹介をしました。電話での彼はとても感じが良く、その週の土曜日の昼に、キャンベラの国立図書館の階段で会う約束をしました。その金曜日には、私は優柔不断のどうしようもない、ただの女性になっていました。何を着て行こうか？　ポールはどんな感じの人なの？　これは狂気の沙汰だわ！　私はいったい何をしているの？　彼が現れなかったらどうするの？　お互いにどうやって相手だとわかるの？　今でもあの週のことを思い出すと、私の心臓の鼓動はちょっと速くなるのです。

当日、私はスラックスに、シルクのジャケットを着てカラフルなスカーフをかけて行くことに決め、私の不安が表にでないようにがんばって出かけ、図書館の階段で彼を待っていました。ほんの数分後に、コールテンのズボンとジャケットを着て、手入れの行き届いたあごひげをたくわえ、ウェーブがかかった金髪の男性が急いで階段を駆け上って来て、ラッパ水仙の花束を目の前に差し出しました。私は、最初のまごまごしている瞬間に、彼と握手をして、花束を受け取り、さらに〝こんにちは〟と言うことを、いっぺんにやろうと必死でした。

私たちは湖の周りの散歩に出かけました。ポールはランチに食べるものをいくつかリュックサックに詰めて持ってきたので、途中ピクニックテーブルで休んで食べましょうと言いました。私たちは、まず最近、ビルの解体作業の間に命を奪われた幼い少女の記念碑まで歩き、そこに花束を捧げ、人生の悲劇や喜びが何の前触れもなく、私たちに突然起きるということについて、私たちはそれぞれに黙想しました。その後また歩き続けました。

私たちはすぐに打ち解け、くつろいで話しましたが、私たちには多くの共通点があることに、私は気づきました。二人とも、大学の学位を取得してから公務員として働いていたこともあって、いろいろな考え方や価値観が共有できそうだと思えました。ポールは外務省の外交官で、長いこと、アフリカ、南米、ヨーロッパに駐在していました。彼は別居していて、私と同じように、なんらかの親密な交際を求めて、結婚紹介所に登録したのです。50歳を過ぎると、一緒に食事に出かける相手を見つけるのは、そんなに簡単なことではないのです。

私と同じように、その時までには全員成人していたとはいえ、彼にも3人の子どもがいました。彼は、旅行経験が豊かで、博識で、非常に多くのことに関心があり、そういったものについて話をすることが本当に好きでした。要するに、彼はまさに、母や叔母のエヴィーや祖母が、すぐに良い人だと認めたと思われる類の人であり、私自身もすぐに彼を好きになったのです。また、すぐに明らかになったのは、ポールは強い社会的良心をもっていて、それが私にとって彼をよりいっそう魅力的な存在にしていました。

彼は本当にすてきな人だったので、私の病気のことを、まだ何も話していないことに対して、私自身は気がとがめていました。私たちはランチをとる静かな場所を見つけました。そこでポールはリュックサックを開けて、中に詰めてきたフランスワインのボトル、ワイングラス（プラスチックではなく本物のグラスです！）、いろいろなチーズ、パン、バター、チャツネ、※それにテーブルクロスまで見せてくれました。私たちはごちそうを広げて座り、私たちの人生、考え方や家族について語り続けました。しかし、私は、それ以上私の認知症の診断について黙っていることができませんでした。ポールは、本当にすばらしい男性のように思えて、このことを彼に隠しておくことはよくないと感じたのです。

そうして、私は深呼吸をし、これが私たちの最初で最後のデートになるという覚悟をして、彼に私の診断について、また、私の未来にどんなことが待ち受けているかについて、医師から説明されていることを洗いざらい話しました。私は焦って、ただすべてを打ち明けました。そして彼はというと、そこにただ座ったまま静かに、「あぁ、そうですか、そうですか」と、だけ言ったのです。そして、最近、彼の父親がアルツハイマー病で亡くなったことを話してくれました。しかし、父親が亡くなったことや、アルツハイマー病だったことで彼は、それを否定的に捉えたり、避けたりすることはなく、認知症に対する理解を与えてくれたような気がしたと言って、寝耳に水のような私の爆弾発言にうろたえることはなかったのです。

後になって、認知症であると私に告白された時のことを振り返り、彼は、その時、彼の頭の中で何かが起きたと言っていました。「ああ、そんなことは大丈夫。僕はやっていける」と、何のためらいもなく思っ

※野菜や果物に香辛料を加えて煮込んだり、漬けたりして作るソース、またはペースト状の調味料で、インド料理に欠かせないもの。カレーやナン、揚げ物の付け合わせなどに使う。

たと彼は言ったのです。それは、ほとんど他人同然で、その気になれば、いつでも、背を向けて立ち去ることができる他人の深刻な病気について抱くには、まったくもって思いもつかない考えです。

彼は、私のことを非常におもしろい人だと感じ、そのために、行く手に何が待ち受けていても、それは重要なことではない、それに、私たちが一緒に過ごす歳月が、どんな歳月であっても二人で最良のものにすることができると思ったと、彼は後に言っていました。私は、この時のことを思い出し、彼が、この私の認知症というものを最後まで見届ける覚悟を決めた、いかに誠実で、すばらしい、思いやりのある人であるかがはっきり理解でき、今でも涙が出てしまいます。私は長期のことを考えていたのではなく、もしかしたら、数か月、あるいは、一年でも継続的にポールと会うことができればと願っていただけなのです。

6時間の散歩の後で私は、足のあちこちが痛くなってきたので、とうとう私たちの車を駐車していた図書館まで戻りました。ポールは、再会することについてはあまり言わなかったので、彼が2回目のデートをすることには、まったく関心がないのではないかと私は心配し始めました。しかし、私はこの魅力的な人に本当にまた会いたかったので、勇気を出して、見たい映画があるけど娘たちは行きたくないと言っているので、一緒に見に行きませんか、と言いました。

ポールの答えは、間をおかず乗り気なものでした。「そうしましょう！　明日会って映画に行きましょう」と、言ったのです。私の心臓は破裂するのではないかと思いました。私たちは本当によく気が合っただけではなく、彼は、また私に会いたいと思ったのです！　翌日の夕方も前日と同じようにくつろいで他愛もない話をいっぱいして過ごしました。私たちの間で共有できる話題はつきないように思えました。とはいえ、それによって私は、すっかり心身ともに疲れ果ててしまい、回復するためにその後、数日間は静かにしていなければなりませんでした。私は非常にうまく正常を装いましたが、回復の時間を必要としたのです。翌週、末娘と2、3日友人の家に泊まりに行くために出かけました。家から離れて休養できて良かったのですが、私はたびたびポールのことを考えていました。

家に帰ると留守番電話機が点滅していました。いくつかポールからのメッセージが入っていて、それは、いつ私が戻って来るのかというものでした。土曜日にミステリーツアーに行きませんか?と録音に入っていました。もちろん私は行きたかったので、冷たい冬の空気の中を長いことドライブして、ようやく喫茶店で車を停めました。私たちは歩きながら話をしましたが、まだ手をつなぐことはありませんでした。それは友情を築くための時間でした。

ちょうど2、3週間後のことですが、ポールは私を彼の母に会わせるためにシドニーに連れて行きました。彼女はあたたかい人で喜んで私を迎え入れてくれ、そのために、私は彼らにとって特別の人であるかのように感じることができました。私たちは、ポールの兄夫婦と近所のレストランで会うために出かける準備をしました。私がレストランに入るとすぐに、彼の兄は立ちあがって私のほうに歩み寄り、私を抱擁し、「ようこそ、私たちの家族の一員に!」と、言ったのです。ポールと私はまだ抱擁したことがなかったので、私はまったく圧倒されてしまいました。

その後、ポールは、彼の兄はめったに人を抱擁したりしない人だと言ったので、あの最初の出会いの時に起きたことを考えると、私がポールの家族からあたたかく迎え入れられていることをよりいっそう感じるのです。ちょうど一か月後に、ポールの母を再び訪ねた時に、彼女はサイドボードまで行き、引き出しを開け薄い紙に包まれた物を取り出し、それを私の前でポールに渡しながら、あなたたちの婚約指輪だと言ったのです。残念ながら、ポールは私にまだプロポーズをしていませんでした。彼女が包装紙を解いて取り出した宝石は、ポールの両親が休暇でブラジルに行った時に買った大きなアクアマリンでした。それは認知症で亡くなったポールの父との絆になったのです。

最近になって、ポールに、私たちがつき合い始めたばかりの頃に気がついた私の認知症の症状はどんなものだったかを、聞いてみたことがありました。私がとても疲れやすかったこと、飲んでいた薬剤のせいで頻繁に片頭痛や腹痛などの問題があったことに気づいたと、彼は言っていました。私たちの日々の生活は、私のおなかの具合と頭痛を中心にまわっていたのですが、今でも、時々悩まされています。しかし、彼は、私がいろいろなことを理解するのに時間がかかり、特にジョークの意味を理解するのには相当時間がかかることにも気づいていました。ジョークは私にとっては理解するのが難しいことで、なぜかというと、話のオチが出てくるまでの、話の展開についてゆくのが困難なことがあるからです。それ以外は、私たちはお互いに一緒にいることを楽しみ、おしゃべりをしたり、政治や世界の出来事を議論したり、ただ二人で座っているだけでも、お互いに満足することができたのです。

1998年のある午後の遅い時間に、ポールが私の家に来ていて、一緒に夕食の用意をしていた時に電話が鳴りました。電話は、5月にイアンシーに付き添ってもらって、診察を受けたシドニーの神経科医からで、私の再検査とスキャンの結果を知らせてくれました。画像と神経心理検査を分析し、3年前に私が受けた最初のスキャンと検査結果を比べたとのことでした。私は、興奮して胸が詰まりました。これは、決定的瞬間でした。私は異常をきたしているの？　それとも、本当に快方に向かっているの？

「進行の様子は、典型的なアルツハイマー病のものとは異なるような気がします」と、彼は言い、「認知障害の進行はありますが、私が予測していたよりもずっとゆっくり進行しています。氷河のようにのろい進行とでも言いましょうか」と、付け加えました。

これはどういうことを意味していたのでしょうか？　娘たちが卒業するのを見届けるまでは生きられる

のでしょうか？　ひょっとすると、私の孫たちにも相まみえることがあるのでしょうか？「あと10年間は生きるかもしれないということ？」と、私は自信がないながらも、やや甲高い声で叫んでしまいました。「現在の進行の程度や機能を維持するあなたの能力を考えてみれば、それまで生きられないという理由は見当たりませんね。可能性がありますよ」と、主治医は答えました。〝可能性〟とか〝氷河のようにのろい〟という言葉は、私には、それまで聞いたことのある言葉の中で、最高にすてきな言葉に思えました。私たちが最初に思ったよりもかなり長い間を一緒に過ごせるかもしれないという大きな希望を抱きながら、ポールと私は一緒に台所を踊り回りました。

私たちはすぐに心を通じ合うことができましたが、ポールと付き合い始めたころには、私は慎重に構えていたと思います。私は無防備で自分をかばおうとしていましたし、急いで、また間違った結論に走りたくありませんでした。そんなわけで、ポールこそは私が人生の残りを一緒に過ごしたい人であるという結論を出すまでには、長い時間がかかりました。私がポールの母に会う頃までには、ポールが本当に特別の人であるということがわかっていました。私は、体中の隅々にいたるまでの感覚で、ポールが私にとって最高の男性であることが、わかっていました――そして、私が17歳の時に、彼と出会っていればよかったのにと思いました。私の父は、この2、3年前に他界していましたが、生きていれば、きっとポールのことを大好きになり、良い人であると認めてくれたと思います。

こうして、私の人生は喜びに満ちたものになりました。リアノンが、私がいつも幸せそうで、まったく変わったと言っていました。しかし、学位を修了するためにシドニーに戻っていたイアンシーは、私の新しいボーイフレンドについて、まだ完全に信用していませんでしたし、また、心配して彼に会いたがっていましたが、彼女がシドニーから戻ってきて正式にポールに会うまでには、2か月かかりました。

CSIROの頃からの私の親友である、カレンもそうだったのです。私はうれしくて、私たちの交際やプロポーズ、結婚のことなど以外のことにまったく関心がなかったので、後になってから、カレンにポールとデートをし始めた頃の自分の様子について、聞いたことがあります。「あなたには娘が3人いて、そのうち2人は18歳以下で、それにあなたは認知症をもっていたでしょ。彼にとってどんなねらいがあったというの？　私は心の底から心配していたんだから!!」と彼女は言ったのです。そんなふうに言われてみれば、私の家族や友達にとってはかなりの心配事だったと思います。

ポールと交際を始めてから間もなく、主治医の診察を受けるためシドニーに行き、その足で、カレンとその夫のロジャーを訪ねました。私たちが居間でおしゃべりをしていて、私はポールのすべてについて話していました。後になってからですが、私に文字通り現実に特別なことが起きていたことを信じられず、カレンが最初に考えたのは、「彼女は、もう認知症のためにおかしくなってしまったのではないか」ということでした。

カレンは、この男は（私にそんな大金があるわけではないのですが）私のお金をねらっているのではないか、あるいは、もっと邪悪なこと、私の娘たちをねらっているのではないかと心配していたのです――それに、ポールと私には共通の友人がいたわけではなく、私は結婚紹介所を通して彼と出会ったことを忘れないでください。おまけに、私の男性の選択に関しての過去の履歴は、実にひどいものだったと思います。この会話の真っ最中に、思いがけず、ポールがカレンの家に到着したのです。彼は、私をびっくりさせようとして、私の主治医の予約診察を手伝おうと、シドニーに来てくれたのです。すてき！と、私は思いました。それに、これは私の新しい相手と親友が会う絶好のチャンスだと考えたのですが、カレンは、大して好ましい印象は受けなかったのです。

私の娘たちはカレンに〝フランク〟※というニックネームをつけていたことを言っておきましょう。なぜなら、カレンは、はっきりものを言う人だからです。そこで、〝フランク〟は、すぐに、「ベランダに行って話しましょうよ」と、言いました。

「すてきなアイディアね、すてきな夜だし」と、私が言うと、「あなたは来ないで、クリスティーン、ポールと私だけで話したいから」と、カレンが言ったのです。

少しばつが悪かったのですが、カレンは思いとどまるふしはありませんでした。彼女はポールの家族や彼の関心について、ポールに尋問したのです。彼女は、私のどこが気に入ったのかを尋ねました。

結局、ポールは、「僕はクリスティーンと一緒に時間を過ごしていると本当に楽しいんです。彼女のような考え方をする人に会ったことがないんです。彼女がつくりだせる知的なひらめきが大好きなんです」と、答えました。

カレンはやっとわかったようで、「ああ、あなたも本当に知的ですばらしい人なのね？　クリスティーンと同じようにね？」と、言いました。

ポールは戸惑いましたが、最終的に、「僕のことを他の人たちが、そう言っていることがあるかもしれません」と、言いました。

ポールと私のロマンスは、知性の出会いであると同時に、感情のレベルでも通じ合っているということを、カレンは理解しました。彼女はまた、ポールの金銭的な状況についても彼にあれやこれや聞き（私にとっては屈辱だったのですが）、最終的には、ポールが、私が苦労して獲得した年金もねらっていたわけではな

※思ったことをズバズバ言うという意味の英語

いことがわかり納得したのです。

するとポールが、「クリスティーンは、僕が彼女の世話をすることを許してくれています」と、言ったのです。それで私の親友は、ポールが認知症という重大な部分もふくめて、私がどういう人であるかを知ったうえで、ありのままの私を望んでいたこと、また、私たちの新しいロマンスから二人とも非常に多くのものを得ていたことがわかり、やっと納得したのです。カレンは、これについては私に対する責任があると感じていたと、言っていました。おそらく認知症によって私の判断力がかなり鈍くなっていたので、純粋に、ありのままの私に関心のない男と私が付き合うことを認めることは間違っていると、彼女は思ったのです。

またカレンは、私の娘たちは、私がデートをする相手について口をはさむ立場にはないと感じていたのですが、彼女は私の親友として、何らかの方法で世話を焼くことができるかもしれないと考えたのでした。その時は、カレンのおせっかいに困惑しましたが、かえりみると、彼女のやさしい気持ちに対して感謝でいっぱいになり、私のことをこんなにも気にかけてくれる親友がいたことをとても幸運に感じています。

ポールと私が付き合い始めてから2、3か月後のことですが、私はイアンシーと、この頃には大学生だったリアノンが、家に訪ねて来る日を待って、ポールを娘たち全員と一緒の昼食に招待しました。娘たちは3人とも、ポールに会ったことはありましたが、みんな揃って食事をするのは初めてのことでした。食事がすんだ後、ポールが立ちあがって短いあいさつをしました。自分のグラスを掲げながら、彼がこれから手を挙げることがあったとしても、それは手を上げる（暴力）のではなく、私を助けるためにのみ、そうすることを、娘たちに約束しました。私の最初の結婚のトラウマを考えれば、なぜ私が目に涙を浮かべたかを理解することはたやすいことでしょう。また、それが、私の娘たちによって、ポールが私たちの人生に真に受け入れられた瞬間だったと思います。

私の人生は認知症によって普通より短くなるだろうことを予測しつつも、ポールと私は、残りの人生を共にする確かな計画を立て始めました。ポールはすぐに、イギリスとベルギーの私の家族も、私の人生に新しく現れたこの男性について心配しているだろうから、彼らを訪ねる必要があると提案したのです。そうして、私たちは彼らに会いに出かけましたが、ポールはまたもや、私のことを深く思いやり、私に最善を願っている、私の身近な人たちからの質問攻めを受けることになったのです。彼は、イギリスでは母や妹に、そしてベルギーの祖母や叔母にも歓迎されました。ポールが誠実で心の広い人であり、人生で私たちにどんなことが降りかかろうとも、彼は私と共にあるだろうということが、彼らは納得できたのです。ポールは今や、四世代にわたる私の家族の人々——私の娘たち、妹、母、そして祖母——にいちいち詰問され、全員のお眼鏡にかなったのです。

ポールはずっと形だけのキリスト教徒でしたが、私と出会った後に、もっと教会の活動に参加するようになり、私と一緒に教会に通い、1998年遅く、英国聖公会の信徒になりました。

1999年7月、私たちが初めて出会ってから12か月後、私が勉強していたセントマークスのチャペルで、ポールはひざまずき、私にプロポーズし、美しいアクアマリンの宝石を贈ってくれたのです。そして、私は、涙ぐみながらも喜びにあふれて、「イエス」と答えました。

私たちが一緒に過ごせる歳月がどれぐらいあるのかがわからなかったので、ポールのプロポーズのわずか一か月後に、私たちは結婚しました。

またそのため、私の妹と妹家族も結婚式に出席できたのです。というのは、その8月に彼らが数週間オーストラリアに来ることができたからです。父に代わって、私を義理の弟（妹の夫）がチャペルの中央の通路を祭壇まで誘導し、新郎に引き渡す役目を担ってくれました。父がポールに会うことができたらどんなによかったことかと、私は思いました。二人が会っていたら、クラッシック音楽への愛を共有できただけではなく、誠実で、愛情にあふれた、寛大な性格もわかりあえたことでしょう。

これは、私がずっと望んでいた結婚でした。家族と友人たちに囲まれ、愛情深く優しい男性との結婚です。それは、それがどれほど短いものであったにしても、新しく見つけた人生を、未来の希望を祝うものでした。私の家族たち、教会の家族、そして友人たちが証人として、私たちが神に対する結婚の誓いをするのを見守る空間には、喜びが満ちていることがはっきり感じられました。私の娘たちは喜びの涙を流しながら、非常に晴れやかで幸せに満ちた私を眺めていました。

教会の家族が結婚式のすべてを準備してくれました。花、招待状、その他のいろいろな打ち合わせや手配のすべてをしてくれました。私がしなければいけなかったことといえば、ドレスを買うことぐらいでした。銀白色がかった金色のボレロつきの金色のパールのような色のドレスでした。髪はアップにして淡い黄色のモッコウバラを飾りにしました。この花は、私の庭で育ち咲いたもので、今でも咲いていますが、なぜこの花にしたかというと、ポールのことを思わせる花だからです。そして、クリーム色のランの花をブーケにして手に持ちました。結婚の証人は、ポールの兄のイアンと私の妹のデニースがなってくれました。教会の通路を祭壇に向かって歩いている時に、私がみんなの注目の的になるので、ひどく緊張してしまい、両手に持ったブーケの花が本当に震えていました。透き通る青空に太陽が燦然と輝く8月の日でした。私は、私を落ち着かせ、教会の中に入って行く恐れを乗り越えられるよう支えてくれる義兄の腕にすがりました。臨席しているすべての人に、ポールと私が永遠にお互いに支え合うことを思い起こさせる非常に意味のある讃美歌〝アンチェインド メロディー〟※の最初の旋律が鳴り始めました。

私たちは最悪の事態を想定していました。私が重度で深刻な状態になるまでに、長くもてば10年間くらいは共にいられるかもしれない――しかし、かなりの可能性で、そんなに長くは一緒にいられないかもしれないという推測をしていました。私たちには、旅行をしたり、家を建てるという野心的な計画は何もありませんでした。私たちは、ただ、お互いをよりよく知り合い、おしゃべりをし、散歩し、静かに一緒に本を読みながら、その時間を過ごしたかっただけだったのです。

この頃までには、私たちは二人とも、他の人たちを支援したいという情熱をもっていること、ポールが刑務所を訪問して、教会の教えを広める奉仕に携わるようになっていたことを、はっきりと自覚していました。私は、新婚ほやほやの時に、ポールが多くの時間を刑務所で過ごしていたわよね、と言ってからかうのが好きです。実際、彼は今でもそのような活動をしていますが、私はそれについては何も心配していませんでした。ポールと私が、私たちの人生の一部を他の人たちの奉仕のために過ごしていたことはよいことだと思っていましたし、他の人たちに対する献身は、いっそう彼に対する私の愛を深めました。

今では、私たちは常に出会うべくして出会う運命にあったと感じています。生涯という時間が過ぎたようにも感じますが、また、私たちは出会ったばかりだというようにも感じています。私たちには分かち合うこと、することがたくさんあるのです。出会う以前の私たちの人生は見習い期間のようなもので、共に過ごしてきた歳月に向けて、私たちに準備をさせてくれたようなものなのです。

※アンチェインド メロディー（Unchained Melody）は、1955年の楽曲。作曲アレックス・ノース、作詞ハイ・ザレット。この曲はさまざまな言語で500種類を超えるバージョンで録音され、20世紀で最も録音された曲のうちの1曲。最近では、ライチャス・ブラザーズによるバージョンが1990年の映画『ゴースト／ニューヨークの幻』で使用され、大ヒットとなった。

13 新しい使命
A New Calling

まだ出版されてはいませんでしたが、私の最初の本を書き終えたばかりの1998年5月に、今こそ、認知症をもつ人たちの介護者たちだけしか想定していない支援ではなく、認知症をもつ人たちのための支援についてオーストラリア・アルツハイマー病協会ACTの人たちに話すべき時が来た、と私は判断し、協会に足を運びました。

オーストラリア・アルツハイマー病協会ACTは、にぎやかなショッピングセンターにある銀行の上階にありました。私は、訪問することをわざと連絡していませんでした。事前にわかったら、訪問を断られるかもしれないと思ったのです。予告なく、急に認知症の人が、そこに現れたら、彼らはどんな反応を示すだろうかと思い、それを見てみたかったのです。認知症をもつ本人であり、また、認知症という病気や認知症とともにある人たちに対する社会の見方を変えたいと強く望んでいる当事者としての私を、何とか信用してくれることを願って、私は、『私は誰になっていくの？』（クリエイツかもがわ、2003年）の最初のゲラ刷りを持って行きました。

その日は、オーストラリア・アルツハイマー病協会ACTの執行役員であるミシェル・マグラス女史と面会しました。彼女は、赤毛で、明るい朗らかな性格そのままの、鮮やかなグリーンの服を着ていました。彼女は親しみやすく、あたたかく、認知症をもつ人たちを支援することについての私の考えに、非常に興味をもってくれました。彼女は、ちょうどその頃、協会のサービスを拡大して、まさにそのような人たちに、サービスを提供することを考えていた矢先だったのです。

私たちは試しに、認知症の当事者の交流支援グループを立ち上げ、それが認知症をもつ人たちやその家族にとって助けになるかどうかを確認してみようということで意見が一致しました。ミシェルは、私と同じ年ごろの認知症をもつ3人の女性の名前を挙げました。彼女たちもこのグループに参加することに興味を示すだろうと、ミシェルは思ったのでした。こうして、私たちは全員、週一回、オーストラリア・アルツハイマー病協会ACTのオフィスでコーヒーを飲みながらおしゃべりをする集会を始め、ミシェルがおしゃべりの進行役を務めました。彼女は、私が副進行役であるかのように、参加者だけではなく、私にもそう思えるように接してくれ、私にはそれだけの価値があるという非常に重要な感覚を与えてくれました。

それは私たち4人の認知症をもつ女性たちにとって、既存の壁を突き破り、世界のドアをこじ開ける突破口でした。それは、私たちそれぞれが、同じような経験や、恐れや、関心事や、日々の問題を抱えている、同じ人たちと話すことができた最初のことだったのです。私たちが言葉を忘れたり、何を言うつもりだったのか忘れたりしても、非難されていると感じることなく話すことができました。〝正常〟に振る舞おうと大変な苦労をする必要もなく、ただリラックスしてありのままの自分でいることができました。

また、私たちが本当に恐ろしかったこと、私たちが折々に感じていた絶望についても、相手の機嫌を損ねるのではないかという心配をせずに、話すことができた最初の機会でもありました。以前に唯一私たちが話せる人たちと言えば、最善の意図をもっていたかもしれないけれど、認知症をもっていない人たちだったり、私たちがどんな困難を経験しているかを理解していない人たちだったり、さらに、私たちの精神が時々さまよい込んでしまう薄暗い世界について知ることを非常に恐れていたかもしれない人たちだったのです。

私がポールに出会ってすぐ、彼は、私がしていたことについて関心をもつようになり、1999年に毎週集まる親睦グループをもう一つつくるための手伝いをすることをポールは、自ら買って出てくれました。これはより大きなグループで、私たちは地域のコミュニティーセンターで集会を開きました。お茶を飲んだり、時々は外にも出かけたりしました。このグループの話し合いでしばしば出てきたのは、認知症をもつ人と家族介護者たちとの、意見の衝突でした。これについては多くの意見や感想が述べられ、援助者と認知症をもつ人たちそれぞれに問題があるということが話し合われました。問題には、認知症に対する洞察の欠如、理解や共感の欠如、決めつけ、コミュニケーションの欠如、苦痛の原因となるかもしれない問題を提起することへの恐れ、そして、もちろん、家族内に以前から存在している葛藤などがありました。

いろいろな意味で、ポールと私は大変幸運でした——私たちが出会ったのは、私が、認知症の診断を受けた後だったので、ポールは自分の妻が認知症になった、という事実に遭遇するという経験をしなくてもすみましたし、以前の私を失い、ともに生きていた以前の人生を失うという衝撃や悲しみを経験する必要もなかったのです。結婚したときには、私はすでに認知症だったので、私たちは、最初から認知症のために、これから起きるかもしれない制約や、さまざまな可能性を見据えて、私たちの人生を築き上げてきたのです。

当然のことながら、ポールが私の失われた機能と記憶を深く悲しむ時が必ず来るでしょう。しかし、まだそれは起きていません。また、認知症になると、人と人との関係に暗い影を落とすことがしばしばありますが、私たちは最初の出会いから、それらを免がれることができていたので、本当に恵まれていると思います。その頃も、認知症をもつ人々ともたない人々との間で、対立があったり、コミュニケーションの認知症についての理解がまったくなかったりしたので、ポールと私は、ミシェル・マグラス女史の助言のもと、認知症をもつ人たちとその援助者たちのために、勉強会を始めました。勉強会は誰にとっても新鮮で、学びの多いものでした。そのような集まりの必要性を示すよい例があります。

ある男性が認知症の診断を受けた途端に、彼の妻は、彼がいままでやってきたことを、（彼にさせずに）何でもやり始めたことがありました——彼女は、できうる限り最高の援助者になろうとしたのです。彼女は彼が、その日何を着るかを、自分で決めなくてもよいようにと、彼の衣服を毎朝揃えて並べるようにしていました。男性は、それを、まるで子ども扱いで屈辱的だと思っていましたが、妻も、気が動転していて、ただ最善をつくして彼を支えたいと思っていただけだということがわかっていたので、自分のそんな気持ちを妻に言う勇気がなかったのです。

これらの集会は、認知症の初期段階にある人は、多少、人の手を借りれば、まだまだ自分で多くのことができるということ、そして援助者たちが、何かを選択したり、決めたりする時には認知症をもつ人たちと一緒に選んだり、決めたりすることが重要であり、認知症をもつ人ができる限り長い間、なるべく多くのことに関わることができるように支援をすることが重要であることを、援助者が理解するための、非常にすばらしい機会だったのです。しかし、それだけではなく、誰一人として同じということはない、その人自身の想いや希望を、家族や友人たちに伝え続けるよう、認知症をもつ人たちを励ます機会でもあったのです。

これまで18年以上にわたり、私は認知症をもっていることについて、世界中のグループに数え切れないほど話をしてきました。私は自分を〝認知症を身をもって体験している専門家〟と名乗っています。精神疾患をもっているある人が、自分自身のことをそのように話しているのを聞いて、自分にとっても完璧な表現だと思ったのです。自ら認知症になったことがない援助者も、医師も、神経科医も、その他の専門家たちも、私たちが体験していることを真に理解することは決してできないのです。私には彼らにはない洞察力があり、私の認知症は非常にゆっくりと進行してきているので、ほとんどの認知症の人に比べて、私の洞察を分かちあうために、より多くの時間を費やすことができ、私の後に続くすべての人たちにとって、世界がよりよい方向に変わるよう、少しずつでも努力してくることができました。

しかしながら、オーストラリア・アルツハイマー病協会全国大会での、私の生まれて初めての講演は後味の悪いものでした。オーストラリア・アルツハイマー病協会西部支部の最高執行責任者、フランク・シャーパー氏が、1999年9月にパースの近くのマンドゥラーで開かれる、オーストラリア・アルツハイマー病協会全国大会の開催準備をしていました。彼は私の本を読んでいて、講演を依頼してきました。彼は、どうして私に依頼することを決めたかについて、後に以下のように説明しました。

「ブライデン氏の講演は、一般公開討論の壇上に認知症をもつ人を迎えた、まさしく最初の時でした……彼女のスピーチは、認知症をもつ人に対する私たちの旧態依然とした見方に挑戦するものでした。彼女は、私たちの協会組織と介護者の両者に対する挑戦を、真に世の中に突き付けたのです。そして、彼女は『認知症をもつ人たちに対する、私たちみんなの考えを変えるときがきたのではないでしょうか?』と言ったのです。そのような感じだったので、彼女の講演は、私たちのような旧来の介護者に対しては、挑戦的で、対立を生むものだったのです」と。

確かに、私の講演は一部の人たちにとっては、対立を生みかねないものでした。この講演の後、私はパースに戻って夕食会に出席しました。その時、偶然、「しかし、認知症をもつ人としては、彼女は信憑性に欠けますね」と他の州のアルツハイマー病団体の一つの執行役員が、言っているのを耳にしました。どうやら、彼の言う信憑性を得るためには、認知症が相当進行した段階になっていなければならず、家族や友人たちのことも認識できず、椅子に座って空を見つめ、認知症という疾患に対処する方法について、有意義な会話をすることには貢献できない状態でなければならないということのようなのです。

翌朝、オーストラリア・アルツハイマー病協会の委員たちの朝食会がありました。私の向かい側に、夫が認知症になったことをきっかけに、この協会に関わるようになったという女性が座っていました。私が何かを言うたびに、彼女は「もう、やってられない」とか、「あなたの話をこれ以上聞いていられないわ」というようなことを言いながら興奮し、取り乱していたのです。それがあまりにもひどくなったので、ポールと私は朝食会を早々に退席し、私は泣きながら会場を去りました。

間もなく、わかったことなのですが、この女性の夫は、私とほぼ同じ頃に認知症と診断されたようだったのです。しかしこの頃、彼はすでにコミュニケーションをとることもできなくなっていたので、認知症に非常にうまく対処している人を見るのは、彼女にとってはとても苦痛なことだったのです。実際、彼女は、「夫はもう話すことができないのに、何であなたは話せるの？」と言おうとしていたのだと思います。

私には彼女に対する答えはありませんが、彼女の態度はやはり、私には理解しがたいものです。認知症を議論するために会議や集会の手はずを整えるはずなのに、ほかならぬ直接その病をもった人たちを、どうしてその場から除外して考える人がいるのか、私にはとうてい理解できません。それは単に不公平というだけではなく、理屈に合いません。女性の意見も聞かずに、フェミニズムに関する会議を計画するようなものです。その道の専門家が関わるべきではないでしょうか？

私は、また、私の信憑性についても悩んでいました。人々は、私が認知症をもっている振りをしていると本当に思ったのでしょうか？　私が名声のためや、好き好んでやっているとでも思ったのでしょうか？

今でも、私のことを、実は病気ではないのではないか？と、疑ってかかる人たちがいます。本当にその通りならどんなによかったことでしょう。オーストラリア・アルツハイマー病協会全国大会での私の講演は、全般的にはよく受け容れられましたが、少数の人たちに私のことを信じてもらえなかったという事実に、私は落胆しました。

私は、あの会議で、認知症をもつ人たちのニーズを、重要な意思決定者たちには言うまでもなく、他の誰かに認識させるためには、大きく困難な闘いに立ち向かわなければならないということを思い知らされました。私は、みんなが思っていること、すなわち認知症をもつあなたたちは、そんなニーズなんていう段階は遠い過去になっていて、洞察も不可能で、話すことなんてできなくなっているのに、そんな人たちに考慮に値するニーズがあるなんて考えられるわけがないでしょう?と、思っているのだろうと、私には想像がつきました。しかし、これこそが、この問題の核心部分だったのです。私たちの声を聴いてもらい、信じてもらい、そして支援をしてもらうことができるように、私たちが魂の抜け殻ではないことを証明する必要があったのです。

この、誰の目にも不可能な闘いの中で、私は非常に孤独でした。しかし、あの大会の後まもなく、オーストラリア・アルツハイマー病協会の知人が、アメリカの誰かが私の本を読んで、ぜひ私と連絡を取りたいと言っているので、その人に私のメールアドレスを教えてもよいかと、聞いてきたのです。もちろん、私はどうぞ、と言いました。その人は、モリス・フリーデルという、アメリカの社会学教授で、彼もまた、私と同様に認知症とともに生きている人でした。彼の友人ローラ・スミスが、「Coping with Personal Memory Loss（個人の記憶喪失に対処する）」という、インターネットによる支援グループを設立したのですが、このグループについてモリスが私に話してくれた時（２０００年）には、すでに「認知症擁護支援ネットワーク（DASN：Dementia Advocacy and Support Network）」という組織になっていました。

この組織はその後、この名称にその世界的な広がりを表す〝国際（International）〟という名称が付け加えられ、ＤＡＳＮＩと呼ばれています。

私はこのグループにぜひ入りたいと考え、即座に加入しました。そして私は、何かに導かれるように、それまでずっと知らなかった世界的な活動グループに参加し、活動をすることになったのです。認知症をもつ世界中の友人たちと出会うことができたことは、本当にすばらしいことでした。彼らはみんな私と同じような人たちでした——触れ合いや絆をもつことを望んでいて、率直に声を上げることを望み、認知症や認知症をもつ人たちについての先入観や思い込みと闘いたいと思っている人たちでした。そして、そうしているうちに、一人きりで孤独に闘っているという寂しさ、孤独感がスッと跡形もなく消えたのです。

２００４年ごろ、ハーバード大学の神経科学者で、また作家でもある若い女性が、私たちのオンラインのチャットルームを介してＤＡＳＮに接触してきました。彼女の名前はリサ・ジェノヴァで、ちょうど、彼女の初めての小説、若年性認知症のある女性についての本を書いているところでした。彼女は「認知症とともに生きてきたみなさんの生の経験について、お話を聞くことができるでしょうか？」と、尋ねてきました。私たちは全員、可能な限り率直に話し、認知症に興味をもってくれている外部からの人の役に立てることをうれしく思いました。リサは、『静かなアリス』*Still Alice*（リサ・ジェノヴァ著、古屋美登里訳、講談社、２００９年）という小説を書きました。彼女はそれを、初めは自費出版して自分の車のトランクに積んで売って歩き完売したのです。しかし、それはすぐに国際的な出版社サイモン・エンド・シュースターに取り上げられ、２０１４年にその映画版が公開されました（〝アリスのままで〟※）。リサとは友達になり、

※監督・脚色リチャード・グラッツァー＆ウォッシュ・ウェストモアランド、２０１５年。ビデオ発売／株式会社キノフィルムズ、販売元／株式会社ポニーキャニオン

私は彼女を本当に誇りに思っています、そして、認知症をもつ女性の興味深い微妙なニュアンスのこもった人物描写である、彼女の小説に関わっていたことを誇りに思います。それは、認知症は病気ではなく、普通の老化の一部であるという偏見に挑戦し、私たちの日々の苦闘に対する真の洞察を与えるものです。

モリスと私はインターネットで何か月間もコミュニケーションをとり、私が2001年にキャンベラで開催されることになっている、次のオーストラリア・アルツハイマー病協会全国会議に参加する予定であることを彼に伝えました。何年もの間、科学技術や学究的な世界に関わってきたので、こういった会議に参加するということは、私にとっては当然すべきことのように思えました。モリスも、教授として人前で話すことには慣れていました。この会議で、モリスと私の二人での共同講演を行う計画をもくろむまでに、長くはかかりませんでした。この講演のために、私たち二人の意見や発想をまとめた、パワーポイントを使った発表用スライドを私がつくることになりました。

また、この会議の会期中に助言グループを組織し、会合をもつことについても、オーストラリア・アルツハイマー病協会と相談をしていました。この支援グループは、認知症をもつ人たちだけで結成された初の支援グループでした。私は、オーストラリア・アルツハイマー病協会のそれぞれの州支部に連絡を取り、各州から全国会議のワークショップに参加することに関心がある認知症をもつ人たちを2名ずつ推薦してもらえないかと依頼しました。まもなく、私は、各州から出席可能な12名の人々の一覧表をもらいました。最大の難関は、介護者たちに彼らの出席を認めてもらうことでした――私が電話をすると、しばしば、夫や妻たちは、「夫はアルツハイマー病です。夫ではなく私にお話しいただいた方がよろしいかと思います」というようなことを、私に言ったのです。彼がアルツハイマー病をもっていることは知っていること、だからこそ、私が直接に彼と話す必要があるということを、私はいちいち説明しなければなりませんでした。

会議が始まると、ポールは、私たちの盾となって、ドアのそばに立ち、私たちが助言グループに入ってもらいたかった認知症をもつ人たちの、介護者である夫や妻や子どもたち全員に入場を遠慮してもらえるよう穏やかに説得していました。私たちが他の人たちの助けを借りることなく、私たちだけでワークショップをすることができたことは、本当に大きな意味をもっていたのです。そして、ポールは、認知症をもつ私の夫でもあり、元外交官でもあったので、私の考えを、外交的にこのような似たような立場の相手に説明するには、完璧な立場にありました。

そして、私たち全員で行ったことは、信じられないほど肯定的に受け容れられたのです。あらゆる形の懸念に関する考えを議論した声明書を作成し、それは利用者に焦点を合わせた報告書（Consumer Focus Report）と呼ばれるもので、オーストラリア・アルツハイマー病協会宛ての行動要請でした。

私たちが議論した大きな議題の一つが、オーストラリア・アルツハイマー病協会のロゴでした。私たちがそれを変えたと言えることを、私は誇りにしています。当時は、ロゴは線で描かれたイラストで、二人の人を象徴する単純化された人の姿を線で描いたものでした。この二人のうちの一人は腕がなく中は空洞で、もう一人は、中が柄のない単色で塗られていました。中が空っぽで、中身がない人（これは、認知症をもつ人を表していました）は、無地で単色に塗られた人（介護者）に抱擁されていました。それは、認知症をもつ人たちの介護をする人たちのための支援を提供するという、オーストラリア・アルツハイマー病協会の初期の目標を明確に表すためにデザインされたロゴだったのです。

しかし私たちの目には、それは侮辱的で誤った印象を与えるものとして映りました。認知症をもつ人は、うつろで、絶望的で、中身のない、無用の抜けがらではないのです。私たちは、気力に満ち、社会に貢献をし、必要なことは自分でする、意義ある人生を送る人として描いてほしかったのです。新しいロゴは、同じ大きさの二人の人々が手を握り合っている姿を象徴的に表しているものです。あのイメージを変えさせたことは、多分小さな一歩だったかもしれませんが、認知症をもつ人たちにとっては大きな意味があることだったのです。それは、多分、認知症をもつ人たちに対する世間の見方を変えるための、私の追求の旅が本当に始まったばかりであるということを意味していたのかもしれません。

モリスと私が準備した発表は、そのキャンベラで行われた、オーストラリア・アルツハイマー病協会全国会議のメイン会場での講演として行われることになりました。ということは、私たちは、単に一握りの出席者しかいない小さなセッションではなく、会議の出席者全体に講演をすることを意味していました。私が発表の準備をする間、私たちは何か月もかけて、メールでいろいろな考えをやりとりしながら、協力して講演の準備に取り組みました。

モリスは、会議の直前にオーストラリアに空路はるばるやってきて、私たちの家に滞在しました。彼の滞在中、私たち自身のこと、私たちの認知症のこと、人生の意味、私たちの独自性とは何かなどについて話し合いました。モリスは鮮明で強烈な知性をもっていて、私と同様に、後ずさりする気はなく、認知症に埋もれ、そのために無用のものになっていく宿命に身をゆだねる気は、毛頭ない人です。それは、私にとっては、やりがいはあるけれど、心身ともに疲れさせる、しかし、血わき肉おどるような時間でした。そして、それは、また、私の新しい友人に鼓舞されて、実際に自分自身を新しい視点から見た最初の時でもありました。自分はもっと何かができる人間であり、私は、認知症をもつ人たちのために堂々と意見を表明し始めることができるはずだという認識を持ち始めた時でした。

私たちの講演については、私の著書『私は私になっていく——認知症とダンスを』（クリエイツかもがわ、改定新版2012年）※の中で詳細に述べましたが、最も私たちが言いたかったことは、モリスが彼の抄録の中で使った以下の文章の中にあります。

「私たちは与えることと思いやることによって人生にあずかる多くの道を発見することができ、そうすることは、私たちには価値があり、意味があるという私たちの感覚を回復してくれるものです。このように新しい力を与えられることによって、私たちが挑戦に立ち向かい、それに打ち勝つことができ、さらに、私たちの勇気と尊厳を確認することができるということを再び認識することになるのです」

私たちの講演の要旨は、認知症をもつ人たちは、魂のぬけがらであるという一般に受け容れられている考えに、挑戦することにありました。ただ、会議に出て講演をするということだったのですが、それによってモリスと私は、そのような社会の見方に挑戦を突きつけたのです。私たち二人は、比較的若く、自分たちの脳や社会について聡明に語ることができ、精力的で説得力のある人間だったのです。それは、人が認知症のことを考える時に心に浮かぶこととは正反対のことでした。

モリスは、認知症をもつ人たちがその価値を認められ、意義ある生活を送ることができるようにすることと、私たちが認知機能や記憶を失った時でも、私たちがどのように力強くコミュニケーションをとり、私たち自身のことをいかに感情豊かに表現できるかについて話しました。私たちが話している間、会場の後ろの方にずっと立っていたポールが、聴衆が私たちの言葉に感動して涙を流し、会場中で白いティッシュペーパーを取り出している姿が見えたと言っていました。

モリスとともに私は、認知症をもつ人たちと私自身のために私がやり遂げたいことを見つけていました。私は、私のような認知症の人が生きる世界に意義のある貢献を続けてゆけるようになったのです。私には

※2004年4月のADI会議に合わせて日本先行出版、第7刷、2012年10月のクリスティーン来日に合わせて改訂新版を発行

まだ価値があると思えるようになったのです。ポールに出会い恋をしたことは、私に認知症があるにもかかわらず、私にとって、あるがままの私の価値を認められたと感じる重要な一歩でしたが、これは、世界やその中の私のいるべき場所について、私の心を開きまったく新しい見方に導いてくれていたのです。私は、認知症をもつようになったにもかかわらず、今までの、私のアイデンティティであった、私の頭脳、私の知力のゆえに価値を認められることになったのです。

認知症をもつ人にとって旅行は困難です。どうしてかを理解するのは難しくありません。旅行は日常のいつもの手順を狂わせる原因となり、よく知らない場所や顔に囲まれていることは、混乱の原因となるのです。そして、飛行機の移動による時差ぼけは、1日のペースやリズムを狂わせ、疲労は認知や記憶力を正常に機能させなくなります。軽々しく試みるべきことではありません。認知症をもつ人たちの中には、どんな犠牲を払っても旅行を避ける人がいますが、それは理解できることであり、場合によっては賢明な決断です。しかしながら、人によっては、私のように新しい場所を経験し続け、旅をすることによって学び、もっとたくさんの人たちと出会いたいと思う人もいます。

私はしょっちゅう仕事で広範囲に旅行をしてきましたので、旅行し続けることは、私にとって普通のことなのです。私が認知症と診断された当初は、現在に比べれば、私にとって旅行は容易なことでした。今でも旅行はしていますが、そのために、私には多くの戦略があり、それに関わる多くの計画を練ります（付録「アドバイス」278ページを、参照ください）。そして、言うまでもなく、私の「エネイブラー」※（enabler）であるポールがいなければ、こういうことはできませんでした。

2012年に日本を訪問していた時、私たちはポールのことを私の「エネイブラー」と呼び始めました。日本の聴衆はこの新しい言葉にひきつけられ、それをどう正確に訳そうかと苦労していました。私は彼を、私の介護者とは呼びたくありません。それは、私は自分ではもう何もできないということを暗に意味していると思ったからです。最初は、私の介護に同等に関わっていたことを示そうとして、「ケア・パートナー」という言葉を私は使っていました。

私が何かできる間は、できる限り何でもし続けるよう私を勇気づけるポールのやり方を反映している言葉なので、今では「エネイブラー」という言葉の方がはるかに好きです。今も、私たちの間には、両者お互いに支えあうという関係があります。今でも、お互いに伴侶として一緒にいることを楽しんでいます。私は毎日の家事の分担をこなし、二人とも仕事を続けています——私は認知症の人の代弁者としての仕事を、ポールは刑務所での牧師の職と私の活動を支援する仕事の両方をこなしています。しかし、夫の支援なしにたくさんのことがきちんとできるなどと、一瞬でも考えるほど、私は単純ではありません。私は、一度、主治医に、私を支援するためにポールがしてくれることをすべて話しました。すると、主治医は、「ポールが何よりの良薬なんですね」と応えました。その通りです。

それでも、ポールは私のするべきことをやってしまうことはありません。彼は、何をするにしても、いつも私が自分で何かをできるように支援してくれるのです。私が会議で話したり、旅行したり、家族に会ったりできるように、ポールが私たちの旅行のプランを立ててくれます。

私が言葉を思い出せない時には、ポールは決して私の代わりに言葉を言ってしまったりはしませんが、例えば、言葉の最初の音などで、よくヒントを出して思い出させてくれます。毎日、夕暮れ時には、私と

※エネイブリング(Enabling)を与えるものをエネイブラー(Enabler)と呼ぶ。エネイブリング(Enabling)には、アルコール依存者の共依存といった否定的な意味もあるが、肯定的な文脈においては、個人の成長・自立を促す反応パターンを指す。

一緒に座って夕焼けや太陽が沈んでゆくのを眺め、その日のことを話しながらビールを楽しみます。彼は、私のその日一日に起きたことについてのヒントを与えてくれ、私がその日のことを思い出せるようにしてくれ、彼と一緒にその日のことを話せるようにしてくれます。それから、彼が彼の一日について私に話し、私も彼の話を聴いて私の考えを言ったりします。私が言うエネイブラーの意味はこれです。こうすることが、認知症をもつすべての人に役に立つということではありません。ある人は、自分の頭から消えてしまった言葉を思い出すよう促されることほど嫌なことは考えられないかもしれませんが、ポールと私は、それぞれが、どうすれば認知症の挑戦に最もよく対処できるかについて、よく考えたうえで、これらの戦略に行き着いたのです。

私たちが旅行するときは、計画を立てたり情報を収集したりする作業は、すべてポールがしています。今の私にはそんなことは到底、無理だとわかっています。そして、彼は、私が確実に楽しみながら旅行できるようにしてくれますし、私たちが二人とも旅行からできるだけ多くのことを得られるようにしてくれます。

私たちの最初の海外旅行は、あわただしい旅でした。ニュージーランド、アメリカ(モンタナ)、カナダ(トロントとオタワ)、ロンドン、ベルリン、ポーランド、インドと世界を周り、そして帰国しました。この旅の後では、私はほとんど何も覚えていませんでしたが、ポールは、私たちが行ったところでは、どこでも写真を撮り、私はアルバムを作り、おみやげとしてミシェリンに渡しました。

この旅行のほんの2年後に、私はアルバムを見ながら、アメリカやヨーロッパのいろいろな場所にいる私を見て、奇妙な隔たりを感じました。多くの写真が私にとっては何の記憶も呼び起こしませんでした。写真を見ても、場所や、人々や、私が出席した行事も思い出すことはありませんでした。しかし、そのことは私の心をそれほど乱しませんでした。アルバムをめくりながら、写真を見て、私たちがしたことをポールと話せて、私は本当に楽しかったのです。時々、彼が言ったことがかすかな記憶を呼び起こしました。それに、思い出せなかったとはいえ、あのような場所に行ったことがあるのだと思うことは本当にすてきなことだったのです。

キャメロン・キャンプ博士というアメリカ人の教授がいます。この教授が、認知症をもつ人たちとの意味のある関わりあいに対するモンテッソーリ法※を使った取り組みについて、2年前にオーストラリアで講演するのを聞きました。彼は聴衆に、ずっと前のある特定の日にちに食べた夕食の内容を思い出すようにという、とてつもない難題を出したのです。彼は具体的な日付を挙げたのですが——その前年の9月17日だったかもしれません——明らかに、誰にとっても不可能な課題でした。一年前のその日の夕食に何を食べたかなど、誰ひとり思い出すことはできませんでした。しかし、キャンプ博士は、私たちが何を食べたか憶えていなくても、それでもって、本当に楽しまなかったということを意味するわけではないと、言ったのです。さらに、2、3週間もしたらどうせ今夜の食事を憶えていないからといって、美味しいものである必要はない、何を食べたって一緒だということにもならないと、言ったのです。

それは、認知症をもつ人たちに関しても同じことが言えます。活動を楽しむために、記憶は必要ではありません。まったくそのとおりです。活動の流れを憶えていることは、その楽しみをさらに増すものですが、それでも私たちは、その瞬間、瞬間に活動を楽しむことができ、そして、写真を見ることによって、もし実際の出来事を思い出せなくても、その出来事に連なる興奮を感じることによって、楽しかったとい

※子どもの教育法の一種である、モンテッソーリ法をキャメロン・キャンプ氏は、認知症高齢者に応用した。

うことがわかるのです。

私は、モンタナ州で私たちがともに過ごした時のことは憶えています。それは、一つには非常に重要な時間だったからであり、一つには、それ以来、その時のことについて、非常にしばしば話したり、書いたり、考えたりしたからだと思います。モンタナでは、ふたたびモリス・フリーデルと会いました。モリスは、カナダからのローラ・スミスとリン・ジャクソン、ハワイからのジーニー・リー、その他にジャン・フィリップス、フィル・ハート、メーリー・ロックハート、キャロル・マリケン、アリス・ヤング、キャンディー・ハリソンというDASNIの他のメンバーに私を紹介してくれました。直接、この人たちに会うことは、私にとって感動的でとてもうれしいことでした。この人たちは、インターネットを使った支援グループを通して、私に非常に大きな影響を与え、支援してくれてきた人たちです。ここに、私が書いた2冊目の『私は私になっていく』から、要約した形で再現したいちょっとした話があります。※なぜなら、この話は、私たちがグループとして実際に経験した、喜びとユーモアと挑戦を如実に物語るよい例だからです。

それは、認知症の人の代弁者としての国際的な活動についての勧告案を、私たちが新しくまとめあげた日の晩のことです。みんな疲れきっていましたが、気分が盛り上がっていたので、私たち6人は、近所の町に夕食に出かけました。認知症でないのはポール一人だけでしたが、私たちを見ても私たちに認知症があるなどとは、誰も気づかなかったでしょう。みんなでメニューを吟味し、入念に注文する料理をいろいろ選びました。そのうち注文した料理がテーブルに運ばれ始めました。

ウェイトレスは、「パスタをご注文なさった方は？」と言いましたが、私たちはポカンとした顔で彼女を見つめただけでした。次に、また、「魚をご注文の方は？」と聞かれたのですが、またまた、私たちはポカンとした顔でウェイトレスをじっと見つめただけでした。こんなやりとりが続きました。ポールが助けに入ってくれて、誰が何を注文したかをきちんと分けてくれました。ポールがそこにいてくれて本当に助かりました！

数分後、私がその日の活動についてリンに元気よく話しかけているうちに、私にはしょっちゅうこういうことが起きるのですが、私たちが勧告案をまとめていたところ（ローラの農家）を表現する言葉を、私が必死になって思い出そうとして、途中で言葉に詰まってしまいました。リンは、私が〝農家〟という言葉を思い出そうとしていることはわかっていたので、私に教えてくれようとしていたのですが、彼女は彼女で、何かワインをたのむ必要があるので、ワインリストを持ってきてもらわなければならないと考え、それを忘れないようにと必死になっている真っ最中だったのです。

ちょうどその時、彼女の頭の中でこの二つの言葉がぐるぐる回転し、ウェイトレスが私たちのテーブルのそばを通りかかったので、リンが彼女を呼びとめて、非常に確かに、はっきりと「農家はある？」と、言ったのです。ウェイトレスはその一風変わった質問を冷静に受け止め、私たちに彼女の家族の農家のことを話してくれました。

彼女がテーブルから去ると、私たちはみんなお互いに顔を見合わせて笑いました。これは認知症をもつ私たちにとって、本当によく起きることでした。私たちが頭の中で考えていることがこんがらかり、混線したワイヤーが点火不良になって、突飛な言葉が飛び出てくるのです。ポールがやっとそのウェイトレスに声をかけてワインリストを頼んでくれました。

※〝農家での出来事〟は、原書出版社のJessica Kingsley Publishersに許可を得て掲載されている。

私はこの話が大好きです。なぜなら、この話は、認知症をもつ他の人たちとの社交的な付き合いが（もちろん、私たちの価値を貶めるのではなく、何かができるようにしてくれるポールのような人が、そこにいることも）、どんなに支えとなり、励ましとなるかを如実に示しているものだからです。あなたと同じ思いや経験をしている他の人たちと出会い、交際を続けることをぜひ、ぜひお薦めします。他の人には本当に理解できないことをともに笑うことができ、決め付けられたりすることなくあなたも楽しめますし、お互いに楽しむことができます。そして、あきらめずに挑戦し続け、生き続け、奮闘し続けるよう、お互いに励ましあうことができるのです。あなたが他の人たちと話して経験を分かち合いたい場合でも、家族の介護をしている人が他の家族の介護者に会いたい場合でも、オーストラリア・アルツハイマー病協会のあなたの地域の支部が、支援グループを見つけられるように適切な助言をしてくれるはずです。

国際アルツハイマー病協会（Alzheimer's Disease International）の略であるADIという、ロンドンに本部がある世界的な組織があります。数ある認知症支援のための組織の名称のことで、あなたが混乱してしまうといけないので、少しだけ触れておきたいことがあります。それは、現在は、私たちは認知症について多くのことを知っていますが、30年ぐらい前は、ほとんどの認知症の原因はアルツハイマー病だと思われていました。それゆえに、支援グループや研究組織のほとんどは、その名称に〝アルツハイマー病〟が入っているのですが、実際は、それらの組織は、アルツハイマー病だけではなく、あらゆるタイプの認知症に冒されている人たちのために存在しています。

ADIは、オーストラリアの卓越した老年精神医学者で、認知症の専門家であるヘンリー・ブロダティーを含む、ほんの一握りの専門家たちによって始められましたが、その後80か国で全国的な認知症組織に広がる国際的な連合に発展しました。毎年会議を開催し、認知症に関する最新の研究を国際的に共有するだけでなく、認知症をもつ人たちのケアに関する情報、認知症にやさしいコミュニティーづくりに関する情報、さまざまな種類のワークショップや情報提供のためのセッション（部会、分科会）や、資金募集に関する議論も共有しています。

この20年間に、脳の研究や認知症研究分野には非常に多くの変化がありました。その一つは、認知症をもつ人たちの多くは、以前に比べると非常に早期に診断されるようになったことです。もう一つは、現在は、認知症をもつ人たちがより長く生きられるように、より長く記憶や認知機能を保持できるようにするためのより多くの薬剤が使用可能になっています。これは、認知症のための組織が最初に設立された頃には、行動計画も今とは非常に違っていたということを意味しています。かつては、認知症をもつ人たちが家族や友人たちをもう認識できなくなってしまった、まさに最期の段階にある彼らのための高水準の介護のモデルがありました。

認知症の末期の段階にある人たちが、その尊厳と人間性を尊重され、申し分のないケアを受けること、それも現在のケアの水準よりはるかに優れたケアを受けることが決定的に重要であると、私は確信していましたし、今でも確信しています。しかし、私が、最初に診断を受けた時には、提供されていた支援には、それも、認知症の初期段階にある人たちのための支援には、見逃すことのできない欠陥がありました。

当時、私が情熱を注いでいたのはこれでした。また、ＤＡＳＮＩの意義もそこにありました。認知症の初期段階でも障害があり、支援が必要です。しかし、できることを尊重することも必要とされます。私たちは声をあげたかったのですが、発言権がありませんでした。

モンタナでの私たちの目標は、みんなで集まって、もっと多くの認知症をもつ人たちを中心的な存在として含めるように、ADIの方針を変更するよう勧告する目的で、ADI宛ての提案書を書くことでした。私たちは次のような提案書案を作成しました。

「ADIとその支部組織は、認知症をもつ人たちのみならず、そのケア・パートナーたちが、方針、計画、会議、代弁を含むADIの活動に貢献し、運営や助言的な部門に参加できるようにするための条項を設けるべきである」

モンタナでその文書をみんなで書いた後、ADIの会長、常任理事、職員に会ってその文書について説明するために、ポールと私はロンドンに飛びました。私にとって、それは神経をすり減らす会議でした。私は、吟味されることが非常に不安でしたし、また、この重要な人たちが、私たちが提出した文書を、私に書く能力が本当にあったのかどうか、疑念を抱いているのではないかと非常に心配していたのです。幸いなことに、会議は実にうまくいきました。常任理事たちは、私たちの提案は、時宜を得たものであり、有益であると伝えることができてうれしい限りであること、そして、ADIは認知症をもつ人たちを支援し、私たちをその戦略に含める、より包括的でより広い道をつくり始める覚悟があると、応じました。

ADIは、2001年にニュージーランドのクライストチャーチでの次の会議で、ADIのすべてのメンバーに、私たちの勧告案を配布する計画を立て、2002年のバルセロナの会議で、どのような回答をするかを議論する実務グループを設置する計画を立てました。しかし、それで私のADIとの関わりあいは終わりませんでした。私がキャンベラの自宅に戻った時、ADIのクライストチャーチ会議の総会での講演の招聘状が、私を待ち受けていたのです。認知症とともに生きる人々を代弁する私の旅は始まったばかりだったのです。

クライストチャーチ会議では、私は総会のメイン会場で講演をすることになった、最初の認知症をもつ人でした。その会議で忘れられないことは、私が講演をする前に人々に出会い、彼らに私と認知症との関係を尋ねられ、彼らに私が認知症をもっていることを伝えたことです。それは、非常にぎこちない会話の始まりでしたが、いったんその人たちが驚きから立ち直ると、私がそこにいることは自然なことになりました。

混乱させるような一瞬がありましたが、それは、私が講演しながら、認知症をもつ人たちについて行われる決めつけや、憶測は危険であるという私の論点を説明するために、私の脳のスキャンによる画像をパワーポイントで映し出した時のことです。なぜなら、私の脳のスキャンによる画像を見て、その脳をもっている人は重度の障害をもっていると、人は決めつけることがあるからです。聴衆の中にいた私の友人が、一人の医師がオーバーヘッドの脳の写真が、今、講演している彼女のものであると信じることなんて、できないと言っているのを、ふと耳にしたのです。これは、時々私が耳にすることです。というと、私は詐欺師であるということになります。それは、私にとって非常に腹立たしいことです。認知症をもっている振りをする人がいるなんて、私には想像できません。実際、私が最初に認知症をもつ人たちの代弁をする仕事に関わるようになったのは、認知症をもつ人たちが中心的な場所からはずされ、無視され、あざけりを受けていた状態が理由でした。

私の脳のスキャンによる画像は、誰でも見られるようにウェブサイトに掲載してあり、ジョン・ホッジズ教授のような、認知症の世界的権威によって真実であることを確認してもらうことができます。また、ウェブサイトでは、ホッジズ教授との対談も見ることができます。私が本当に認知症をもっていることを信じたがらないこともまた、認知症をもつ人たちを治療する伝統的な医学的モデルについて、多くのことを物語っていると思います。このモデルは、認知症がそれぞれの人を冒すには、一人ひとり、まったく異なる無数の可能性があることを考慮に入れていませんし、ある程度のリハビリテーションが可能かもしれないということも考慮に入れていません。そのうえ、このモデルはその人全体を見つめた取り組みではなく、完全にスキャンによる画像データや検査に依存しているのです。

翌年、私はバルセロナ会議に出席し、インターネット上の友達であるピーター・アシュリーが、認知症をもつ人たちを代表して、総会で講演するのを誇りに思いながらじっと見ていました。この会議で、私は、その翌年に、認知症について当事者としての視点を伝えるために、世界中で講演するよう招聘され、旅程の一部としてサントドミンゴのＡＤＩ会議への旅など、なるべく多くの場所へ出向き講演をすることに同意しました。それは血わき肉おどる、心身を疲れさせる、感動的で教育的な年になるはずでした。しかし、２００２年はまだ終わっていなかったのです。

14 すばらしい一日

Beautiful One Day

2002年の3月頃には、ポールと私は寒いキャンベラから、暖かで、まばゆい太陽の日ざしあふれるクィーンズランドに居を移していました。この頃までには、私の3人の娘たちは親元を離れていました。2001年に、世界周遊の旅に出たときのことです。ブリスベンのすぐ北にあるブライビー島に、いとこが住んでいるので、そこに観光もかねて立ち寄ったことがありました。季節は冬だったので、私たちの住むキャンベラは寒く、どんより曇っていたのに、その島のパミスストーン水路に暖かな太陽がキラキラと輝くのを見て、まるでこの世の楽園にいるような気がしました。この後の数か月もの間、私は、クィーンズランドに移り住むことにポールが同意してくれるまで、彼に拝み倒したり、うるさくせがんだり、困らせたりしたのです。クィーンズランド観光局のキャッチフレーズは長いこと〝今日は、すばらしい一日、次はもっといい日、いればいるほどよいところ〟でした。

引っ越しをするなどということは狂気の沙汰でした。避けられるのであれば、認知症をもつ人たちは、環境を大きく変えることは避けた方がよいとされています。そして、「よりよい気候の地で住みたい」という以外の、どんな理由であれ、この広大なオーストラリアの地で、異なる州に転居するということは、無謀なことなのです。引っ越しは誰にとっても多大なストレスになります。あなたが慣れ親しんでいるすべてのものや人たちから1000キロも離れたところに越すことは、さらに大きなストレスになります。それに加えて、私の脳には認知障害があったのですから、そんな遠方への転居は災難を招くことがわかりきったことでした。自分がどこにいるのかわからないので、私は、毎日、目が覚めた時に大きな不安に襲われるという危険を冒していました。キャンベラで長年かかって築いた支援のネットワークから私とポールを切り離すようなことを、私はしていたのです。信頼できる主治医や神経科医や家族から自分を切り離そうとしていたのです。引っ越さずに、留まる方がよいという理由がはるかにたくさんありました。それなら、なぜ私たちは引っ越したのでしょうか?

自分の寿命は長くないことを知ると、それは強力な動機づけになる可能性があります。そして、これが私の最期の願いになっても、おかしくないだろうという考えがポールの頭の中をよぎったと私は確信していますし、私たち二人が一緒にいられるのはたった2年しか残っていないかもしれないということを知り、私がそんなにも望んでいることを叶えてやりたいと思ったのかもしれません。温暖な地に引っ越したいという私の望みは強く、強烈なものでしたが、その時にはこのような気持ちがどこからくるのかをよく考えていませんでした。しかし、その後何年も経ち、クィーンズランドでの幸せで穏やかな生活に落ち着いた今になって、そのことをよく考えてみたのです。

私は人生のほとんどを、薄ら寒い都会の環境の中で暮らしてきましたが、その期間の大半は、非常に個人的な試練に直面して生きてきました。1970年代の陰気で寒いアムステルダムでの私の葛藤の歳月、それは私が摂食障害と最初に診断された時であり、孤独とうつ病で苦悩していた場所でした。私がオーストラリアに来る直前まで暮らし、逃げ出したくてたまらなかった悲惨で濃霧の立ちこめたオックスフォードの冬。最初の夫とともに暮らした暗く汚れた市中心部のテラスハウス(隣と壁がつながっている賃貸住宅)で、彼が最初に私に手を上げ始めた時、そこは寒くはありませんでしたが、私はそこをいつまでも暗く陰うつなところとして忘れないでしょう。

そして、うすら寒いキャンベラ、そこは、最初に私がアルツハイマー病の診断を受けたところです。これらの場所でも、多少は幸せな時はありました。キャンベラとシドニーでは、私の娘たちが子どもだった頃のすばらしい思い出があり、そのうえ、私はポールと出会い、私の仕事を楽しみ成功をおさめました。しかし、私の人生が容易でなかったことは、誰の目にも明らかでした。また、私には、新しい幸せな人生を太陽のふりそそぐ、穏やかな、やや田園風の場所――私がこれまでに知っているあらゆる場所と正反対の場所――で再出発したいという、この抑えきれない衝動があったのです。

それは、おそらく、オーストラリアに到着した最初の瞬間から、この本能に従うように私の脳の中に深く組み込まれていたのだと私は思います。どんなに懸命に逆らおうと努力したとしても、私はこの衝動に逆らうことはできませんでした。ポールもできませんでした。私たちは引っ越すことについて長いこと話しあい、友人たちの助言を求め、そして、教会の人たちにもこの決定について、私と一緒に祈ってくれるように頼みました。また、私たちは、私の担当の神経科医にも相談しました。その医師は、引っ越しには賛成しないと忠告しましたが、「世界中を旅行して何とか生き延びてきたようですから、あなたなら、もしかしたらこの大移動にも対処できるかもしれませんね」と、しぶしぶ承諾してくれました。

そうなのです、私はあえて、自ら災難に飛び込んでいったのです。しかし、それはリスクを冒すに値する行動であったと確信しています――そう確信している理由の一つは、現在ポールとともに楽しんでいるすてきな家と生活があるからであり、もう一つの理由は、引っ越しが良い結果をもたらすように、私が一生懸命に私の脳を働かせなければならず、それが私の認知能力を高めることに役立ってきたからだと思います。私の脳は困難に対処するための新しいネットワーク（神経伝達経路）を見つけ、おそらく、損傷を受けた神経細胞のまわりに新しいネットワークを創ったのです。

私たちは、2002年に、ブライビー島に不動産を見つけて購入し、そこに引っ越しました。そこでの生活は、よりゆっくりとしたテンポで進み、それは私が渇望していたことであり、気候も景色もすばらしいものでした。それにもかかわらず、その最初の年は、私にとって非常に困難なものでした。ポールと私は、周囲から孤立して暮らすつもりはなく、すぐに地域の教会に加わり、認知症の支援グループに関する情報を手に入れ、新たにすばらしい一般医を見つけました（そして、今でも私の一般医であり、宝です）。

しかし、これらの新しく出会った人たちやいろいろな場所を記憶することは困難なことでした──私が慣れ親しんでいた人々や場所と非常にかけ離れたものだったのです。私の脳の最大の障害の一つは空間的な位置関係の認知障害（視空間認知障害）であり、地図のどこにあるかを記憶するようには、その位置を特定することができないことにあるので、新しい家のトイレがどこにあるのかを記憶することすら大変でした。近所のスーパーマーケットに行くにあたっては、そこにどうやってたどり着くかを、頭に思い描くことは、とてつもない努力を要する難題だったのです。

クィーンズランドのあの一年目は、私の脳にとっては大きな転換期だったにちがいありません。地図や場所を学び直し、人の顔や、友達や、名前を再学習するための期間だったのです。これらすべての再学習は、能力が減退しつつある脳の中で行われました。ポールと私は、なんとかやり抜きました。私はしつこく再学習し続けました。「そうよ、私にはできるわ」という、私の子どもの頃からのモットーと、鉄の衣をまとったような私の強靭な意志が、私を成功へと駆り立てたのです。

もちろん、私がしたいことをできるように支援をしてくれるポールという支えがなかったら、私は途方に暮れてしまったと思います。彼は、常に私のそばにいて、私を励ましたり、思い出せるようにヒントを与えてくれたり、やる気を起こさせてくれたりしたのです。彼は、いつも、私が自分の力でやるべきことをやり遂げることができるように、必要かつ十分なことだけをしてくれ、私が決して失敗しないように支援はしてくれましたが、決して、私の人生の何から何まですべてしてあげるといったことはせず、私が完全に彼に依存してしまうようになることは許してくれませんでした。

21歳だった私の真中の娘リアノンが、なにか優しく思いやりのある配慮を求めていたのがこの頃でした。私の最初の結婚、離婚、そして、認知症の診断に関連して生じた困難なことは、私だけに影響したのではありません。当然、私の子どもたちにも影響を及ぼしていました。その頃、リアノンは途方に暮れ、落ち込み、行く先が見えない状態でした。彼女は、自分の人生をどうしたいのかがわからない状態でしたので、ポールと私は、クィーンズランドに来て私たちと暮らすようにと勧めました。日の光と新鮮な空気をたっぷりと浴びれば、私にとってと同様に、彼女にとっても良い効果をもたらすかもしれないと思ったのです。

彼女が非常に落ち込んでいるのを見て心配になり、私は、ポールに「こうなったら、もう一つの冒険にチャレンジしてみない？」と提案しました。それは、リアノンが馬と過ごせる時間をもっともてるように、広い土地に移るという冒険でした。彼女は馬を厩舎に住まわせていたのですが、そこで馬の世話をするために、毎日、数時間をかけて、家と厩舎の間を往復しなければならなかったのです。

リアノンはもともと馬が大好きで、彼女と馬との間には、何か特別な絆がありました。それに、私が認知症の診断を下されたばかりの時、ティーンエイジャーだった彼女が、ほんとうに困難な時を幾度となく、乗り越えることができたのは、馬によるところが大きかったのです。ポールは、それはやってみる価値があると考えてくれ、広い土地を買うという決断をしました。その提案をした瞬間にリアノンの目がきらきら輝いたのを見た私は、これは名案だと確信しました。彼女のあの目の輝きはついぞ、見ることのなかったものでした。私たちは、荒れ果てた湿地で、誰も見向きもしない土地を見つけ、馬のためのちょっとした小牧場にしようと決めました。その計画を実行することは、まさしく私の脳への挑戦であり、私は短期間に、柵造り、開墾、新たに種をまくこと、排水、造成、除草剤噴霧、厩舎内装などなどについて非常に多くのことを学びました。

しかし、2003年の半ば、こういった計画のさなかに、その前年にバルセロナで開かれたADI会議で私を招待してくれた団体のすべてを訪ねるために、ポールと私は3か月間の世界一周の認知症の人の代弁活動の旅に出発しました。私たちはリアノンにすべてを任せて出発しました。彼女は、あらゆることを驚くほどよくこなし、気力と努力を傾けてこの計画に没頭したのです。

この旅行の資金に充てるために、私たちは車を売り、その他にも、私の服用していた認知症治療薬を作っていた製薬会社からの資金援助も申請しました。その資金申請はうまくいき、見事、資金提供を受けることができました。でも、その会社にとっても、大きな宣伝になったと思います！　しかし、この旅行中、インド、イスラエル、フランス、ロンドン、南アフリカ、ブラジル、サントドミンゴ、台湾、日本など、さまざまな場所で講演を行ったので、私のスタミナは限界に追い込まれてしまいました。

2003年中は、DASNIの仕事は多少中断していました。これは、一つには認知症をもつ私たちメンバーの誰もが避けることのできない認知症のごく当然の進行のせいでした。私や、仲間たちは疲れてきていましたし、また、かつて私たちができていたことを同じようにする能力を失いつつあったからです。私は疲れや失望を感じ始めていました。私たちの目標が中断したかのように思えた時が何回かありました。しかし、こういったことはすべて、心身を疲れさせる世界旅行の途中で、私がサントドミンゴに到着した時に一変することになりました。サントドミンゴでのADI会議で、私がADIの理事会の理事に任命されたのです。それも、それまでに任命された誰よりも多くの投票数を得てのことでした。認知症をもつ人が、この世界的なグループの理事であり、意思決定機関の幹部に名を連ねることになったことは、非常に光栄なことでした。

私の任期は3年間であり、私のように進行性の致命的な病気をもつ人にとっては、気が遠くなるような長期にわたる期待でしたが、私は喜んで承諾しました。そして、そのあわただしい旅の途中でさらに2、3か所ほどの場所に立ち寄り、講演を2、3回行った後に、私たちの乗った飛行機は、初の訪問地である日本に到着しました。そして、その後の数年間に、私は、何回か日本を訪れることになったのです。

I5 Japanese Natural Hazards
日本の大きな地震

この頃、私は、認知症とともに生きる人たちの声を代弁するための本を書こうと思っていました。日本にはじめて訪れた数年前から、私は多くの講演やスピーチをしていたので、題材は十分あると思ったのです。その本は『私は私になっていく――認知症とダンスを』（クリエイツかもがわ、改訂新版2012年）、というタイトルになることが決まっていて、内容は、ポールと二人の人生の始まり、共にした仕事、1998年以来、私たちが変革のために闘って獲得してきた事柄についてのものでした。

この本は、実際に認知症と積極的に向き合いながら生きることについてのものでした。自分は誰であるかという感覚を認知症に奪われてしまう恐怖について書いた『私は誰になっていくの?』（クリエイツかもがわ、2003年）という本とはまったく正反対で、前向きに生きることについてもっと多くのことを書いたものでした。この2冊の本を書くこと、旅行と講演と代弁活動を続けてきたことすべてが、私の脳に挑戦し続けて進むために役に立ってきたとしか考えられません。

英語版の私の本はかなりよく売れましたが、日本でも、超ベストセラーとまではいえないまでも、まあまあのベストセラーとなりました。なぜなら、これは奇妙に聞こえるかもしれませんが、日本では私はちょっと名のしれたセレブ（著名人）だからなのです。どうしてそうなったかという経緯は次のようなものです。

私たちが最初に日本を訪問したのは、2003年の世界旅行の最後でした。それは、石橋典子さんというエネルギッシュな高齢者専門のすばらしい看護師のもつ力と熱意によって実現しました。彼女はたまたま、ニュージーランドのＡＤＩ会議で私の講演を見たのでした。英語が一言も理解できないのに、彼女はなぜか私のパワーポイントのスライドに引きつけられ、私の身振り手振りをじっと見ていました。

彼女はその意義深さを直観し、私の発表を余すところなく撮影し、私の本を買って日本に帰ってから、私の発表と本の両方を翻訳する人を見つけたのです。まもなく、彼女は、それだけの苦労をしてきただけの価値は充分あると感じたのです。彼女の夫は神経科医で、彼女自身は日本の介護施設で認知症をもっている人たちのケアに携わってきていました。そして、日本でも認知症と積極的に向き合いながら生きることについての対話を始めたいという願いをもっていたのです。私が、まさに、彼女が探し求めていたものだったのです。

典子さんは、私が認知症を受け容れるまでに、まさか私が、という疑いの気持ち、いやきっとまちがいだという否定の気持ち、さらには認知症に対する恐怖を経験していたことを知って、共感してくれました。また、診断後の人生を〝新しい旅の始まり〟と呼ぶという考え方にも共感してくれたのです。その年、彼女が私にくれた手紙に、「認知症を患うことは、多くの人々が考えるほど恐ろしいことではないと、私は、自分の経験から学びました。なぜなら認知症が、その人の人生を生きるための何か別の、未知の方法を示してくれるからです……。それは人生における尊い挑戦となる可能性があり、また、成長の過程となる可能性さえあるのです」と、書いてありました。彼女からのこれらの言葉は、私の心に鳴り響きました。

２００３年の始めごろまでに、翻訳者を介して、彼女から、オーストラリアに私たちを訪問する計画であるという内容のメールを受け取りました。その日はあっという間にきました。典子さんは2月の下旬には、大学の社会学教授と私の本の翻訳者、テレビのプロデューサーたちと一緒に私たちの家を訪ねてきたのです！

それは、私たちの考え方や笑い、喜びを分かち合うすばらしい時間でした。その後、数か月のうちには、私の最初の本が日本で発売される準備が整っていました。私が招待されて日本に行った経緯は、この本の発売のためと、2003年の主要な会議での講演を行うためでした。テレビのプロデューサーが、私のために京都のお寺でのインタビュー取材を手配しました。そしてそれは日本の国営放送であるNHKから放送されました。突然、私の物語が数百万という日本人に知られるようになったのです。その後、シルバーチャンネルという高齢者擁護のためのオンラインのチャンネルで、一連のインタビュー取材を受けました。

2003年の中頃の、あの閃光のような知名度の中で私は、日本で初めて認知症を〝公に宣言した〟人になり、日本もそれを必要としていたのです。日本は世界有数の高齢者人口をもつ国です。現在、国民の四分の一が65歳以上ですから、認知症と向き合うことは、常に、日本が世界の国々に率先して、取り組んでこなければならなかったことなのでした。

その当時、問題だったのは、世界の他のどの国よりも日本では、認知症をもっているということから生じる差別が、ことさら大きかった可能性があったことです。当時、日本の認知症の人たちは〝痴呆性老人〟と呼ばれていました。認知症をもっていることが、どんな気持ちで生きているのかということについての理解はほとんどありませんでしたし、また、彼らを助けるために家族や介護職の人たちが、どんなことができるかについての情報もほとんどありませんでした。それについて進んで話す人は、誰もいなかったのです。認知症をもっていることを進んで認める人は誰もいなかったのです。しかし、2003年までには、認知症をもつ人たちも政治家たちも、認知症について話し始める準備ができていました。この変化とちょうど時を同じくして、私は日本を訪問したのです。

日本では、私の最初の本が非常によく売れたので、日本の出版社が、２００４年の京都のＡＤＩ会議で発売する予定で、２冊目の本を書くように私に依頼してきました。幸いなことに、私は『私は私になっていく――認知症とダンスを』（クリエイツかもがわ、改定新版２０１２年）をすでに執筆し始めていましたが、出版社が２００３年の７月が締め切りであることをしつこく言わなかったら、その本を書きあげることができなかったでしょう。そしてまた、期限を決められたことで、何とかして考え始めたり、仕事をし始めたりするようにと、私や私の脳を強く動かしたのです。

京都のＡＤＩ会議には４０００人の代表者が来ていました――非常に大きな会議でした。最も驚いたことは、越智俊二さんという男性による開会の演説でした。彼は認知症をもっていて、彼の奥さまがその演説を支援していました。彼は、認知症と診断を下されるということや、その診断が彼に与えた衝撃について話しました。私たちはつけていたイヤホーンを通して通訳者が話すのを聴いていました。しかし、私たちは彼の演説の四分の三ほどしかわかりませんでした。なぜなら、会場にいた人たちのほとんどがそうだったように、通訳者が越智さんの言葉にあまりにも感動して、突然泣き始めてしまい通訳を続けることができなくなってしまったからです。現実社会に認知症とともに生きている人たちを含めようとしていた会議の方向づけを、彼が実際に創ったのです。

私は、認知症をもつ人たちによる、認知症をもつ人たちのためのワークショップの座長をする予定になっていました。ワークショップで、五感を駆使することで疲れすぎてしまうので、私たち認知症をもつ人々には、脳を休めるための空間が必要不可欠です。ですので、そのための静かな部屋を用意してもらえるように依頼してありました。私たちには平安の間と呼ばれる部屋が用意されていました。それはその名の通り、私たちに安らぎを与えてくれる空間でした。部屋からは、オレンジの花が咲いている美しい庭が見渡せ、常に静かな平和な空間でした。

私は日本では非常に有名になっていたので、騒ぎ立てられずに集会（セッション）に参加しようとすると、すこし照れくさい思いをしました。会議の二日目に私は、平安の間からワークショップの会場に歩いたのですが、一緒に写真を撮らせてほしいという依頼がたくさんあって、廊下に沿って会場まで移動するのが大変でした。会場に着いた時には中は満員で、外に立っている人たちもいました。その前のセッションがまだ進行中にちがいないと、私は思ったのですが、それにしても、20分前には終了しているはずだったので、何だか変だと思いました。

私が出入り口のところに立って、自分の番を待っていると、やっと私の支援者たちが、会場内の人たちだけではなく外に立っている人たちも私を待っているということ、ぜひ、ワークショップを聞きたいと強く希望していることを、通訳を通して教えてくれました。私は、予想だにしない、この状況に圧倒されながらも、DASNIの他の3人のメンバーである、カナダからのリン・ジャクソンとマリリン・トラスコット、スコットランドからのドリーン・ケアンズと一緒に会場に入りました。

足を踏み入れた大きな講堂は、超満員でした。これは、認知症をもつ人（私です）が司会を務め、認知症をもつ人たちによって講演が行われる、多くの人が出席するワークショップになったのです。明らかに世界で初めてのことです。私たちは、認知症についてのあらゆる方針決定、研究、人権擁護に認知症をもつ人たちを中心にすえることについて話し始めました。私が、〝私たちを抜きにして、私たちについて語るな（Nothing about us without us）〟というスローガンを使い始めたのは、この場所だったのです。そして、このスローガンは今でも世界中で使われています。

ドリーンはすばらしい講演をしましたが、私はグラスゴー生まれのこの友達の非常になまりの強い英語を理解するのにひどく苦労していましたし、また、日本の通訳者たちが聞き取るのは無理ではないかと危ぶんでいたので、前もって原稿のハードコピーをもらえるように頼んでいました。ドリーンについて私が特に記憶している瞬間は平安の間でのことです。彼女はその部屋で、認知症が非常に進行していて、すでに会話をかわすことがなくなっていた日本人の女性と一緒に少しの時間を過ごしていました。

ドリーンは、その女性の手を握って、優しく話しかけていました。その女性は英語を理解できませんでした（グラスゴーのなまりなど、わかるはずもありません！）が、突然、その女性がにっこり笑い始め、立ち上がり、大声で何か日本語で叫んだのです。そばにいたヘルパーは、この女性の家族を走って呼びに行きました。彼女は何か月も話したことがなかったので、家族はとても喜びました。彼女は「ええなぁ、ええなぁ」※と言っていたということを、私は後になって聞きました。それは、認知症をもつ人たちが、かなり進んだ段階にあっても、見込みがないとあきらめてはならないことの重要性を示す例でした。触れること、視線を交わすこと、共にあることは、すべて、認知症をもつ人たちと想いを通じ合う重要な方法であり、思いもよらないすばらしい喜びをもたらしてくれることがあるのです。

私の記憶の中にひときわ強く残っている一人の男性がいます。そして私が、この人にとって先ほどの人と同じように大きな影響を与えてきたと言えることを誇りに思っています。彼は、水木理というペンネームの著者です。２００７年に私が日本を訪れていた時、彼は私の著書の日本語版２冊をしっかりと手に持って、東京のホテルに私を訪ねてきました。２冊ともそれぞれに繰り返し読んだようで、親指でめくったページの端が汚れていて、数え切れないほどたくさんのポストイットが貼ってありました。通訳者を介して、

※原文には〝Wonderful ! Excellent !〟と書かれている。当時の状況を思い出して、関係者はこのような日本語だったと語っている。

彼は、「あなたの本に出会ってから、あなたの言葉に支えられて、私の人生を生きてきました。あなたの2冊の本に出会わなかったら、恐らく現在の私はなかったことでしょう。あなたの本は、私のバイブルです」と、言ったのです。

彼は、ブログと自分のオンラインの〝物忘れカフェ〟を始めていました。※ 認知症をもっていたとしても、私たちは変化を起こすことができるということ、また、認知症があっても対処するための戦略はあるということを、ついに受け容れるようになったのです。彼や彼のような他の人々が声を上げ、また彼らの言葉や行動を通して、社会での役割を取り戻すための支援の一端を、私が担ってきたと思うことは、非常に大きな達成感を覚えます。

あの2004年の会議以来、私は数回日本を訪れ、認知症政策やその実行における変革を日本政府に要求していた、認知症をもつ人たちのグループとともに活動し、応援してきました。2005年までには、日本政府は認知症にやさしい社会を創るという目標を宣言して、その要求に対応しました。そして、日本は現在、地域に生活する認知症をもつ人たちの支援を目的とするボランティア研修事業（認知症サポーター研修）を修了した人たちが何百万人もいます。認知症をもつ人たちを示す用語である〝痴呆老人〟の代わりに、〝認知障害をもつ人たち（認知症の人）〟という用語を使うようになりました。日本がこのようなことすべてを達成するうえで、私が微力ながら起爆剤としての役割を果たしてきたことを、この上なく光栄に感じています。

2004年の京都会議の後、私たちは日本中をめぐり、私の2冊目の本を販売するために講演をしました。神戸、大阪、東京など、日本のいくつかの都市を訪問し、常にあたたかい歓迎を受けました。大地震※※が起きた時に私たちは東京にいましたが、この後に大きな余震もたくさん起きました。本震が私たちを襲った時にはホテルの18階にいましたが、1メートルほど前後左右にグラグラと揺れ、不安になりました。ぞっとするほど恐ろしい思いをしました。ちょうど、荒れ狂う海でボートに乗っているような感じでした。館内放送で「あわてずに落ち着いて行動してください」という指示や、私たちが耐震構造の建物の中にいることについて知らせるアナウンスがありましたが、私の神経を鎮めるためには、あまり役に立ちませんでした。

翌日の夜、私たちが地下にあるレストランにいた時に、大きな余震が来ました。再び不安でいっぱいになりました。大きな熱い鍋に入った食べ物がテーブルの上であちこちと動き、私たちは火傷をするのではないかと怖くなりました。しかし、前日同様、私たちは災難を免れることができ、本当に幸運でした。私は、この大地震を無事に生き延びることができました。しかし最終的に、わたしにとてつもないダメージを与えたのはホテルのスリッパでした。

日本で宿泊したどのホテルの部屋にも、もし、相撲の力士がたまたま泊まっていたとしてもはけるほど、十分大きなフリーサイズのタオル地のスリッパがすべての客のために揃えてありました。非常に大きなスリッパで、つま先とかかとの部分がはり出ていますが、とても履き心地のよいものでした。それは、私の世界周遊旅行のまさに最終日で、大地震の余震の後の夜のことで、私たちは翌日には、私の家族を訪ねるためにイギリスに飛行機で出発することになっていました。

荷造りも終え、夕食もすませて、私たちはホテルの部屋でちょうどリラックスしているところで、私は

※水木理さんはその後、ブログの発信を本にした。……水木理・認知症の人と家族の会編『ブログ認知症一期一会――認知症本人からの発信』（クリエイツかもがわ、２００７年）

※※２００４年10月23日に発生した新潟県中越地震

ホテルのスリッパを履いていました。部屋のドアベルが鳴ったので、私はドアまで歩くために急いで立ち上がったのですが、右足が左足のスリッパのつま先のはり出ている部分を踏みつけ、左足を押さえつけてしまったのです。スリッパで床に固定され、私はつんのめってしまいました。そして、自分で体勢を立てなおす間もなく、肩をテレビのキャビネットに強くぶつけてしまい、この衝撃で私は、横向きに投げ飛ばされました。はるか遠く右に、一瞬のうちに投げ飛ばされたので、両手をついて転ばないようにすることもできませんでした。

私は、右頬骨を2か所、上腕骨を1か所、骨盤を横切るように2か所、背骨を2、3か所、骨折してしまいました。鼻血が出てきて、そのうえ、足を動かすことができませんでした。激しい苦痛に声も出ず、私はただそこに横たわっていました。どんなにひどかったかというと、何か月も後にお世話になった、オーストラリアの理学療法士に、車の大事故にでも巻き込まれたのかと聞かれたほどでした。しかし、私の怪我の原因は、交通事故ではなく相撲力士サイズのホテルのスリッパに加え、大きなテレビのキャビネットにぶつかったせいで、つんのめった身体を立てなおす間もなく右に向かって転倒してしまったことや、当時はあまり指摘されることのなかった骨粗鬆症など、非常にめずらしいことの組み合わせでした。もし私が、コーヒーテーブルに頭を打ちつけていたら、どんなことになっただろうかと考えると恐ろしくなります。

ドアのベルを鳴らした人は山中一義さんでした。山中さんは、私が日本に滞在している間に仕事をしていた、オンラインの高齢者擁護のテレビチャンネルである、シルバーチャンネルからの私たちの連絡係でした。彼は、すぐに救急車を呼び、スピードを出して道路を走っている間も、私たちが最高の病院に搬送されることを確認するために前もって電話をかけていました。翌日、私たちがイギリスに出発する予定は、直ちにキャンセルされました。

ポールは私と一緒に救急車に乗って病院に行きましたが、心配のあまり完全に落ち込んでいました。私たちは整形外科専門病院に搬送されました（高齢社会の国にいることのメリットの一つは、実際に、骨折や外傷治療専門の特別な病院があるということです）。私は入院して、フランス語なまりの英語を話すとても感じのよい整形外科医の治療を受けることになり、私は3週間患部を固定し、治療を受けることになりました。

私は個室に入院しましたが、そこには小さなキッチンが付いていて、ポール自身が食べる分の必要最低限の食事を作ることができました――たいていは麺類でした。私は、まったく食欲がありませんでしたが、病院の栄養士がいろいろ私に聞いたり、好みを調べてくれたりして、食欲が出るように西洋風の献立を考えて、私を励ましてくれました。

身体中あざだらけで、そのうえ骨折までしてしまい、私は見るも無残な顔になっていました。身体を仰向けにして寝ることさえできませんでした。私は、右頬骨を骨折してしまったので、右目が陥没してしまうのでは、と非常に心配になってしまい、クッションなどに背をもたれて、やや上半身を起こしていなければならなかったのです。

ところで、もし、私の脳に神経のネットワークがあったとしたらの話ですが、ここに、私の脳に神経ネットワークを再生するための、まさに私にとっては苦痛を伴うチャンスがあったのです。そもそも、私の担当の看護師たちは誰ひとりとして英語が話せませんでした。私の疼痛はパラセタモールという鎮痛剤で管理されていましたが、私が実感していた痛みには十分効くとは思えませんでした。こうして、私はすぐに、英語で痛いことを表現する言葉である〝ｉｔａｉ（痛い）〟という日本語を覚えました。（必要に迫られた時には〝ｉｔａｉ〟と言いましょう！）。入院中に、私は基本的な日本語をかなり身につけることができました。例えば、〝オマル（ベッド上で使う病人用の簡易式のトイレ）、セイシキ（清拭）、ショクジ（食事）、チンツウザイ（鎮痛剤）のような、絶対に必要な言葉です。

認知症をもつ人にとって、入院は、非常に方向感覚を失わせたり、おびえさせたりすることなのです。入院は、認知症をもつ人を、悪化への負のスパイラルに陥らせることがあるということを示した調査、報告もあります。試しに、あなたの話す言葉を理解する人がほとんどいない病院に入院することを想像してみてください。しかし、不思議なことに、日本の病院に入院中、私は認知的障害や記憶障害をほとんど感じませんでした――少なくとも、普段よりもひどくなったということはありませんでした。ポールは、毎日私のそばにいて、認知症の治療薬を私に飲ませてくれ、また、毎日、ほとんどの時間を私と一緒に過ごしてくれました。

私が驚いたのは、見舞いに来る人たちの流れが途絶えなかったことです。毎日、電車や時には飛行機でも、日本のあちこちから誰かが私の見舞いに来てくれました。私が講演しているのを見た人たち、私の本を読んだ人たち、私をテレビで見た人たち、そして、私を支援しているということを伝えたかった人たちが、来てくれました。その中のほんの数人しか英語を話せませんでしたが、私たちは身振り手振りと、私が覚えた数少ない日本語で、何とかコミュニケーションをとりました。私を見舞ってくれた人の中に、広島から来た教授がいました。彼の妻がネルのパジャマを２組、私のためにプレゼントしてくれました。とてもありがたい贈り物でした。山中さんは、〝クリスティーン・ニュースレター〟を発行し、私の支援者たちに私の経過についての情報を更新してくれました。そのうえ、三菱銀行に口座を開設して、ポールと私の出費を援助するための寄付金を、有志が振り込めるようにしてくれました。私はこのことを本当にありがたく思っておりました。

私たちに対するこの惜しみない支援が、どんなに重要な意味をもっていたかを、言葉には表すことができません。途絶えることがなかった見舞い客のおかげで、孤独や退屈を免れることもできましたし、私に示されたあたたかいお気持ちや愛情のおかげで、私はずっと明るく元気でいることができたに違いありません。うつ状態は認知的障害を悪化させる大きな引き金となる可能性があるので、私が入院生活を無事に送るためには、おそらくこれはきわめて重要なことだったと思います。

2週間ほど後で、ようやくリハビリテーションが可能な時期になったので、理学療法士が来て寸法を測り、私に合ったコルセットを作ってくれました。これは、試しに歩行を始めることが許され、いつかは飛行機で帰国できるようになるために、私には必要なものでした。その後、私は、試しにゆっくりとベッドから降りて、歩行器を使うことを許されました。私が病室から出て、廊下に沿って歩き始めた最初の日、そこには日本人の高齢の女性患者がいっぱい立っていて、拍手と笑顔と励ましの言葉をかけて激励してくれました。毎日、痛い思いをしながら、歩数をほんのわずかずつ増やしながら、あの果てしなく長い廊下を少しでも長く歩くことをめざし、ついに階段を上るという次の段階に挑戦するまで、リハビリをしました。そして、私のありったけのエネルギーと努力を傾け、階段を上り下りする勇気を奮い起こし、苦痛と恐怖を克服しながら闘いました。ある日、あのネルのパジャマを着て、どうにか外出しました。よろよろしながら、散歩用の杖を使って最も近いコーヒーショップまで歩いて行きましたが、私は達成感でいっぱいでした。そこで飲んだコーヒーは、私がそれまでに味わったどんなコーヒーよりも美味しいコーヒーでした。

その後間もなく、私は退院しましたが、航空機で帰国を許される前に、近くのホテルに1週間滞在して、外来患者として病院に通わなければなりませんでした。日本の支援者のみなさまからいただいた寄付のおかげで、私たちはビジネスクラスで帰ることができました。それは、特別に追加された非常に有難い援助でした。

ようやく家に着いた時は、私は気分がすぐれませんでした。私は、何年も使い込んだ散歩用の杖を持っていました。念のため言っておきますが、今は使っていません。家に帰った時に私がしなければならなかったのは、普通の歩き方を学び直すことでした。それは困難なことでした。私の自然な歩き方を取り戻すことはほんとうに難しいことに気づき、この歩くという情報が、私の萎縮しつつある脳の中で失われてしまったのではないかという不安すらもちました。また、身体の機能も私たちの脳によってコントロールされているので、認知症のために、リハビリをやり遂げることが困難になっているのではないか、という危惧ももっていました。しかし、私は再び、身につけたのです。

帰国してすぐに、理学療法士に相談に行きましたが、彼は私のレントゲン写真を見て唖然として、リハビリを始める前に、まず休養をとりましょうと指示しました。2か月後、自分の動きを取り戻そうとして、温水プールでの水中のリハビリのセッションを何回か行いました。それは、とても安心して取り組めるものでした。また、台所にある2、3人用の長いすにつかまって片足で立っているような運動を、家の中などで、できるだけするようにと言われました。ある程度の自信をもって歩けるようになるまでには、何か月も——実際、1年近く——かかりました。杖は使わなかったので少しの間しまっておいたのですが、間もなく膝が炎症を起こしたので、再度、引っ張り出して来て2か月間の間、使わなければなりませんでした。数年間、私は歩くことや体を動かすことについては、まったく自信がありませんでした。しかし、最終的には、私は杖を押し入れにしまって、それきり忘れ、再び、まったく自然に歩き回っていました。今は、毎日犬を散歩に連れて行き、何の補助具も使わずに家の近所を快適に歩きまわっています。

私は、私の人生で経験したあらゆる困難、特に認知症の診断後の困難の一つひとつを、私が再びよみがえるためのチャンスであると思っています。多くの場合、このような考えは、困難を克服した後、何年もたってから、私の中に芽生えるものです。私が、ひどい外傷からの回復過程の真っただ中にある時にできることと言えば、自分をみじめだと感じながら、片方の足をもう片方の足の前に出して、それを繰り返してよろよろとわずかな歩みを続けることだけでした。

それでも、私の骨折やリハビリテーションの話をここに書いたのは、けがや、精神的ストレスや、あのショッキングな転倒事故のために、私が知的な挑戦をせざるを得なかったことや、それを乗り越えて回復することは、事故の前にすでに私がもっていた認知的潜在能力よりも、さらに優れた能力を得るために、私が自ら手を伸ばし、獲得しようと努力するための貴重なチャンスだったということを強く直感したからです。

私は楽観主義で、何でも前向きに考える人間です。日本でのあの恐ろしい転倒が——人々の心に触れ、自由に動き、明晰に考える私の旅の機会の最後に——呪いをかけたのだとしても、それが私に与えた教訓と愛と贈物を、それでもなお貴いものとして感謝したことでしょう。当時は、前途にはさらに輝く時が待っていることを知る由もなかったとはいえ、ありがたいことに、これは私の旅路の終わりではなかったのです。

16 Finding Home
また、新しい家へ

2004年から、私の身体はゆっくりと回復していましたが、一方、精神は混乱し、途方にくれていました。あんなに多くの国へ立ち寄った世界旅行の後、私たちの新しい家での生活に戻ることには、大変な困難を伴いました。シャワーを浴びたり、ベッドに入ったり、食事をするといった、毎日決まってすることの手順を憶えているのが難しかったのです。新しい家の中で、物が置いてある場所を憶えていることも困難でした。

認知症の診断を下されて以来、私はうつになるたびに、物を考えたり記憶したりすることが困難になり、そうなると、必ず、私は、下へ下へと落ちていくスパイラルの中に巻き込まれ、死に向かって急いでいるという気持ちになってしまうのです。いままでは、そのたびに私は立ち直ってきたのですが、この時は、私はまだ立ち直るところまではいっていませんでした。

その頃ミシェリンが、彼女の人生で経験したあらゆるトラウマの後遺症に苦しんでいることを、私は、明らかに認識するようになりました。母親なら、自分の子どもを両腕に抱き上げて、もう大丈夫だからね、と安心させてやりたいものです。しかし、私の娘たちの経験した心的外傷はあまりにも大きく、複雑だったので、私には思うように癒してあげることはできませんでした。私には認知症がありました。認知症は依然として、そこに存在していました。それは私たち全員の頭上にある恐ろしい黒い雲でした。それは、そこにとどまったままで消える兆しはありませんでした。娘たちは母親を失いつつあったのです。今でもそれは同じです。

ミシェリンのことは、長いこと、非常に心配していましたが、ついに2006年に、彼女は私たちと暮らすために、クィーンズランドの小牧場に移って来ました。こうして、その時は下の娘たちは二人ともそこで私たちと暮らしていたのです――しかし、間もなく、リアノンがすぐに彼女のボーイフレンドになった、やさしく思いやりのある男性を見つけ、彼と暮らすために馬を連れて引っ越していきました。2007年の後半、私たちが馬用に開墾した小牧場を見まわして、果たしてそこに、そのまま住み続ける必要があるのだろうかと考えました。私たちは近くに小さな区画の土地を買って、ミシェリンと一緒に暮らせるもっと広々した家を建てることに決めました。それは大きな挑戦でしたが、少なくともはじめのうちは、非常に楽しんでいました。

土地の購入について学んだり、家と庭作りの計画を立てたり、建築業者との交渉をしたりして、挑戦を楽しんだのです。退屈している暇なんかまったくありませんでした！ 2008年までには、私たちは新しい家に引っ越していました。ミシェリンは、みごとな庭園を造りあげ、そのうえ、並々ならぬ努力と決意をもって歴史学者としてのキャリアを追い求めていました。

私の娘たちはみんな、母である私のようにたくましいのです。それぞれ、非常に困難な時を乗り越えて、仕事でも学問でもすばらしい結果を達成しつつあります。結局、リアノンはクィーンズランド州の保健局に勤務し、イアンシーは、大学院で理学療法と回復に関する研究をすることになりました。私にとって、自慢の娘たちなのです。彼女たちが逆境を乗り越えて幸せを見つけ、成功をおさめるのをこの目で見ることができるほど、私は長く生き続けられたことを、うれしく思っています。

新しい家には、小さなプールや、ポールがバイクの修理や、ボート造りなどのいろいろな作業ができるように大きな小屋を作りました。また、私が仕事をするための書斎もあり、娘たちが訪ねてきた時に家族と一緒に泊まることができる広々とした部屋もあります。

この移動による挑戦は、私の脳にとっては非常によいことだったかもしれませんが、情緒的な側面と知的側面について言えば、対処するのは非常に困難でした。ほとんどいつも、私の脳は過度の負荷状態にあり、混乱し、ストレスによる緊張状態にありました。神経科医が認知症をもつ人たちが引っ越すことを勧めないのには、正当な理由があるのです。認知症の診断以来この時までに、私は3回引っ越しをしていたのです。この3回目の時は最悪でした。

引っ越しを計画した当初の興奮と楽しみが去った後は、まるで私の脳に対して過度の負担がかけられたような状態になり、私はうつに陥ってしまい、うつとともに私を襲ったのは自信喪失と、多大とまでは言えないまでも、多少の認知力の低下でした。これが今度は、それまでと比べて、私のやる気を失わせることになり、以前ほどまわりとの付き合いもしなくなり、一生懸命に努力もしなくなってしまったのです。

それは、私が私の脳に挑戦していないので、脳も同じように、がんばってくれないという、負のスパイラルに陥ってしまっていたのです。そして、私は、楽しめる活動にも参加していなかったので、人生もそれほど楽しんでいませんでした。私の人生は終焉にさしかかっていると本当に思い込んでしまっていました。2007年に講演をしましたが、その中で、「残りわずかなほんの数センチのところまで蝋《ろう》が融けていて、ちらちら揺れて消えそうなろうそくの火のように、私にはもう時間がなくなってきているのがわかっていますので、残りの一瞬一瞬を大切にしてゆくつもりです。私は認知症をもつ人たちのための代弁活動に最善をつくし、変革に貢献してきました。今、私はこの仕事をみなさんに引き渡します」と、私は言いました。2007年にです！　今、それを読み、その時以来、どれほど私が多くのことを達成してきたかを振り返ると、私は笑ってしまいます。しかし、当時は、脳が衰退していて、死が近づいてきているという感覚は、非常に現実的なものでした。

引っ越しをした後の荷物のほとんどは、まだ箱に入ったままで、私は箱を開いて中のものを何にも取り出す気になりませんでしたので、箱に入ったままその場に置いてありました。ですから、自分の家の中なのに、何がどこにあるか、まったくわからなかったのです。私は、多くの時間をベッドに横たわって費やしました。そして、何年もしたことがなかったことなのですが、ある日、自分の体重を量ってみると、何キロも体重が減っていたことがわかり、悪魔の数字（拒食症に取りつかれた時の数字）が私の頭の中にひょっこり現れたのです。私が体重を50キロまで落とすことができたら？　あるいはもっと体重を減らせたらどうなる？　私はぎょっとして体重計から飛び降りました。自分の体重に取りつかれていた時から20年以上経っていて、私の強迫観念はすべて過去のことと確信していたのですが、その時、拒食症に陥っていた時の考えが再び、戻って来るところだったのです。それは、明らかな警告のサインであり、私は幸い、再び、拒食症にはならなかったとはいえ、自分が非常に暗い場所にいることがわかったのです。

その頃の唯一の最良のできごとと言えば、私たちが新しい家に引っ越してから一年後の２００９年に、リアノンがすばらしいボーイフレンドだったティムと結婚したことです。娘が結婚するのを見届けるに十分なほど生き続けることは、私があえて願ってもみなかったことでしたし、何年も昔、私がアルツハイマー病であると告げられた最初の日に、それは不可能だと言われていたことでした。

リアノンは美しく、この上なく幸福に見え、そして、他の二人の娘たちも新婦付き添いのドレスを着てとても魅力的でした。しかし、私はまだ体調が良くなく、ほとんど杖を使って歩いていましたし、残念なことにひどく痩せて疲れ果てていました。

2010年、ポールと私はまた海外への旅を計画していました。それは、90歳の誕生日を迎える私の母に会うためでした。そのうえ、ポールは実家に帰る途中に、ギリシャのテッサロニケでのADI会議を訪れると言い張りました。私には行けそうにありませんでした——私にとって、そのような会議への出席は完全に過去のことだと感じていたのです。私は、2006年以来、国際会議に行ったことがありませんでしたし、もうそれ以上、認知症の人たちの代弁活動をする気を失っていたのです。私は闘い続けるには、あまりにも疲れ果ててしまい、誰か他の人にバトンを渡すことができればいいのにと思っていました。私にはもう貢献できることがないと、心の底から思っていましたが、ポールは別の見方をしていました。

彼は、今の私の不調は精神状態と関係していると直観し、私の脳を機能させ続け、自分は誰であるかという私の意識が保たれるためには、私には意味のある仕事がどうしても必要であるということも見抜いていたのです。また、彼は、私が、認知症の研究や擁護のための活動をする世界に携わらなくなったことを心のどこかで寂しく思っていることも、そして、ADIの会議に行くことは、溝にはまって、にっちもさっちも動けなくなってしまっている私を引っ張りだすためには重要なことであることもわかっていたのです。

私は気が進まなかったので、愚痴をこぼしたり、泣きごとを言ったりしました。しかし、ポールは、「僕たちが何年も会っていない人たちがいるんだよ。みんなとまた会って近況を話し合ったら、すごくいいと思うけど。それに、ギリシャだよ。とにかく僕たちはヨーロッパに行くんだもの。ついでに行かないなんてもったいないと思うな」と言って、譲ろうとしませんでした。

そんなわけで、私たちはADI会議に行きました。

会議は、私に新たな発見を与えてくれました。参加者たちは、私に会って非常に喜んでくれました。私は、国際アルツハイマー病協会の家族に再び迎え入れられたかのように感じました。何度も何度も、あたたかく、驚嘆の声をもって受け容れられました。それは私が、みんなのレーダーから消えていたからです。認知症をもつ友人から連絡が途絶えると、彼らはもう亡くなってしまったか、あるいは、彼らがもうコミュニケーションもとれないほどに、脳の障害が進んでしまったと思ってしまうのです。

世界中から集まった友人や仲間たちにご無沙汰していたことに、少し赤面しながら、私は、「まだ、生きてるわよ」と、言い続けました。何年にもわたる私の活動が、人々にとってどんなに意味のあることだったかを知り、その時に、認知症をもつ人たちが、この重要な活動にどう関わっているかを知り、私の不在に気づき、どれほど、私をなつかしく思ってくれていたかを知ることは、自分がしてきたことに対する自信を取り戻すほどの経験となりました。会議に出席したことは、私たちができ得ることの中で最高のことでした。私は、翌年にトロントで行われる予定のＡＤＩ会議の総会の開会のスピーチをするよう依頼を受けました。こうして、再び、私は計画を立てたり、楽しみにすることが出てきて、非常に私のためになりました。私の脳は、再び、やる気になったのです。

この依頼は、私の自尊心を非常に高め、うつから私を解き放ち、そのうえ結局は、このお陰で、その年の8月に私がどうしても必要になった資金を手に入れることができたのです。ある朝、妹のデニースから電話があり、ママの臨終が近いと知らせてくれました。私の母は血管性認知症でした。ポールと私は運よくすぐに、飛行機の予約を取ることができ、2、3日のうちにロンドンに行くことができ、ママに会い、別れのあいさつをすることができました。

私はママの最期の5日間を一緒に過ごしました。これは、私とママにとっては特別の時間でした。私の愛を分かち合い、誰でもが両親が亡くなる前に、言っておきたい大事なことを言うための時間でした。それは私が、パパに言うことができなかった大事なことです。私は旧オランダ語で聖書の一節をママに読んで聞かせました。すると、彼女が、「ああ、とてもきれい。とてもきれいなオランダ語」と、言ってくれました。

ママはベッドのそばにあるパパの写真はどこかと何度も聞くので、そのたびに私たちは、その写真をママに見せました。「パパはすばらしい人だったわね」と、彼女が言うと、私たちは「本当にね」と応えました。その次に、デニースと私が幸せであることを、何度も確かめたがっていましたが、特に、ママは、私たちが善良な男性と結婚しているかどうかを確かめたかったのです。彼女は、具体的に私がジャックから受けていた虐待についてはまったく知りませんでしたが、その結婚が不幸な結婚であったことと、彼が異常な男性だったことは知っていました。そして、このような死期が迫った時であっても彼女の脳のある部分が、私が若い時におかれていた状況をまだ心配していたのだと思います。私は、自分の父親がそうであったように、穏やかで心のやさしい、家族を大切にする男性と結婚していることを、静かに母に思い出させることができて、本当によかったと思いました。

翌年にかけて、私はまた自分の仕事に没頭し、論文を書き、研究の助言者としての役割に関わり、オーストラリア全土のアルツハイマー病協会のグループに講演をして歩きました。この2、3年の間に私の脳がまったく消滅することなく、かつてのように、まだ、非常によく機能を果たし、私が原稿を書いたり講演をしたりして、役に立つことができていたのだと気づき、私は驚きました。私の脳は共有すべき新しい考え、新しい概念、新しいことを思い巡らせていました。そしてこのすべてが、脳が神経のネットワークを再生し、再点火するために役に立っていたのです。

しかし、もちろん、私の認知症になる前の時期に比べれば変化はありました。以前私が働いていた時には、科学的な研究に関係するあらゆる領域の複雑な問題について、少量のスライドを使い、原稿やメモを用意することなく、話すことができましたが、現在私が講演をする時には、私が用意した原稿を書いたとおり、そのまま読み上げます。車の運転をすることや電話で話すことと同じように、声を出して読むことは、過去2、3年にわたって苦心して再学習した技能なのです。私の代弁活動を始めた時でさえ、私は豊かで複合的な語彙を使っていました。5年から10年前の私の講演を振り返ってみると、現在、私が容易に発音できる言葉に比べて、結構、難解な言葉が使われています。この時期の私の言葉は、よりシンプルで直接的になりました。しかし、私はまだ生きていますし、まだ働いていますし、まだ考えていますし、まだ創造的な活動をしています。２０１１年の3月に、私たちはトロントに行き、総会でスピーチを行いました。心の中で、私は戻ってきたのよと、考えていました。

そして、ママが亡くなってからちょうど8か月後の4月に、私の2冊目の本のドイツ語版の発売開始のためにヨーロッパにいる間に、叔母のエヴィーが末期癌で危篤状態になったとの知らせを受け、ポールと私はアントワープまで行って、彼女と一時を過ごしました。エヴィーは一度も結婚したことがなく、また子どももなく、その時もまだ祖父母の家で独りで暮らしていましたが、私たちは、彼女には介護が必要であることがすぐにわかったので、救急車を呼び彼女を病院に連れて行きました。

私たちは彼女を毎日見舞いました。彼女は毅然としていて、気丈にも、元気に振る舞い、私たちがアントワープにいる間にぜひすべきだと思うことを、毎日、勧めてくれました。私たちは病院に戻って見物の報告をし、ポールが受けたアントワープの印象を彼女に話したりしました。

しかし、私たちには、エヴィーに残された時間はあまり長くないことがわかったので、この機会にと思っていくつかの重要なことを彼女に伝えました。彼女は私のヒーローだったこと、そして、ティーンエイジャーで、まだ子どもだったころから彼女を崇拝していたことを、エヴィーに話しました。彼女は

1950年代から1960年代に、建築学という男性優位の社会で成功した先駆者だったのです。退職するまでには、彼女はアントワープの長老で尊敬される建築家になっていましたし、当時の女性としては、これはとても大きな業績だったのです。

彼女は常にその貪欲な知性を美術や音楽や文学で満たしていました。彼女が休暇をとる時はいつも、文化が豊かな、歴史的に重要な場所に行っていました。北極圏に徒歩旅行したり、鉄のカーテンの裏の真実を調べながら東ヨーロッパに行ったりしたのですが、これは当時としては非常に勇気のいる大胆なことだったのです。彼女はチェコのフォークミュージック（民族音楽）のレコードを何枚かお土産に持ってきてくれました。これらのレコードの音楽に合わせて、家中をくるくる回り、私の魂と創造力を炎のように燃やしていた、幼い時の思い出があります。もしエヴィーがまったく私の人生に存在しなかったら、認知症の診断以後でさえも、私がこんなに必死に私の脳をあきらめず保持し、活発に働かせ続けてきたかどうかはわかりません。

エヴィーはこの2週間後に亡くなり、私は深い悲しみを覚えましたが、母の臨終の時にもそうしたように、エヴィーに大事なことをたくさん話すことができましたし、最期の日々をともに過ごすことができたので、私は安らいだ気持ちでした。

17 認知症とともに生きる暗い日々

A Dark Day with Dementia

これまでに述べたことがありますが、私と会ったり、私の著書を読んだりする多くの人たちは、私が認知症とともに生きているとは容易に信じられないと思っています。これが私をどんなに困惑させるかは、すでに述べました。多分、私は光栄に思うべきなのかもしれませんが、実際のところ私は、毎日、正常に見えるようにと懸命に努力しているのに、そのために返って、まわりの人たちが私のことを、本当は認知症ではないのではないかと疑うという皮肉な結果になってしまう場合には、その必死の努力がまるで無駄になったような気がしてしまうのです。

私が講演している時には、あなたには、洗練され自信に満ちたひとりの女性が見えているかもしれませんが、あなたに見えていないことは、そんなふうに見えるために、私がどれだけの犠牲を払っているかということです。あるいは、私が認知症になる以前、キャリアの全盛期の時には、私のプレゼンテーションが、いかに手際よく、わかりやすく、機知に富んだものであったかを、あなたは知らないのです。

また、私は非常に多くの人たちがもっていると思われる、認知症とともに生きる人の顔つきや見た目はどういった感じの〝はずだ〟とか、どういう感じで行動する〝はずだ〟とかいう非常に決めつけた固定観念にも悩まされています。認知症は、緩慢な進行性の疾患で、その損傷をもたらすためには何年もかかる可能性があります。一見〝正常〟に見えるような認知症とともに生きる人たちもいます。特に彼らをよく知らない人たちにとっては、そう見えるのです。頭がさえた瞬間がある人たち、あるいは、会話が一定の話題に関するものである限り、非常に楽しく会話を交わすことができる人たちがいます。ほんの少し忘れっぽい感じに見えたり、ほんの少し疲れているように見えたりするだけの人たちがいます。非常にゆるやかに進行するさまざまな症状があるのです。私たちに何を言えばよいのか、私たちに何を期待すればよいのか、私たちにどう話しかければよいのか、さらには、私たちを訪問してもよいのかどうかさえも人々にはわからないので、進行した段階の認知症に対する固定観念が、私たちを社会から排除してしまうのです。認知症とともに生きる人たちは、何よりも、この固定観念に対する恐れを抱えながら診断を下されてから死ぬまでの長い道のりをたどるのです。

私が、幸運だということは、理解しています。私には認知症があり、ずいぶん長いこと認知症とともに生きてきましたが、今でも非常に多くのことができるのです。私が今でも、持ち続けているものに感謝しています。しかし、認知症になってよかったと思っているとか、まだ、重症化せず、軽度から中等度の段階に留まっていることを幸いだと思うとか、あるいは、苦労のない穏やかな人生を送っているなどと、心にもないことを言うつもりはありません。

私の書いたもの、私の講演、私の人生では、認知症とともに生きているひとりの人として直面する困難なことについて、私はくよくよと考えたり、長々と述べたりしていません。なぜなら、社会は常に、認知症とともに生きている人たちができないことに焦点を当ててきたからです。私たちがいかに〝扱いにくい〟存在かということや、私たちがいかに何もできないかということを、社会は強調してきたのです。私は、これらすべての偏見を、行く手を阻む邪魔な木や枝のように切り落とし、なぎ倒しては、押し進んでいるのです。認知症のない人たちに、認知症とともに生きる人たちは、社会に貢献ができるということに、私たちは、今でも社会との絆を必要としていることに気づかせることをめざしているのです。私は、認知症をもつ人たちに残っている能力に焦点を当てようとしてきました。そして、毎日、認知症とともに生きていることから生じる暗い恐ろしいことについては、本当に詳しくは言及してきませんでした。

しかし、認知症をもつ人が抱えている問題や、挑戦や、日々の関心事を認識することは重要なことであると、私は思っています。一つには、私がそうすることによって、私の本を読んでいる認知症をもつ人たちが、何らかの一体感をもてるようにしたいのです。一つには、認知症をもつ人たちの家族のためにそれを行って、私たちがどんなことを経験しているのかということについての洞察を、家族の方たちにもってもらうためです。一つには、その他のすべての人たちのために――どうすれば認知症にやさしい社会をつくりあげることができるか、どんなことをする必要があるのかについて、すべての人たちが考え始めることができるようにしたいのです。

一日一日が私にとっては闘いなのですが、日によっては、比較的、調子が良く、他の人の助けに頼らずに、自分の考えていることをはっきり書き留めたり、人々に話しかけたり、考えたり、にっこり笑ったりすることができるのです。日によっては、すっかり気力を失ってしまい、三目並べゲーム※をしても7歳の孫娘に勝つことができなかったり、夫がどこにいるのかも記憶することができなくなったりするのです。そして、私がとても大切に守り持ち続けているものすべて、私に残っているすべての思い出や知的能力が、指の間から砂のようにこぼれ落ちてしまうように、あっという間に、消えてしまうのではないかという恐れを抱いて、毎日を生きているのです。そして自問します。私は、幸運にも比較的長いこと心身の健康状態が安定していたのに、その運がついにつきるところまで来てしまったのでしょうか？　私は、つい今しが

※井桁状に線を引いて、9つの区画を作り、二人が交互に○と×を書き込んで先に3つならべた方を勝ちとするゲーム

た最後の旅に出てしまったのでしょうか、今、手元にある本は、人生で最後の本になってしまうのでしょうか、ポールとの意味のある会話は、今この時が、最後なのでしょうか？　私には知る由もありません。

私の最悪の日がどんな感じなのかについて話したいと思います。認知症とともに生きる暗い日のことを。こんな日は毎日ではありませんが、この苦闘の要因が、その日がどんな一日になるかを決定するのです。

日によっては、朝に目が覚めた時にその日が何曜日であるとか、私たちが何をすることになっているとかが、まったくわからないことがあります。今日は、ポールは外出するの？　私は出かけるの？　誰か家に訪ねて来るの？　今日は、何月何日だとか、何曜日だとかを憶えていることによって、あるいは、昨日のことを憶えていることによって、今日の状況を前後関係にして説明することが、私にはできないのです。昨日のことも、私にとってはブラックホールなのです。ベッドに横になっているだけで、すでに、目標を失って、途方に暮れているような気がするのです。それはまるで、私の前に広げられているカーペットの上に私が立っている時に、同時に私の後ろから同じカーペットがぐるぐる巻きながら迫ってくるようなものです。

私は予定や計画に圧倒されていると感じ、非常に不安になりストレスで緊張してしまいます。そうならないように懸命になって、ポールに何度も何度も続けて同じことを聞かないように努力するのですが、私が機能するためには、過去と未来について知る必要があるので、それは恐ろしいジレンマです。

自分の人生についてでさえ、人に語る場合、今語っている人生の記憶が正しいかどうかもわからず、それに確信がもてないのです。私の薄れていく記憶は、まっさらの白いキャンバスに灰色の絵具で薄く地塗りをしたかのようです。私の人生はその物語を失いつつありますが、今この瞬間のことに、よりはっきりした焦点が当てられ、私の周りは、今この時のことでいっぱいになっているのです。私の混乱した過去を再現するためには、ポールが一緒にいて助けてくれなければなりません。彼は、私たちが今、共に送っている人生について実況放送のように語りながら、私の散り散りの記憶をつぎはぎして、私のために物語を創り、絵として見えるような描写をして、私がその中に入ってゆけるような彩りの美しい文章にしてくれ、彼と思い出を分かち合えるようにしてくれるのです。

しかし、この私が体験しているものは、果たして、私の真の人生の物語なのでしょうか、それともポールの物語であり、人生なのでしょうか？　私自身の想像力と感情と今まで私が経験してきたことすべてについての感覚を使って、それを私自身が組み立てたのでなければ、私の人生の物語であるとは言えないのではないでしょうか、それとも誰か他の人のものなのでしょうか？　それは、今では、私についての、重要なこと、興味深いこと、不快なことや、よいことやわくわくすることについて、今、私が語っている言葉や行動の中から、重要だと思うことを取捨選択し、私の人生の物語を編んでいるのは、今では、ポールであって、私ではないのです。私が自分で編むはずだった物語は、永遠に失われてしまったのでしょうか？　仮にも私が記憶を持ち続けられるように、ポールが助けてくれていることを感謝すべきだとよくわかっているのに、私はこんなふうに考えてしまうということが、また私を憂うつにさせるのです。

午後も日によっては、非常に頭がすっきりしていると感じて、その日のことをはっきり記憶していることがあります。その日の午前中に何が起きたかを憶えていることができるのです。しかし、記憶の一つひとつが消え去ってしまう日もあります。それは、まるで私の記憶の整理用キャビネットの鍵を一つだけ残して、他のすべての鍵をなくしてしまったかのようです。今さっき薬を飲んだかしら？　今日は医師の診察予約はある？　冷蔵庫の中のこの食べ物は、食べてもまだ大丈夫？　私は、まるで自分が得体のしれない深く暗い荒れた海の上の険しい崖にしがみついているような気がします。

私の考えは混乱しているので、何の前触れもなく、急にやってくる、頭がぱっと冴える瞬間を最大限に活かすように努力しています。このごろは、はっきりとわかりやすく話したり、言葉を確実に口に出したりすることが、以前よりもずっと困難になっています。間違った言葉がしばしば口から出てきてしまったり、文章が非常に支離滅裂になったりします。そして、私が疲れている時やストレスで緊張している時は、いっそうひどくなります。周囲の騒音や動きは、この過程を妨害します。それは、私の周囲でパチパチとかブンブンという生活音が出ている最中にラジオ放送局のチャンネルを合わせようとするようなものです。どういうわけか、その他の音も、単語や成句を思い出そうとすると邪魔をします。例えば、電話が鳴って、そちらについ注意が向くと、〝買い物に行きましょう〟のような、電話とまったく関係のないことを言おうとしている場合に、〝電話に行きましょう〟のような、何かバカなことを言ってしまうかもしれません。それは、まるで私の脳の中で導線が交差していて、交差点でメッセージが混線してしまうかのようです。

かつて、私は言葉を見つける非常に優れた能力をもち、豊かな語彙量をもっていました。１９８０年代の中ごろ、ハーバード大学大学院入試の言語の部門で正解率99％を誇ったものでしたが、今では、その私の頭の中はベトベトの糊でいっぱいになっていて、その中に言葉が埋まってしまっているような気がします。その中には事物の写真があり、それだけではなく部分的につくられた言葉もありますが、必ずしも相互に関連しているわけではなく、何らかの順序があるわけでもないのです。私の文章には、風船が勝手気ままに、空中に漂っているように、考えが一連の画像として入ってくるのです。時々、私の頭の中にあるベトベトの糊状のものの中から筋の通った文章を引き出すことができないことがあります。特に、私が急がされていたり、ストレスで緊張していたりする場合には、できなくなるのです。ときたま、私が言っていることが非常に奇妙になり、言葉がごっちゃ混ぜになって出てくることがあります。

私は声をあげたり、表情をつくったり、手を振ったりして、私の言葉の断片をポールに理解してもらおうと努力します。言葉が出てこないので非常に腹を立てて、金切り声をあげたり、大声で叫んだり、ののしったりすることさえあります。このような瞬間が何といらだたしいことでしょう！　私はすでに職場の人たちが、かつて知っていた通りの落ち着いた、冷静沈着な人ではなくなっているのです。昔は、動じることなく、すべてうまくさばいていたのです。今では、単に明瞭な文章を引き出そうとするだけで、私はカッとなってしまい、手がつけられなくなるのです。

ポールが、今日は家で過ごす静かな一日だと思っていた日も、私の感情の波の具合によっては、何倍も難渋する日になってしまうのです。私は、認知症になる前は、穏やかで安全な人生の港にいたのですが、今や、私にとっての答えの見つからない難問や、どうしていいかわからない作業、予期できない出来事でいっぱいの混沌とした海の中を漂流しているのです。時々、何か恐ろしいことが起きるような気がしますが、私はそれが何かを忘れてしまっているので、しばしば動揺したり不安になったりするのです。

時には、ただ単に一本の電話をとったがために、その日、ポールがどこにいるかを私が必死で頭の中に留めてきていたことが、わからなくなってしまうこともあります。ですから、誰かがポールに電話をかけてきて、ポールの姿が見えないと家中彼を探しまわったあげく、電話をかけてきた人に、ポールはどこにいるかわからないとか、いつ帰って来るのかわからないなどという何ともみっともない返事をすることになってしまうのです。家には掲示板があって、ポールはそれに毎日どこにいるかを書くのですが、時々、特に私の状態がよいと思われるような日や、彼がほんの10分だけ外に出る場合には、わざわざ書き入れたりしないのです。時には、私が掲示板を見るのを忘れることがあり、〝それは今日の情報なの？　それとも昨日のことなの？〟などと疑ってしまい、掲示板を信用できないことがあります。

何かを手書きするということは、今はめったにありません。文字というものは、しばしば独特な形をしているように思えるのです。そして、頭の中で時々見つからない字があります。そのうえ、正しい順序では頭に浮かんで来ないのです。ですから、間違ったつづりを打ち込むと自動修正してくれるパソコンのスペルチェック機能は、本当に使いやすく助けとなります。ですから、今の私は、手で書こうとするより、スペルチェック機能が付いているパソコンを使って文字を打ち込もうとがんばる方がより楽しいのです。

アイロンかけは危険な可能性をはらんでいます。アイロンのどの部分が熱いのかとか、どうやって水を入れるのかを憶えていなければなりません。それから、ワイシャツを眺めて考えてしまいます。これってどうするの？　最初はどの部分から取りかかるの？　私は、懸命になって集中し、これらの私の身体の部分がどこにあるのかを確認し、さらに危険がないように確認しなければならないのです。洗濯も私にとっては、難題です。洗濯をする時は、私は、洗うものを事前に選り分けることがあるので、その作業は非常に疲れる可能性があります。ですから、洗濯という作業は、それはそれで、私にとっては別の難問なのです。洗濯をする前に洗い物を選り分けているときに、白っぽい物と色の濃い物とを一緒にしてしまうと、また最初からやり直ししなければならないのです。食器洗い機も困難な課題です。実際に、食器洗い機から中味を取り出してかたづけるのは、特に非常に多くの異なる形状や用途をもった食器や調理器具があると、どういうものをどこに収納すべきかを当てる脳のテストを受けているようなものです。

家に私が一人でいる時には、同じところを行ったり来たりし、お茶を入れたり、洗濯をし始めたり、その他の活動を始めたりすることがあるのです。調子の悪い日は、何かやりかけていることを忘れてしまうかもしれないのです。洗濯物が洗濯機の中にそのまま入れっぱなしになっているかもしれません。洗濯が終わった時に、洗濯機はピーッという音を発するにもかかわらず、すぐに取り出して干さずに、他のことをしていると、私は洗濯をしているということを完全に忘れてしまうのです。庭いじりがやりかけのままになっていたり、まだベッドも整えていなかったりすることがあるかもしれません。そして、家の周りをぶらぶら歩いている時に、突然、やりかけになっていることに気づき、急いで終わらせたりするのです。

ですから、私の一日はあわただしく、何の脈絡もないバラバラのことをしているうちに過ぎてしまうことがあります。また、他にも何かすることがあったことを思い出すと、それを声に出して言いながら大急ぎで台所に行き、それをそこにおいてある掲示板やアイフォン（iPhone）に急いで書き込みます。ちゃんと声に出して言っていないと、掲示板やアイフォンを手に取るまでに、何で私がそこに来たのかまったくわからなくなり、考えが消えてしまうのです。私がした行動をすべてたどりなおしても、たいていの場合何の役にも立ちませんし、その日は、私はどんどん疲れてしまうだけなのです。

このごろはあまりにもすぐに疲れるようになってしまいました。考えたり記憶したりしようと懸命に努力すると、私の脳が疲れてしまうし、覚えている間に、やるべきことを済ませようとあわただしく歩き回ると、今度は私の脚が疲れてしまうのです。毎日毎日生きているだけのために、私は一日中あまりにも懸命に働いているので、私の中にはもうこれ以上、脳に投入したり脳から取り出したりするためのエネルギーがまったく残っていないのです。ですから、私はストレスに全然うまく対処できません。たとえば、もしお皿を割ってしまったら、どうすればいいのかがわからず、凍りついたように動けなくなってしまいます。私はどうすることもできないほど打ちのめされてしまい、癇癪《かんしゃく》を起こしたり、虚脱状態に陥ったり、金切り声をあげたり、大声で叫んだり、それどころかののしったりするようになるのです。そうすると、ポールが私のそばに来て、静かに壊れたお皿の破片を拾ってくれます。

いろいろな中から何かを選ぶという作業は楽ではありません。いくつかの考えや目に見えたものも同時に憶えられないのに、その服装ではなくこの服装を選ぶなどというようなことが、どうして私にできるでしょうか？　ですから、たいていの日は同じような物を着ています。私が講演をする予定の時に、何を着るかを決めることは、私にとってまさにストレスの瞬間となるので、ポールに手伝ってもらわなければなりません。

ポールと私がどこかへ出かける場合には、多少の挑戦が伴います。一つめの挑戦は、私たちがどこに行くのかを思い出そうとすることです。次は、着て行くものを、選んで決めるという身をすくませるような挑戦です。その次は、私たちがどんなことをするのかを決めることです。ポールが、外出するということを教えてくれたとしても、彼がいつもの段取りに従って車の鍵を取ってきたり、上着をはおり始めるまでには、私は、ときどき外出することを忘れてしまっていて、混乱したり不安になったりするのです。そして、車で走っている時に、彼が、事前に二人で相談していた行き方に沿って道を曲がる時でさえ、もちろん、私はそのことを忘れていて、なぜここを曲がるのかと聞いてしまうのです。

一泊以上の旅行は、身の回りの物を詰めなければならず、それには非常に多くの選択をしなければならないので、なおさらストレスが増えてしまいます。何泊何日の旅行になるかを数え、その数の分だけ手の指を開いたままにして、同時に、スーツケースに入れる物をクローゼットから取り出すのは、途方に暮れるほど不可能な作業に感じます。やるべきことをこなして早くリラックスできるように、すぐにも荷物を詰めたいので、出発の何日も前から本当に腹を立てたり不安になったりすることがあります。それから、何か重要な物を忘れたのではないかと心配し、詰めたものを、再び全部調べたくなり、自分をさらに大きなパニック状態に追い込んでしまうのです。

市中で同乗者として車に乗っていると、他の車があまりにもそばにせまっているように思え、私たちの車のすぐそばで他の車が車線やスピードを変えると、私は対処できず、恐ろしくなってしまうのです。私の反応時間はのろいので、もしポールが前の車と非常に近い車間距離で運転していて、その車が速度を落としたり停まったりする時は、私たちと衝突してしまうのではないかと思って、私は非常に緊張し、不安になるのです。高速道路では、私たちの車と平行して走っている車や、前を走っている車は、非常に速く見え、また私の、動いている物をきちんと捉えて見る能力を超えてしまうので、それらの車は、周りを矢のように飛んで行くように見えるのです。しかし、私は家の近くでは車を運転しています。私は、自身の反応時間を調整しますし、私たちが非常に静かな場所に住んでいることや、周囲の車がかなりゆっくり走っていることに、大きな安心感をもっています。車を運転する時は全面的な注意を払っています。ラジオも、同乗者たちのおしゃべりも禁止ですし、私の車と他の車の車間もたっぷり取って運転しています。昼間の明るい時だけ、また、交通量が非常に少ない時にだけ運転しています。

この数年間に何回か運転免許試験を受けました。難しいものです。まず、そもそも、そこの通りや環境を知らない、不慣れな他の町まで移動して、そこで試験が行われるのです。その町で作業療法士に会い、今、目の前にある事柄に関する試験を受けます。この試験は、ひどく心身を疲れさせる一時間ほどかかるもので、口頭試問のほかに、トラック、車、バイク、歩行者などのすべてが、ロータリーの異なる位置にいる写真をスクリーンに映して行うものがあります。例えば、作業療法士が、ある画像をほんの数秒間見せた後で、〝バイクはどっちから来ていますか?〟などと聞きます。この頭脳の演習が全部終わると、私は疲れてしまいますが、次に、馴染みのない車に乗って運転実技の試験官が現れます。さらに一時間、よく知らないいくつかの通りを、時々お互いにおしゃべりをしながら、私に指示を与える二人の男性が乗っている車の中で、運転しなければならないのです。懸命に集中しなければならず、そのストレスによって、私はその後一週間近くも休養をとらなければならないことになるのです。

私にとってショッピングモールは対処に困難な場所であることは、前にも書いたことがあります。モールは非常にせわしく、どこもかしこも多くの人がうごめいていて、周りには音楽や、話し声や、子どもの泣き声などの、非常にたくさんのいろいろな音がしています。どこを曲がればよいのかがわからないので、私がちゃんと目的をもって歩いているように見えるように、ポールが左や右に曲がるようにと、静かに教えてくれます。私はあらゆる背景の雑音や動きによって疲れ果ててしまい、私たちがしているはずのことに集中するのはとても大変だと感じます。そこから飛び出し、どこか静かで落ち着いたところに逃げて行きたいような気持ちになります。それは〝ウォークアバウト※（walk about）〟に出かけたいという気持ちに似ていて、昔、ジャックと暮らしていた時に、よく娘たちと彼から逃げるために長いドライブに出かけていたのに近い気持ちです。

ポールが私の姿を見失ってしまったとしたら、それは、たいていの場合、どこかで私たちが待ち合わせすることになっていること、それどころか、ポールが私と一緒であることも、私が忘れてしまっているからなのです。ポールは、内心あわてているのに、冷静を保とうとして、彼女は〝ウィンドウショッピング〟に出かけているのですと言って、否定的な意味で使われる〝徘徊※※〟ではなく肯定的な言葉を使おうとします。彼は私の携帯に電話をして、私を見つけた時はいつもうれしそうに見えます。たいていの場合、ポールには、私が非常に多くの刺激によって圧倒されてしまっていることがわかるのです。私の目はうつろになり、非常に動揺してしまうのです。すると、彼は私をしばしの間、静かな時間に連れ戻してくれます。これを私たちは、〝脳の休息時間（タイムアウト）〟と呼んでいます。

ショッピングセンターやその他の公共の場所のトイレは、中に入ると、鏡やピカピカのタイル、使い方がわかりにくい水道の蛇口、全部同じ色に塗られているドアがたくさんあり私を混乱させるので、私にとって非常に対処するのが困難な場所です。私のもっている地誌的見当識障害※※にとって、これは挑戦なのです。どうやって入っていったのかを忘れてしまっているので、出口を見つけることができないのです。ですから、出口のドアを見つけて、周りを見渡しポールがいるかどうかを確認するまで、私は平静でいるように努力するのです。

ポールはトイレの付近のどこかで待っていて、手を振ってくれます。彼の姿を見ると、本当にほっとします。女性用のトイレの外で彼がぶらついて過ごす時間の長さや、私が外に出ようとして、時たま男性用のトイレに入ってしまったりすることや、掃除道具置き場のドアを開けてしまったりすることを、時々二人で笑うことがあります。私は、よろめいたり、つまずいたりして、足もとがひどく不安定な感じがするので、二人で歩いている時に、特に不慣れなところでは、ポールが私の手を取ってくれることがあります。

非常に波立つ海の上にいるかのように感じられる場合には、ポールがジンバル※※※のように、私を心身ともに安定させてくれます。表面が平らな床でさえ、もし模様や線があると、それを横切ったり、迂回したり、またいだりしなければならない凹凸や、ギザギザした縁や、隆起や、うねりだらけに見えるのです。私が、つまずいて転ぶような明らかな障害物に注意をそらされないように、ポールは私がまっすぐ前を見て歩く

※オーストラリアの先住民が、伝統的な生活を取り戻すためある期間奥地を放浪してまわること。ジーニアス英和大辞典より。
※※原文は、wanderingである。現在の日本では、通常このように訳されているためこの本でもその慣例に従ってあえてこの言葉を使う（監訳者注）。
※※※空間や場所の感覚が失われること（監訳者注）
※※※※羅針盤などが正常に働くようにそれらを水平に保つ装置

ことができるように支援してくれます。黒っぽい敷物やタイルの一部分は、踏みつけたり飛び跳ねたりして渡らなければならない、床に大きく開いた穴のように見えるのです。

エスカレーターは実に恐怖をいだかせます。私には深部知覚※に問題があるので、自分の身体の部位がどこにあるのかを察知し、私の手や指をドアや引き出しにはさまないようにすることが難しいのです。私にはしばしば原因不明の打撲の跡があります。それを見る限り、明らかに、私の身体のどこかをどこかにぶつけたり、はさんでしまったりしているのですが、そうしたことを憶えていないのです。また、階段を上ったり下りたりする時に自分の足を、正確にどこに置けばよいのかを知ることも難しいのです。ポールや手すりにつかまり、階段を上ったり下りたりすることに懸命に集中する必要があるのです。

ですから、エスカレーターでは、上下に移動しそばを通り過ぎて行く、私の周囲の環境の認知を調整することが難しいと感じています。階段が動いていて、下に向かって離れていってしまったり、上に向かって勢いよく流れていってしまったりするので、エスカレーターに最初の一歩を踏み入れて乗ることは最も難しいことです。絶対に転倒しないように、私の歩幅や歩調をどう調整すればよいかは、私にはまったく自信がありません。ポールは私のすぐそばについていて私を助けてくれますが、私は立ちすくんでしまって、どうしても動いている階段に乗り込むことができないことがあるのです。そんな時は、エレベーターを探さなければなりません。でも、私の脳を活発にしておく努力の中では重要なことだと思うので、私一人だけで外出している時でもエスカレーターに乗れるように懸命の努力を続けるのです。

たった一人でよく知っている場所にいる時には、今でも私の行きたい所にたどりつくことができます。しかし、どこか不慣れな場所に行ってしまって、帰る道を見つけなければならないことになったら、たいていの場合、それはもう無理です。私がそこに着くまでの道をすっかり忘れてしまっているので、戻る道はいかにも見知らぬ不案内な場所に見えて、一部の景観を思い出したとしても、戻る時には、すべてがまったく異なる景色に見えるのです。かつて、私の脳の中にはすばらしい地図作成能力があったのですが、それは消えてしまったのです。

私たちが不慣れな場所に入ってゆく時に、ポールはその騎士のような作法である〝ご婦人からお先に〟と言うことをやめてしまいました。なぜなら、それは私にとっては、とても大変なことなのです。私は彼の手につかまって、先に行ってくれるように頼みます。私の目の前に見えるものが、何であるかに私が気づくまでには時間が必要なのです。私たちが知っている人に偶然に出会い、その人から、〝私のこと憶えていますか？〟というようなことを尋ねられた場合には、私はうろたえてしまいます。それは、まるで初舞台であがってしまった新人のようなもので、わずかな記憶の断片も、私の頭の中に深い霧がかかっていて、その深い霧のさらに奥深くまで消えていってしまうのです。そして、その人の顔は思い出すことはあるかもしれませんが、その人の名前も、その人については何一つ思い出せないのです。

ポールがそばにいないと、食べるのをずっと忘れたままでいます。そして、特に朝食と昼食は、私は、それほど食べたいとは思わないのです。たいていポールが私たちの夕食を作ってから、大変な思いをして私を落ち着かせようとするのです。なぜかというと、午後の遅い時間や夕方は、私が忘れていたさまざまなことをやろうとして、ほんのちょっとの間も、一つの場所に落ち着いて座っていることができなくなる時間帯だからです。私はディッガーと言う名前のトイプードル犬を散歩に連れて出ます。

それは楽しいことなのですが、散歩から帰った時に、まだすまさなければならないことがいくつかある

※自分の身体の位置に関する知覚（監訳者注）

ことをふと思い出し、それらのことを急いで済まそうとして動きまわり、疲れ果ててしまいます。飛び跳ねたり、歩きまわったりして、私は、びっくり箱のふたを開けると中から飛び出すばねのついた人形のようなものです。その日のストレスが私の中で積もり積もってしまっていて、あたかも発散することができないように思えるのです。蒸気の圧力が私の中で溜まりに溜まってきているように感じ、この圧を軽減するたった一つの方法は身体を動かすことしかないのです。

私にはベッドに入るための決まった手順がありますが、それは、他の動作と比べればたやすいほうです。しかし、ベッドに入って眠っていたり本を読んでいたりするはずの時に、何かをしたり書いたりしたくなって、私は急に立ち上がったり座ったりするのです。また、明かりを消した時には、しばしば、私の脳が過熱状態になってしまっていて、いろいろと記憶したいことや、やりたいことなど、非常に多くのことが私の頭の中で起きているような気がするのです。私の心の緊張はいうまでもなく、体の緊張をほぐすことは非常に困難です。もし半時以上あるいはそれぐらいの間、横になっても眠れない場合には、私は再び明かりをつけて、私の脳のスイッチを切るために効き目のある軽い安定剤を飲みます。

目を覚ますとまだ暗いことがよくあります。今、何時であるかをどうしても知りたくなってしまいます。朝が近ければ、起きることができるのですが、それは、明かりを消してからたった一時間とかそれぐらいの時間しか経っていないことが非常に多く、これから朝になるまでまだ夜は長いということが私にはわかります。そこで、ポールの睡眠の邪魔をしないように、私のそばの明かりを薄暗くつけて、しばらく本を読みます。聖書を読むと私にとって最も鎮静効果があり、落ち着かせてくれるので、もう一度安らかな気持ちを取り戻し、いつでも明かりを消すことができるようになるのです。

ある時、翌日のランチに来客があるので、私たちは午前中彼らが到着する前に、家を掃除する予定にしていました。しかし、私は眠ることができなかったのです。掃除したり、片づけたり、私たちの来客のために準備を整えることが心配になり、まず、最初に何をするのかとか、完全に終えることができるのかどうかなど、何回も繰り返してポールに話しかけながら、私はひっきりなしに寝返りをうちました。ついにポールは、「今やったほうがいいかな?」と、言ってくれたので、私は彼の提案をありがたく受け入れ、くつろいで深く眠ってしまうまで、真夜中に片づけをしたり、埃を払ったり、掃除機をかけたりしました。

認知症は、永遠に続く時差ぼけのような感じで、夜に寝入ることが難しいのです。しかし、もし日中に居眠りをして目が覚めた時には、私は混乱してしまいます。頭の中にイメージや言葉を保持することが困難なので、瞑想したり祈ったりすることで、心を落ち着かせることが私にはもうできないのです。すべてがごちゃ混ぜの混乱状態になり、私のストレスを増やしてしまうのです。

そんな時は、可愛いペットのトイプードル犬のディッガーは、非常に私の心を慰めてくれます。私が眠ろうとしてあがいている時には、ディッガーのやわらかい毛におおわれたおなかに手を伸ばして撫でていると、私は心を落ち着かせることができ、彼はまるで私が目を覚ましていることをわかっているかのように、私にすり寄って来て、私がいるところは安心なところだと教えてくれているかのようです。私がストレスで緊張していたり不安になったりすると、彼には必ずわかるようで、急いで私のそばにやってきて安心させようとするのです。私の現実は真に迫る夢と、紛らわしい日常の間に板ばさみになってしまうことがあります。夢は非常に現実的で、日常生活を非常に混乱させるもので、時には、現実についての私の独自の考えが浮かんできたりして、起きたことと起きなかったことについて確信がもてないことがあります。

私は、まったくささいなことに怒ったり、不安になったり、非常に動揺したりすることがあります。それは、あたかも私がストレスに対処するための精神的な力のすべてを失ってしまったかのようです。大声で叫んだり、行ったり来たりしたり、それどころか虚空の中に引きこもりたくなるような気持ちにさえなるのです。私の感情には波があり、生気がなくなったり、高ぶったり、滅入ったりと、乱高下するのです。私は、悲しいことがあっても、必ずしも悲しいと感じなかったり、うれしいことがあっても、必ずしもうれしいと感じなかったりすることを悩むのです。私の脳のどこかで感情調節の神経伝達経路網が切断されているのです。ただただ、同時にあまりにも多くのことが起きているような気がすることが頻繁にあります。何が起きたのか、何が起きているのか、そして、これから何が起きるのかがわからず、必死に対処しようとすると、激しいパニック発作や躁状態が、内面の葛藤を表面に出すのです。私は過度に不安になり、パニックの大潮が押し寄せてくるような気がするのです。私の一日は、未来と過去、するべきこととまだ済んでいないことの混乱という渦潮の中にぐっと引きずり込まれているような感じがするのです。

私はこの上げ潮が迫ってくるようなパニックの中で、完全に私を安心させる錨《いかり》が必要なのです。そうでないと、胃はむかつき、筋肉が疼くまでに緊張してしまうのです。この結果、下痢と嘔吐をともなう偏頭痛で、一日中床に臥せることになってしまいます。そうすると私はさらに動揺してしまうので、私に休むように言っても無駄です。私の極度の精神的負担に対処するためには、この過度の不安よりは、今は、いっそのことあきらめて、いったん無気力になってしまった方が、新たに、再び、興味をかき立てられたり、リラックスすることができるようになったりする唯一の選択肢ではないかと思ってしまいます。問題は、関心がないからではなく、気力も能力もないからなのです。

生まれ、生き、死ぬ、という人生のサイクルの中で自分の歩んできた過去をたどりながら、私は誰？と自分自身に問いかけます。ママの娘？　職業人？　それとも妻？　母親？　いやいや、おばあさん？　私の人生は、私が生まれた日からの経験が積みかさなり、層をなしています。幾重にも重なった層を一枚一枚剥がしてゆくと、その時々の異なった自分、現在に至るまでのさまざまな人生を垣間見ることができ、私は、こういったさまざまな人生の物語の総和よりもはるかに大きい存在であるということが実感としてわかります。その意味では、私の人生には、今では未来をも含まれているのです。私たちは、肉体をもって、この地上に存在するつかのまの存在であり、絶え間なく変わる人々の編み出す社会の中で人と関わり合いながら人生の行路を旅し、死に向かって消えていくのです。

認知症はしばしば〝自己の喪失〟として説明され、認知症をもつ人は、ある段階で、人間であるためには不可欠な要素である自己を失うということをこの言葉は暗に意味しています。しかし、どの自己について私たちは語っているのでしょうか？　私の今までの人生の中のそれぞれ異なる自己の、どの自己に言及しているのでしょうか――子ども、妻、母、祖母？　また、それは私の認知的な自己でしょうか、情緒的な自己でしょうか、それともスピリチュアルな自己でしょうか？　いったい、認知症のどの段階で私の自己の存在を否定することができるのですか？

厳密には、私が私でなくなるのは、いったいいつですか？　自己を喪失すること、魂の抜け殻となることについてのこの議論は、診断を下された時に、徐々に自己が存在しなくなることに対するすさまじい恐怖に直面するということを意味します。それも、肉体の死だけではなく、情緒的、精神的にゆっくり忍び寄ってくる死、それも突然にではなく、徐々に訪れる死に対する大きな恐怖と向き合ったということを意味しているのです。しかし、私はこの考えを、きっぱりと拒絶します。私が今誰であるかということ、そして、私がまだできることに焦点をおきたいのです。私は、高速道路の低速用の車線で、新しい人生を生きることができるのです。挑戦すべき目標は、希望や、選択肢や、成長や可能性のある世界に生きることです。

18

人生をあきらめない

Hanging in There

「そうですね、診断については、まったく疑いの余地はありませんね」と、ホッジズ教授は言って、狭い研究室に置かれた、回転式の椅子に座ったまま後ろに下がり、椅子をクルッと回転させてコンピューターのスクリーンを背にして、私の方に向き直りました。

そして、「スキャンによる画像は明らかに前頭葉に障害があることを示しています。ほら、見てください。これは後ろの方までずっと続いています。あなたの脳には広範に萎縮があることに間違いありません。それから、2つの大脳半球をつないでいる部分が非常に薄くなっています。ですから、あなたの脳のいろいろな機能をつかさどっている各部位、それを領野と言いますが、それら相互の接続、連絡に問題があり、そのために、あなたの脳の処理スピードに明らかな問題があるのでしょう」と、説明してくれました。

その狭い研究室いっぱいに、ホッジズ教授、私、ポール、さらに博士課程の学生までもが、詰め込まれていたので、相当窮屈でした。その日、私は数時間かけていくつかの検査を受けたばかりで、その時は、その日撮られた高解像度のMRIスキャン画像がスクリーンに映されていました。ジョン・ホッジズ教授は前頭側頭型認知症の世界的な権威で、ケンブリッジ大学の教授であり、また現在は、ニュー・サウス・ウェールズ大学と関連する独立した研究所であるNeuRAの研究チームのリーダーでもあります。

「もし脳のスキャン画像だけで、画像の本人である私とまだ直接会ったことがなかったら、私がどんなふうな人だと想像しますか?」と、私は教授に尋ねました。

彼は、「そうですねえ、そこに座って私に話しかけているあなたは、絶対に想像しなかったでしょうね。脳のスキャン画像は中等度の認知症があることを明らかに示しています。あなたは非常に例外的です。あなたのような方、これほどの脳の障害がありながら20年間もちこたえている人に会ったのは、これが初めてです」と、答えました。

お互いの知人の紹介で、２００７年に、私は初めてホッジズ教授に会いました。ホッジズ教授の専門は一般的な認知症とは異なるタイプの認知症なので、彼は私に関心をもち、私の方も、彼が認知症とともに生きる人たちのための治療とリハビリテーションに注目していることに関心をもったのです。

そんなわけで、ホッジズ教授は、私がメルボルンでピッツバーグ（ＰiＢ）スキャン※を受けられるように手配してくれたのでした。それは、２００７年のことでした。こうして、私の診断のための道のりは、次の段階を迎えたのでした。このスキャンは、アルツハイマー病の徴候を明らかにすることができるものです。ＰiＢスキャンは比較的新しいテクノロジーで、私が最初に認知症の診断を下された当時は、まだ利用できなかったものです。通常、このスキャンは私の脳に、アルツハイマー病の人に見られる、老人斑（アミロイド）があることを視覚化することによって、アルツハイマー病の診断においては、もっとも信頼できるものでした。このテクノロジーが開発される以前は、アルツハイマー病かどうかを決定づける唯一の方法は、脳の生体組織検査でした（当然、それは、通常、死後に行われるものです）。

しかし、ＰiＢスキャンでは、私の脳内には、アルツハイマー病の存在を示す老人斑（アミロイド）の徴候は認められず、ホッジズ教授をさらに困惑させる結果となりました。そして彼は、私の認知症の原因

※Pittsburgh Compound-B（P I B）を用いたPET検査（PIB-PET）のことだと思われる。これにより、アルツハイマー病で見られる、脳内に蓄積したベータアミロイドの検出が可能となった（監訳者注）。

としては、アルツハイマー病を除外して考えることになりました。ホッジズ教授は、「この所見は、非常に興味深いですね。そしてこの所見は、あなたの場合は恐らくアルツハイマー病の非常にまれなタイプだろうという、私の最初に考えた、臨床診断とはまったく相容れないものです」という意見を述べました。

彼は、相変わらず私の認知症に関心をもちつづけ、私たちはやりとりを続けました。数年後、ホッジズ教授は、シドニーに来て、さらに解像度の高いＭＲＩや、より専門化した検査である、実行機能を詳細に評価するものや、特殊な神経心理学的検査を受けてみないかと、私に勧めてくれました。

最終的な診断が下されるのではないかと思っていた、この時までに、ポールと私は、検査やスキャンを繰り返す長い道のりをたどってきていたのです。２０１１年の9月の穏やかな春の日に、私たちはシドニーの空港に到着し、列に並んで、病院のちょうど向かい側にある、私たちの宿泊所まで乗ってゆくタクシーを待ちました。タクシーが左右にぶつかりそうに突進したかと思うと、勢いよく前に直進し、スピードを上げたり落としたりして、シドニーの車の洪水の中を苦労して進もうとする中、私の脳の中に起きている動揺と疲労感を和らげるために、私は目を閉じていました。止まったり動いたり、交互に来る動きに対して、あちこち揺れ動いたり、倒れたりしないように自分を支えることに果てしない時間を過ごし、私の閉じたまぶたの後ろから、光と闇の交じった閃光が見えた後、私たちが泊まることになっている、素泊まりの宿泊所の外にある歩道に車から降ろされました。

翌朝、私たちはセンターに着き、そこではホッジズ教授の研究生が出迎えてくれました。迷路のような廊下を彼女について行きました。私はポールの手をしっかり握り、「手をはなさないでね、絶対に出口を見つけられないから！」と、ささやきました。研究生はさっさと前を歩き、私は、ただ彼女のペースにかろうじてついてゆくのに精一杯で、つまずきながらわずかな傾斜のついた廊下を上ったり下りたりして、床の種類が変わるところでは、注意深くまたぐように足を運びました。やがて静かな場所に着き、そこで入れてもらったコーヒーをありがたくいただき、この日の予定を聞きました。まず、いくつかの検査、それから、高解像度のＭＲＩスキャン、このすべては、私の認知症の進行をチェックするためで、その後で、教授の話を聞く予定になっていました。

この後、よくある、ありふれたテストを受けました。それは、目の前に示された物の名前を言ったり、ある種の物の名前をどんどん挙げて言ったり、話を聞いて、それを思い出すなどのテストでした。10年以上もこれらの検査を受けてきたので、私はそのうちのいくつかを覚えてしまっていました。あるものは相当にうまくやりおおせることができましたが、多くのものは手にあまってよくできませんでした。「ああ、そうだった、あのおかしな絵」と、私は言いました。数本の短い線でつなぎ合わせて、正方形や、菱形や、円形がごちゃごちゃと描かれているものを、私は注意深く複写しました――私にはまったく意味がわからないので、すべてのものがどこに納まるべきなのかを記憶するのが困難でした。

それから、物が列挙されているリストをいくつか記憶するもの、数字を大きい順や、小さい順に記憶するものがありました。ゲーッ、どれも本当に難しかったです！

問診によるテストが終わると、その次には、ＭＲＩを撮る準備が整ったので、更衣室で服を脱いで病院の検査用のガウンに着替え、ＭＲＩの非常に強い磁気に反応する可能性があるものはすべて外し、検査室に入りました。その装置は魚雷発射管のように見えました。ぺらぺらの薄いブルーの検査衣を身につけているだけなので、すそがはだけて見苦しくならないように気をつけながら、幅の狭い検査台に横になり、耳栓、防音用の耳おおいをして、私の頭はしっかりと正しい位置に固定されました。

検査台は、その瞬間、急に何の前触れもなく管の中に滑るように進み出しました。これらはすべて以前にも経験したことなので、目を閉じたまま、じっと時が過ぎるのを待つのが一番だとわかっていました。私の周囲で騒音が鳴り始めました——不規則な間隔で、物が倒れる時のようなバタンバタンというすさまじい音がしたり、ドリルを使って穴を開けているようなガリガリという音、強く何かを打つようなバンバンという音がしたりしました。時たま、相手の姿は見えないのに、〝大丈夫ですか？〟という声だけがしました。すぐに私は、騒音が鳴り響く魚雷の発射管（ＭＲＩ装置のトンネル）の中で何も見えなくなり、聞こえなくなり、わからなくなり、続けざまに音に痛めつけられ、気を落ち着けようと必死になっていました。私は、まるで潜水艦の機関室に脱出できないように固く閉じ込められたような気がしました。再びトンネルから検査台で運び出される時がくるまでの時間は永遠のように思えました。

ぎこちなく、その検査台から降りようとして、非常に凹凸があるように思えた床につまずいてよろけてしまったのですが、迎えに来ていた博士課程の若い学生が急いで私を支えてくれたので、私は転倒しないですみました。それから私は、再び自分の服に着替え、曲がりくねった廊下とスロープがある迷路のように思える通路を、教授の狭い部屋まで案内されたので、遅れずについてゆくように懸命にがんばりました。教授は、ＭＲＩスキャンの画像がコンピューターに届くのを待っている間に相当数の口頭で行う検査をしましたが、私が物の名前を言えたり、物を記憶したりすることができることに少し期待はずれだったようでした。これらのテストは、教授が開発するのに何年も費やした、私にとっては新しいテストだったのです。前頭側頭型認知症をもつ人たちにとって、特に答えることが難しく設計されており、前頭側頭型認知症をより検出しやすく開発されたものでした。しかし、私は、剪定ばさみ、バラクラバ帽※、動物のサイのような、見慣れないものや聞き慣れない物の名前を言うテストを、順調にこなしたのです。

しかし、私の脳がその言葉を思いつくまでには、何年もかかったような気がするほど長い時間がかかっていたことが、私にはわかっていました。それは、目の前にあるものと一致する単語を見つけるのに、私の脳がドロドロの汚泥の中を模索しているような感じでした。それでも、私は単語を言い当てました。私はいつも言葉あそびが大好きでした——それは、非常に幼い時に私の脳の中に組み込まれていたものです。その時、ＭＲＩ画像が、教授のコンピューターに届きました。ホッジズ教授の口頭の検査のほとんどをこなすことができたにもかかわらず、私の前頭葉に、相当の脳のダメージと、至るところに顕著な萎縮があることは、驚くほど明らかでした。

そんなわけで、私は以前に、まず確実な認知症と診断された時、すなわち１９９８年と同じところにまだいるのですが、それでいて、私の専門家たちにとって、私は、まだ、診断にはほど遠く、不可解なままなのです。私はなぜ物の名前を言えるのか、なぜ言われた通りの言葉を繰り返せるのか、あるタイプの認知症をもつ人たちを識別するために汎用されているテストを、なぜことごとく成し遂げてしまうのか?

しかし、私にとってこのすべては、単に私が常に考えていたことを確認しただけなのです。私たち一人ひとりは、まったく同じ人などいるはずもなく、私たちの脳には一人ひとり異なる脳神経細胞のネットワークがあり、脳に対する損傷は、身体の他の部分に対する損傷のように一様なものにはならないのです。また、私たちが生まれてからこの方、今まで成長してきた年月や、また認知症と診断された後に、認知症をもつ私たちが、どのように脳を使っているかが、以前は進行する一方だとしてきた科学上の真実に挑戦する可能性もあるのです。

私の大きな目標は、認知症の治療薬や治療法が見つかるまで、ただ生き続けることをあきらめないで、

※目以外の顔全体をすっぽり覆う防寒着のこと。

最後までがんばることだけだと、しばしば私は言っています。私がそう言う時は、半分は冗談ですが、半分は本気です。認知症について興味をそそる非常に多くの研究があります。認知症の種々の原因、治療法や薬剤試験、遺伝子研究、そして研究に携わっている非常に多くのすばらしい人々がいて、私は未来についての希望をもたずにはいられないのです。私の未来だけではなく、これから認知症の診断を下される人々の未来についても希望をもたずにいられません。

私は、人の脳の神経可塑性に夢中になっています――これが、たとえいろいろなことをするのが困難になってきていても、なんとか続けてやっていく方法を見つけるように、私を駆り立ててきました。しかし、今は、新しい科学の分野である発生遺伝学にも心惹かれています。これは、あらかじめ決められている私たちの固定ＤＮＡが、可変性をもつ場合についての研究です。

その研究によれば、実は、私たちの遺伝子は、以前に考えられていたほど、あらかじめ規定されているものではなく、ある遺伝子は環境因子によって活発になったり、不活発になったりするらしいのです。喫煙が、ある特定の人々の肺癌の遺伝子を活発にするのに、ある種の人たちには影響を与えないようだ、という研究結果があることを考えてみてください。このダイナミックな今まで人類がたどってきた足跡が、今の私たちの人生において、どのような病気にかかりやすくなっていたり、逆にかかりにくくなっていたりすることにおいて、きわめて重要で根本的な可能性を秘めているかもしれないのです。

私が本当はどうなのかを知りたいと思っていることがあります。私の脳の変化は、今までの人生を通して、私が経験してきたことの結果である可能性があるのでしょうか？　私が若い頃に経験したうつ、拒食症による栄養失調、悲惨な最初の結婚、周囲との関わりの欠如、孤立が、私の遺伝子をある特定の条件下で、認知症を発症させるべく活性化させたという可能性があるのでしょうか？　これらが違ったものであっても、私は認知症になったでしょうか？　栄養は、遺伝子の発現に変異を起こさせる一つの後天的な因子にすぎません。うつは、私たちの遺伝子が発現される過程において、有害な役割を潜在的にもっているかもしれない、もう一つの因子です。

その一方、多分、私が現在、元気で生存している理由の一つは、私が人生の方向転換をして、愛と、笑いと、健康的な生活スタイルを取り入れ、より有益な遺伝子のスイッチを入れたからかもしれません。これらは、より最新の科学的進歩の一部にざっと目を通して、私がふと考えたことです。しかし、そのすべてが私にとっては期待できるものに見えます。私たちは、ただ単に、私たちの遺伝子の必然的な産物ではないのです。私たちがどのように人生を生きるかが、ある特定の病気に、私たちがよりかかりやすくなるか、あるいは、逆にそれを克服するのに役立つか、どちらかに強い影響を与えるのです。

今まで、説明してきたように、なぜ、私が非常に長いこと、よりよく認知症を生き抜いてきたのかは、私にはわかりませんし、あえて知ろうとも思いません。その答えは、私の認知症の種類によるものだと思います。おそらく、それは非常にめずらしい、非常に緩慢に進行するタイプの認知症なのかもしれません。あるいは、私が認知症になる以前にあった、私の高い認知的予備力のためである可能性があります。それは、同様に、私の知的能力を強化するように母が、私に強く要求したことの結果である可能性もありますし、さらに、単に生まれつき私に備わっていたものかもしれませんし、あるいは、両方である可能性もあります。

あるいは、発生遺伝学――すなわち認知症が発症した後に、栄養や生活スタイルや環境要因等、また、ある種の遺伝子のスイッチが入ったり、止まったりしてきたことが、認知症の進行を遅くした可能性があります。おそらく、私が私の認知症になんとかうまく対処してきたやり方と何らかの関係があるのかもしれません。ひょっとしたら、私の脳が壊れつつある間に、私は新たな脳神経細胞を私の脳の中に、ほんとうに生み出し続けているのかもしれません。あるいはまた、ありがたいことに、私の認知症が非常にゆっくりと進行しているので、私がこれらのようなさまざまなやり方で認知症と闘うための十分な時間を与えられてきたのかもしれません。私について、さまざまな憶測があることを知っています。私は、私が死んだら、研究のために私の脳をクィーンズランドのブレインバンク※で、研究してもらえるように事前登録の意思表明をしてありますが、そこで精査しても、はっきりした答えが出るかどうかは疑問です。

私にわかっていることは、私には認知症があること、そして、それがどんな理由であれ、急速に進行し、早い段階でただ介助を受けるだけで自分では何もできない状態になるという最初の予測から、一時的な猶予を与えられてきているに過ぎないということだけなのです。ところで、モリス・フリーデルを含む、２００１年に設立された組織ＤＡＳＮＩの友人たちの多くは、今でも非常にたくましくがんばっています。そして、この一時的な猶予のおかげで、私はいたるところで、認知症とともに生きる人たちの代弁者として、意見を述べることができてきました。私は、このことを心から感謝しています。

私は、自分の人生と認知症に対する私の姿勢が、私にとって大いに助けとなってきたと考えています。私は、前向きに生きるために努力しようと心に決めています。そうしながら、私は自我の核とも言える、私自身の中心への旅をしているのです。人生のいろいろな経験や、役割など、今までの人生において積み重ねてきた、幾重にも層を成して重なっている、かつて、私を私たらしめていた認知の表層から、遠ざかり、今までの人生での経験を通して育まれた感情が混沌としている層をも潜り抜けて、私の存在そのものの中心へ、すなわち、私に人生の真の意義を与えてくれるものに向かって進んでいるのです。認知症になり、それによって深刻な脳の損傷を受けつつあっても、この私の存在の中心だけは、変わらず残ることを、私は願っているのです。

私は、たとえ認知症になっても、意思のないただ介助を受けるだけの人生は断固として拒否し、生き抜くことを選んでいます。そして、私が何かをできるように支えてくれる人（エネイブラー）であり、共に歩んでくれる人であるポールとともに、人生を一日一日、前向きに生きています。私の人生に対する姿勢は断固として前進あるのみです。

私は絶望の塹壕《ざんごう》から出て、努力とリハビリテーションでぼろぼろになった旗を振りながら、突進して行きます。私は勇敢に前進し、好転のためのチャンスを逃さず、普通なら、不遇である状況でさえも好機に変え、さらに限界を超えるようにまい進するのです。今まで、認知症を生き抜いてきた私の人生には、あきらめずにがんばり続け、よりいっそうの高みをめざすというドラマがあるのです。私は、20年間、生き抜いてきたことを喜び、そこに至るまでに乗りこんだジェットコースターの旅を振り返っています。

そして、私は可能な限り長く生き抜く覚悟をしています。私の前途に待ち受けているかもしれないことについて考える時、毎日を励み続けるよう私をさらに駆り立てるものはまさにこの覚悟なのです。

私は、生存をかけての最後の闘いのさなかにあります。可能な限り、最善をつくして、精いっぱい生き抜いていきます。

※現在、原因や治療法が確立していない神経難病の原因究明と治療法の開発をめざす研究に提供することを前提として人の死後脳組織を系統的に保存するための機関である。

［付　録］

よりよく
生きるための
アドバイス

Advice

1 脳の健康を最大限に保つための5つの簡単な心がけ

たとえ認知症の多くのものが原因不明であるとはいえ、認知症になるリスクを減らすために、私たちができることはいくつもあります。数々の研究によって、心臓の疾患があったり、運動不足だったり、生活の中で周囲の人たちとの交流や社会との関わりがあまりなかったり、知的刺激が少ないと、認知症になるリスクがより高くなることが明らかになっています。オーストラリア・アルツハイマー病協会は、これらの危険因子を減らし、あなたの脳の健康を最大限に保つための5つの簡単な心がけを公表しています（yourbrainmatters.org.au を参照してください）。

そこで、私は、認知症を予防し、その進行を遅らせようと試みるため、認知症と診断されていない人も、す<u>でに診断されている人にも</u>、これらの心がけが実行に移されるよう熱心に説いて回り始めました。老人精神医学者であり世界的なアルツハイマー病の専門家であり、またADIの共同創立者でもあるヘンリー・ブロダティー教授は、もし私たちが認知症の発症を5年だけ遅らせることができれば、認知症をもつ人たちの数を50%まで減らすことができると述べています。

この5つの心がけとは、

①心臓の病気や心臓に関係する病気に気をつける

高血圧、高コレステロール血症、2型糖尿病や肥満は、すべて認知症の危険因子です。日常の食事、運動、薬物治療、禁煙によって、これらをコントロールすることは、どれも認知症になるリスクを減らすためのよい実践です。

②身体をよく動かすこと

身体をよく動かすことが認知症の予防や発症を遅らせるための優れた方法だといわれています。そのために、運動をして脳の血流を増やし、良好な健康状態を保つことや、身体の各部位をバランスよく動かし続けること、さらに心疾患を避け、心臓をよりよく維持することは、よい実践です。

③脳をよく使って、知的な挑戦をすること

新しい言語や技能を身につけるために学習したり、団体競技（スポーツ）に参加したり、ダンスを習ったりすることをお奨めします。脳を活発に使いましょう。しかし、残念ながら、パソコンを利用した脳トレゲームが認知症のリスクを低減させるというエビデンスは、今のところあまり多くありません。

④健康な食事を続けること

数々の研究によって、飽和脂肪酸の多量摂取（各種パイ類、フライドポテト、ケーキなど）は、認知症発症のリスクをより高めることが、明らかになっています。逆に、多価不飽和脂肪酸や一価不飽和脂肪酸を豊富に含んだ食事※は、認知症の発症リスクの低減と関連があるとされています。いくつかの研究によって、魚油成分（DHAなど）を豊富に含む食事は、認知症のリスクを低減することが明らかになっていますし、長い期間にわたっての大量のアルコール摂取は、認知症の危険因子となります。

※多価不飽和脂肪酸を多く含む食品には、ゴマ油、油揚げ、ピーナッツバターなどがあり、一価不飽和脂肪酸を多く含む食品には、オリーブ油、マヨネーズなどがある（監訳者注）。

⑤社交的な活動を楽しむこと

人間は社会的な動物で、私たちの人生を通して、周囲の人や社会との関わりを保つことによって得られる恩恵は非常に大きく、認知症の診断が下された後には、特にそうです。人との関わりあいの中で、知的刺激を受けた場合には、認知症の発症を遅らせる上で大いに役立つことを示唆する研究がありますが、役に立っているのは、社会的な関わり合いなのか人との交流による知的刺激なのかは、今のところはっきりしていません。

私には認知症がありますが、同時に私には人生に対処するために役立つ戦略がたくさんあります。これらの戦略のいくつかのものは、私が脳を活発に働かせて、私が機能し続けられるように、私に残っている脳神経細胞を再生し続ける助けとなっており、また、いくつかの戦略は、認知症のために、機能が失われていくことを補うための助けとなっています。

人それぞれに、認知症の経験はさまざまなので、これらの戦略は誰にでも役に立つわけではないかもしれませんし、また、認知症をもつ人たちが直面するさまざまな困難のすべてに役立つことはないかもしれません。もしあなたの知人に認知症をもつ人がいても、私の助言に興味がない場合には、どうぞ押しつけたりしないでください。場合によっては、認知症の人がしたくないことを強制してさせようとすると、彼らにとって非常に大きなストレスとなる可能性があり、記憶や機能がいっそう悪化することがあります。

一方、あなたに認知症があり、私のお薦めすることをいくつか試してみたいと思われるなら、お薦めしていることは、かなりお役に立つはずだと私は思っています。また、オーストラリア・アルツハイマー病協会のウェブサイト（fightdementia.org.au）や、私のウェブサイト（christinebryden.com）上に、多くのデータやためになる情報が掲載されていますので、ぜひご覧ください。

2　家の中で

①掲示板

すでにお話ししましたが、私には時間に関する困難が非常にたくさんあります。今日は何曜日であるかとか、明日は何をする予定なのかとか、昨日は何をしたのかについて、確かな認識が私には全然ありません。それはまるで、私の周りを果てしのないブラックホールが取り巻いていて、時間の前後についての情報をすべてその中に吸いこんでしまっているかのようです。それは、時々厄介なことを引き起こします。

ポールは、週に一度、近くにある刑務所の牧師として働いています。私は普段、一人で家にいて非常に楽しく仕事をしていますが、ポールに電話がかかってくると、私はどぎまぎしてしまうのです。ポールはどこ？　わからない。姿が見えない。もしかすると彼はトイレにいるか、小屋に行っているということかもしれない。それとも外出しているのに、そのことを私が忘れているのかな？　それとも、今日は月曜日で、仕事に出かけているの？　電話をかけてきた人に、今日は何曜日ですかなどと聞くことは、私にはできません。あまりにも恥ずかしいので。

そんなわけで、家にはホワイトボードとボール紙で作った時計が電話の隣に置いてあります。ホワイトボードには、ポールがどこにいるのかが書いてあり、ボール紙の時計は、ポールの帰宅時間に針が合わせてあるのです。

この戦略には、もちろん限界があります。それは、そもそも、私がホワイトボードを見ることを憶えていること、ポールが、そのホワイトボードに彼のその日の行動を書くことを忘れないことが前提なのです。そうだとしても、ホワイトボードはとても便利です。

②台所

私にとって料理は難しいものです。非常に多くのことを憶えていなければならないからです。野菜を切ったり刻んだりするためには、野菜の上から下に向けて庖丁を入れる前に庖丁の刃で手を切らないように、忘れずに手をどける必要があります。

オーブンは設定しなければならず、やけどをしないようにオーブン用の手袋をすることを憶えていなければなりません。踏まなければならない手順や、しなければならないことがたくさんあるのです。ですから、なるべく料理はしないようにしています。しかし、たまに自ら挑戦することがあります。家族と一緒に台所に立って時間を過ごすことはとてもすてきなことで、娘たちが家に来た時には一緒に料理をするのは本当に楽しいものです。

私にとってより簡単にするために、私はいつも一つの鍋ですむ食事を作り、台所は非常に整頓された状態にしておきます。あらゆるものが、それまでいつも置いてあった場所に、必ず納められています。私の台所用品の引き出しは色によって整理されています。木製のもの、金属製のものは、それぞれまとめてあり、黒い柄のついたものと白い柄のついたものも、それぞれまとめて整理されています。こうすることによって、私が木製のスプーンを使いたいのに、ナイフをつかんでしまって手を突き刺すことがないようにしているのです。

③その他の場所

家の中をきちんと整頓して、いろいろなもので散らかさないように気をつけていることは、実際、私にとって非常に役に立っています。私がつまずくようなものは、ほとんど置かないようにし、また、物を使ったら必ず置いてあった元の場所に戻すのであれば、どこに置くのかを思い出そうとする時にも助けとなります。それは、誰にとっても役に立つ、かなりわかりきったような助言ですが、認知症をもつ人にとっては特に役に立つ、非常に貴重な助言なのです。

3 外出や旅行

①ショッピング

外出するということは、認知症をもつ人たちにとって、ある種の挑戦といえる、非常に多くの理由があります。しかし、それは、社会や友人たちとのつながりを保ち続け、関わりをもち、豊かで、魅力的な人生を送るためには実に重要なものです。家の中に閉じこもって、四方の壁を見つめているのは退屈で、憂うつになりますし、認知的にも助けにはなりません。

とは言っても、すでに述べてきたように、スーパーマーケットやショッピングセンターに行くと、私は圧倒されてしまいます。正直に言うと私は、大きなショッピングモールはできる限りさけていますが、もしどうしても行かなければならない場合には、耳栓を持って行くことがありますし、またより静かで混んでいない時間帯に行きます。

私は、聴覚機能訓練士に特別に耳栓を作ってもらいました。これは多くの人たちが、通常、補聴器を作るために聴覚機能訓練士のところに行くのとは逆の理由なのですが、もっとよく聞こえるようにするのではなく、ほとんど聞こえないようにしてほしかったのです！ 単に、周囲の音声が私の知覚を圧倒し、集中攻撃のように感じるのでそれを遮断し、身を守ることが、私が何かやらなければならないことに集中するために非常に役に立ちますし、何かをするのが、たやすくできるような気がします。今では、家の近所の店以外は、決して一人で行くことはありません。

②お金

現金――すなわち、いろいろな硬貨や紙幣のすべての形状やその値段を、全部いっぺんに私の頭の中に入れておくのは結構難しいことです。それは、支払いを待つ次の人たちの前で、さっさと支払いをすまさなければいけないというプレッシャーを感じる場所、特に店の中で、即座に、適切な紙幣と適切な数のコインを出さなければならないというプレッシャーを感じる状況では特にです。

ですから、認知症をもつ人たちにとってカードは、これらの現金をやりとりする困難から、私たちを救ってくれるすばらしい代替手段です。特に、トントンと指でキーを押せば支払いができてしまうカードはとてもよいものです。

③車での移動

車でどこかに出かけることは、往々にして、今、自分がどこにいるのかという見当識を誤らせてしまうことがあり、私たちを混乱させます。ただ単に車に乗せてもらっていて、速いスピードで移動していると、自分が、今どこにいるのか、何をしているのかを確認するために助けとなるであろう、視覚を通して得るすべての状況が、どんどん変化していくので、車での移動という経験は、心を乱したり、苦痛を与えたりするものです。

私にとって非常に助けとなっていると思うのは、私たちが車でどこかに移動する時には、必ずポールがおしゃべりを続けてくれることです。彼がしているのは、会話を絶やさないようにして、私たちがどこに行くところなのか、また、なぜそこに行くのかを、しょっちゅう思い出させるようにしてくれているのです。

例えば、「リアノンの家に行くのには最高の日だね。馬たちはどうしているかな？」と言ったりします。私たちは、しばしの間、私の娘のことや彼女の牧場のことを話します。しばらくすると、私たちの会話が一時的に途切れます。すると、「ティムがその後、どうしているかを聞くのを楽しみにしているんだ。リアノンは、お昼に何をごちそうしてくれるのかな？」と、ポールは引き続き話しかけてくれます。たいていの場合、せっかくヒントをくれても、その後、会話が長く途切れてしまうと、その前の会話をすっかり私は忘れてしまうので、「どこに行くの、ポール？」と、私は、聞いてしまいます。

もちろん、ポールはこのおしゃべりを、いつもタイミングよく、上手にし続けてくれるとは限りません。彼が、私の記憶を呼び起こすための支援をするのを、うっかり忘れる日だってあります。そうすると、私がしょっちゅう聞く「私たちはどこに行くの？」という質問に、ポールは忍耐強く、しょうがないとあきらめて、いちいち答えるしかなくなります。

車での移動に関して私のような悩みを抱えている人は、他にもいます。私の知り合いで、認知症をもっている女性は、車の後部座席の窓をカーテンで覆い、その後部座席に座るようにしていました。それは、彼女にとって完璧な解決策だったのです。その対策をする前は、彼女は車に乗ると、どこに連れて行かれるのかと、非常に不安になっていたので、自ら自宅に閉じこもっていたのですが、その後ついに、以前のように家を飛び出し、外に出かけるようになったのです。

他にも、航空機の中でただで提供されるような、アイマスクを利用する人たちがいることも知っています。私は、車の洪水の中を車で移動している場合、私たちの周りにヘッドライトやブレーキライトが迫って来る時には、夜間だけは必ずアイマスクを使います。

④お奨めの履き物

ある日、ブッククラブ※の会合に行きました。遅刻しそうだったので、私は車を停めてから、コーヒーショップまでの階段を歩いて上り、腰かけてから一息つきました。それから、私がたった今したばかりのことを思い返していました。なんと私が階段を歩いて上ったのです。手すりにつかまらずに、つまずくこともなく。

私は、どうやってうまくやり遂げたのでしょうか？

私と同じように、認知症をもつ多くの人たちは、彼らの人生でそれまでにないほど、突然、一つひとつの動作が、ぎこちなくなったことに気づくようになります。それは、空間的な認識（距離感や自分の身体の部位がどこにあるかという感覚）に障害が起きたせいだと思っている人もいます。

私は、しばしば、引き出しに手を挟まないように、手を引っ込めるのを忘れて、手を挟んでしまうことがあります。なぜかわからないのですが、私は、認知症になってから自分の手足がバラバラに切り離されて、自分のものではなくなったような気がするのです。

他には、階段や模様のついたカーペットに困っている人たちもいます。認知症をもつ人は、床に敷いてある黒っぽい色の敷物が、まるでブラックホールのよう

※読書愛好家の任意団体で、元々アメリカで非常に発達した。

に見えてしまい、それを避けて、歩こうとしたり、あるいは、つまずいたりするかもしれません。つまずかずに階段を歩いて上った日は、私が真っ赤なスニーカーを履いていたことに気がつきました。色がとても明るくすてきな色だったので、その一週間前に買ったのです。

しかし、このスニーカーにはもう一つの利点があったのです。この明るい色のおかげで、両足が私の視野に入りよく見え、私の足が今どこにあるかを常に私に知らせてくれるので、その靴をはくと簡単にはつまずかないということを発見したのです。この話を聞いた何人かのケアスタッフが、私のこの認識を理解し、今度は彼らが介護をしている人たちに奨めてくれているとのことを聞いて、うれしく思っています。

他にも認知症をもつ人たちが、空間的な認知障害のために困難を経験しているなら、私の経験がほんの少数の人たちのためにでもお役に立てばと願っています。

⑤長距離を旅する

ポールと私は旅行が大好きです。私の仕事である認知症の人たちのための代弁活動があると旅行に出かけます。旅行は仕事のためでもありますが、私たちが楽しむためにもしていることです。しかし、時おり出かける地方での休暇旅行でさえ、認知症をもつ人たちや援助者たちにとっては、気が遠くなるほどの難題となる場合があるので、認知症を抱えながら、多くの旅行をしてきた、旅行のプロである私からここでいくつかの旅の秘訣をご紹介します。

私たちは、いつも、同じ系列のホテルに泊まります。いつも同じということで、私は、安心できるのです。なぜなら、同じ系列のホテルだと、どの都市に行っても、部屋が同じような設えになっていて、石鹸やシャンプーでさえ、同じものが備えてあることを、私はよく心得ているので、どこへ行っても、同じであるという一貫性が大きな安心感や自信を与えてくれるのかもしれません。2、3日間の短い旅行でも、毎回、同じ系列のホテルに宿泊することをお勧めします。どんな些細なことでも、いつもと同じということは、何かの助けとなるでしょう。

私たちは意識して時間のかかる方法で旅行をします。近場の旅行をする場合には、飛行機よりも車や電車を利用する方がより負担なく旅行できるかもしれません。ある時など、私たちは、北半球から飛行機ではなく船で旅をしたことさえありました。飛行機で旅行をすると、私は、周囲から切り離されたような気持ちになってしまうのです。それは車で移動するのと同じようですが、より大がかりなものです。

見慣れない部屋に、何百人もの見知らぬ人たちと24時間もいて、その後で、その奇妙な空間から出ると、あなたにとっては、天候も不慣れで、時間帯も今まで過ごしてきた国とは異なっていて、すべてがよくわからない国にいるのです。

認知症のある脳にとって、これはきわめて大きな挑戦をともなう困難であり、場合によっては、あなたの心を動揺させるだけです。船での旅は、長い時間はかかるものの、さまざまな側面から考えると、より賢明な選択でしょう。つい先回の旅では、船室にどう戻るのかを習得するまでに10日間もかかりました。それは、いろいろな場所の位置関係を記憶していることが、私にとっては困難だからなのです。しかし、試行錯誤によって、また、目印となるものや、装飾様式をがんばって記憶することによってようやく解決しました。

私たちは、休暇中でも、ちょっとした休みを取ります。私が現役の時、よくそうしていたように、午前中の講演のために、朝ブリスベンからメルボルンまで飛行機で飛んで、仕事を終えたら、その夜の飛行機でブリスベンに戻ってくるということは、私にはもうできないのです。

私は自分の限界を知っています。旅行をする時は、必ず、余裕をもってスケジュールを作り、脳を休ませたり、私たちがいる場所の変化に適応したりするための休息日を入れます。あわただしく、ある場所から別の場所へと移動することは、もはや現実的ではないので、私は、それぞれの場所でかなりの日数を費やし、ひと息つく時間をもてるようにしています。

私の脳は旅程を立てたり、国ごとの通貨を両替したり、飛行機の便の予約をしたりすることには、もう、あまりうまく対処できなくなっていますので、このつらい仕事はポールに任せています。何年も前には、この旅程を立てるという詳細な作業を、私が受け持ち、やり遂げていましたし、また実際に手伝っていましたが、今では、私の脳は、講演の準備をしたり、妹にメールを送り、私たちが彼女を訪ねることや、荷物を詰めていることを知らせることなど、他の簡単なことにしか対応できなくなっています。

認知症をもつ人たちへの私のアドバイスは、自分の限界を知ることです。旅行の計画を立てることが、大変過ぎると思うなら、一緒に旅行に行く人に頼んだほうがよいと思います。あなたのエネルギーをより楽しめることに向けることができます。例えば、そのがんばりをトルストイの『戦争と平和』を読破することにかけるとか！

認知症をもつ人の援助者には、認知症とともに生きる人と一緒に過ごすために決定的に必要なあの美徳、すなわち忍耐が、休暇中にはきわめて重要であるということを、理解していただきたいと思います。どうぞ、その人が旅に出ることによっていつもいる快適な世界から、どれほど大きな一歩を踏み出したかを肝に銘じて忘れないようにしていただきたいのです。さらに、認知症とともに生きる私たちが浴びせてしまう数々の質問や、私たちが旅先で経験する混乱や疲労、想像を絶するほどのストレスや緊張に対応できる心構えをもっていただきたいのです。

オーストラリア・アルツハイマー病協会のような認知症支援組織から手に入れることができる、あなたのためのヘルプカードや、あなたが何かをすることができるように支援してくれる人（エネイブラー）のためのサポートカードというものがあります。

私のヘルプカードの表紙には、「私は認知症という病気をもっています。ご支援と、ご理解をいただけますよう、よろしくお願いいたします」と書いてあります。カードを開くと、内側には、私がするのが困難なことが列挙されていて、ポールと私の娘たちの電話番号が記されています。空港などでのボディチェックや、爆発物探知のための検査の時に、ポールと別々にされると非常に恐ろしくなり、私の脳が凍りついてしまう場合があるので、少なくとも一回は、このカードを取り出して使ったことがあります。

4 生活を楽しむ

①趣味を続ける

1999年に、私はイアンシーのためにスーツを作りました。かつて私は、裁縫がとても得意でした。もちろん、母に比べれば足元にも及びませんでしたが、時間がある時には、洋服を2、3着作ったことがあります。しかし、認知症になった後の、この〝縫う〟という作業は正真正銘の挑戦だったのです。袋から型紙を取り出しても、イアンシーの頭がどの位置にあるべきなのかを思い出すことさえ難しかったのです。しかし、忍耐をもって、試行錯誤しながら懸命に考えた末に、最終的には型紙をうまくならべ、布地を裁断し、どこを縫い合わせるかを苦労して理解して、あのスーツを作りました。

それは実に心身を疲れさせるものでした。それはまるで、私の脳にマラソンを完走させたようなものでした。しかし、それはまた、私の思考力を伸ばすためには非常に良い方法であると思わずにはいられませんでした。編み物やかぎ針編みは、これに似ています。やったことがあるなら、もう一度やってみてください。以前に、やったことがないのであれば、それがどんなに複雑であるかを考えてみてください——いろいろな編み方を学び、文字で書かれている編み方に従って実際のかぎ針の動きに置き換えて、編み目の数を数えながら、だんだん服の形になってゆくのを見守るのです。これらはすべて偉大な頭の運動競技です。

もしあなたが、手工芸のグループや編み物のサークルに入っているなら、さらに良いことです。外に出て、技能を学んだり、学び直したり、練習しながら、まわりの人たちとおしゃべりをして交流するとよいと思います。多くの趣味が、このようなタイプの活動に入ります。

国立ビクトリア美術館は、美術と回想のツアーを企画していて、認知症をもつ人たちを、美術館の特別ツアーに案内しています。このツアーでは、美術作品の技術的、歴史的な側面を見るのではなく、作品が彼らにどんなことを感じさせたか、彼らにどんなことを思い出させたかなどを話し合い、認知症をもつ人たちが美術作品を、自分たちなりの視点、やり方で、鑑賞するのです。

楽しい活動を、特にその活動が何らかの認知的スキルを伴う場合には、ぜひ、続けることをお薦めします。あなたが常にモーター付きの乗り物（車、バイク、モーターボートなど）をいじってきたのなら、それがあなたにとって安全が確保できていて、楽しめているのなら、それをあきらめる必要はないと思います。あなたがいつも絵を描くのが大好きだったなら、絵を描き続けるべきです！

熱烈なゴルファーですって？　それなら、コースに出てゴルフを続けるべきです。あなたが、以前よりスピードがなくなったとか、以前ほどうまくできなくなったからとか、あなたのボールがどこにあるのか忘れてしまうからとか、ゴルフのスコアを憶えていることができなくなったからというだけで、決してやめないでください。もし、コースに出ておしゃべりをしながらショットをするだけでも楽しい友達とゴルフをすれば、彼らはあなたにとっての真の仲間になることができますし、そうすればそのお付き合いからだけでも大きな喜びを得られます。

あなたの思い描いている将来の展望や期待していることが、いろいろな事情によって、変わらざるを得なくなった時にこそ、あなたが今までずっと楽しんできた活動が、あなたに大きな喜びを与えてくれることがわかるでしょう。それに、そうする方が家の中だけに閉じこもっていて、座ったまま四方の壁を見つめている――あるいは、もっとよくないのは、テレビを見つめていることですが――よりは、はるかにましです。あなたの脳に認知的な挑戦を与え、周囲の人や社会との関わりを保ち続けていただきたいのです。

②ペット・セラピー

私のペットは私にとって大変重要な存在です。家には、セイバーとシンバという二匹のシャム猫がいます。彼らがいると、とてもくつろいだ気持ちになり、また、うれしそうに喉をゴロゴロ鳴らすと癒されます。私が猫たちをどういう名前で呼ぼうと、私が何をしようと彼らは全然気にしていないので、彼らとは非常に気が合うのです。

犬のディッガーは、すばらしい友です。非常に知能の高い血統の犬として知られている、雄の黒いトイプードルです。ディッガーは、私が何をするつもりだったのかを思い出そうとしながら家の周りを歩き回っていると、私の後をついてきますし、私が花や草木に水をやっている時や、テラスに出て座っていると、後を追って外に出てきます。私の姿を見るといつでもうれしそうですし、また、私が緊張している時には、必ずそばにいてくれます。ポールが家にいるのに、ポールがどこにいるのかを私が忘れている時には、ディッガーがポールを探すのを手伝ってくれます。

もし、私が真夜中に目覚め、真っ暗闇の中に横たわっている時は、私は夢や悪夢のさ中にいるのです。目を覚まそうとしてあがくと、心臓が胸を叩きつけているような気がします。私の隣にはポールがぐっすり眠っていますが、彼に触れてみても、それは、何か非常になめらかで動かないあたたかいものの表面に触れているような感じで、私の混乱した脳にとっては、何かよくわかりません。

そこで、私は足元の方に手を伸ばし、ディッガーのおなかの巻き毛のあたたかさに触れようとして指で探します。彼はゆっくり体を回転してその足を私の足の方に差し伸べ、私を舐め、私が目覚めたこと、私が何も問題はなく大丈夫であるということを知らせて安心させてくれるのです。長い夜の帳《とばり》の中で、私は寝返りを何度も繰り返し、目覚めてはまた眠り、どれも現実からはほど遠い夢や悪夢を見たりします。ディッガーの存在は、私にとって非常に大きな慰めなのです。どんな時もそばにいてくれて、やさしく、あたたかく、安らぎを与えてくれ、静かに私を〝今この時〟に連れ戻してくれるのです。

私は、ディッガーと一緒にゆったり長めの散歩に出かけますが、両方にとって、これは良いことなのです。彼のおかげで、私は毎日適度な運動を続けています――残念ながら、この運動もまだ、脳のためになっているかという確かな証明はまだないようです。私は、道に迷ったり、混乱したり、けがをした時のために、常に携帯電話を持ち歩き、ポールに連絡できるようにしています。私たちの犬は、私の言うことに対して絶対にあら探しをしたりしないので、ディッガーとおしゃべりができることは本当に楽しいのです。

また、猫たちと同じように、ディッガーのことをどんな名前で呼んでも、彼はうれしそうに応じてくれますし、私の記憶が不充分でも決してうろたえたりしません。あなたが住んでいるところでペットを飼うことができるなら、何かを飼うことを考えたらよいと思います。ペットは、認知症をもつ人たちの生活にとって実に良い影響をもたらすことができますし、うつ状態や強い不安をもっている人たちにも肯定的な効果があります。

③読書

私にとって、ブッククラブ（前述した読書のサークルのこと）は、私の対認知症戦略に欠くことのできないものです。一つには、このブッククラブには、一緒に時間を過ごすことがこの上なく楽しい女性たちが集まるので、人との関わりをもてるからです。もう一つには、クラブは、貪欲に読書を続けるようにと、私を励ましてくれるからです。これは実に難しいことですが、読書を継続するように自らを強く励ましています。

読書をすることは、認知症をもつ人たちにとっては、困難な場合があります。言葉の意味を覚えていること、どのように読書をするのかという行為を記憶していること、登場人物の名前や個性を私たちの頭の中に入れておくこと、また、当然、物語の筋を記憶し、最初から最後まで追うことなどの、挑戦と私たちは向き合わなければなりません。

私が、最初に認知症という診断を受けて2年後、私は読書をあきらめてしまいました。本を読むということは、非常に難しく、そのうえ、あまりにもひどく気力をくじかれたからです。しかし、その後ポールと出会い、私は、本を読むことができなくなってどんなに寂しく思っているかを彼に言ったところ、彼が、児童向けの本から始めて、もう一度試してみたらどうかと勧めてくれました。

学習障害をもっている子どもたちに教えている私の妹が、読む時に定規を使うよう助言を与えてくれました。読書をする場合に定規を使うと、私が読んでいる行を読み続け、その時に読んでいることだけに集中する役に立つと、教えてくれました。そこで、これら二つの助言によって、私は児童向けの短編の物語を読み始めました。それを全部読み終えるまでには、長いことかかりました。読み進みながら、私の頭の中で正確に筋をつなぎ合わせておくために、何回も読み返さなければならないページがかなり多くありました。そして、ページをめくりながら、大量のメモを取りました。

その後は、単純な推理小説に移りました。すると、ポールが、『戦争と平和』を試してみたらと、薦めてくれたのです！ そんなとんでもないことをと、あなたは考えるかもしれません。しかし、私は、〝いいわね、そうしよう〟と、思ったのです。ページに単に言葉が並んでいるだけのことじゃないの、と考えてみたのです。

ここでの秘訣は、あなたの脳が完全に機能していた時にしていたかもしれない読書の仕方とは違うやり方で、読書をしてもよいのだということを、まさにあなた自身が認めることにあります。『戦争と平和』を読破することは、実に大変なことでした。私はおびただしい数のメモを取らなければならず、また、すべての登場人物や彼らのロシア語の名前を忘れないようにすることが非常に困難でした。それを読み終えるまでには、あまり記憶していることができませんでした。そして、部分的に飛ばし読みをしましたが、そんなこと、だれがかまうもんですか？ 私は飛ばし読みをして、それから多くのことを得ました。時々、私たちは、完璧であるか、あるいは、あきらめるかの、どちらかに決めたいと思い詰めてしまうあまり、この両極端の間に、物語の豊かな世界があることを忘れてしまうのです。

物語の筋のあらゆる重要な点や登場人物を、私の頭の中に留めておくための最高のチャンスを捉えるために、私はできるだけ速く本を読みたいのです。あまり長い時間をかけて読むと、そういう記憶が脳から抜け落ちてしまうことになるのです。しかし、たいていの場合、私の脳の中になんとか登場人物の名前が、わずかでもよりしっかりと定着するまで、私は、読み返しをし続け、本を読み始める時に、重要なメモをいくつか取り続けなければなりません。その後で、そうです、時折、私は飛ばし読みをして、記憶のあるうちに、それはいったい何についての本であるかを私が確実に理解するようにしているのです。

私はアイパッド（iPad）で電子書籍を読みます。これを使って、理解できない単語にタッチすると、その単語の意味が即座にわかるのです——何という天の賜物でしょう。認知症をもつ人たちは、これらのすばらしいテクノロジーの発明以前には、いったいどうやって対処していたのでしょうか？

電子リーダー（e-reader）を使うと、私は本にメモを書き入れることができるようになり、さらに、メモをバーチャル・ライブラリー（ネット上に保管された仮想図書館）の中に保管しておくと、私が読んだものと、まだ読んでいないものを思い出すために役立ちます。それはいつも挑戦なのです。しばしば、私は、アマゾンにアクセスして本を買います。すると、アマゾンはその本がすでに私たちのライブラリーに入っていること、私が、2、3か月前にも、それを買ったことを、大変ていねいに知らせてくれます。そこで、私は、電子リーダーの中を探して、もう一度読み返しますが、たいていの場合、以前にそれを読んだ記憶はほとんど残っていません。しかし、これが読書の訓練というもので、それは私の脳のためには絶対よいはずです。

④周囲の人たちや社会とのつながり

そうです、ブッククラブに行く時に、その日に話すことになっている本を、私が必ずしも憶えているとは限りません。私たちが、その本について話し始めた時にはじめて、物語の筋の曖昧な記憶がもどってくることがあります。また、これは著者や本のタイトルについても同じことが起きるので、必ずしも私が、最もよく意見を言って貢献できているわけではないのです。

少なくとも、会話が順調に進むまでは、私はあまり意見を言わないことが多いのです。そして、時々なのですが、私が何か考えついたことを言うと、私はとても幸せな気持ちになります。私の専門医が言うように、ブッククラブに行くことよって、私は〝よりレベルの高いチームと競技をしている〟ので、私の脳に限界まで挑戦してがんばっているのです。

私は、ダンスを習おうとしたことがあるのですが、あまりにも忙しくなったので、それはあきらめてしまいました。オーストラリア・アルツハイマー病協会クィーンズランド支部の数人の代表とダンスの教師と一緒に、私たちは認知症をもつ人たちのために、ステップを踏む順序や、右にとか、左にとかも記憶せずに、音楽に合わせて表現する動きだけによる、ダンスのプログラムを特別に作りあげました。私は、それを音楽に合わせた非言語的なコミュニケーションと呼びたいと思います。

そのようなコミュニケーションでは、私たちは、話す必要がないので、認知的に能力の高い私たちの援助者たち・何かをできるように支援してくれる人たち（エネイブラー）と競う必要もなく、ようやく私たちが同等の立場に立っていると思えるのです。ステップの複雑さや、動きの予測や、身体的な運動や、周囲の人たちとの交流があるので、ダンスをすることは、認知力には良い効果があると知られています。もちろん、たくさんのへまをしてうんざりしたことがよくありましたが、それでも、私はダンスが本当に大好きでした。

⑤その日の出来事を振り返って話す

夕方の5時とか6時頃は、私は夫とテラスに座って、雲を眺めたり、近所の鳥たちの鳴き声を聞いたり、時には、愛犬（普段は、鳥たちに近づいて、彼らが逃げてしまわないように、家の中で飼っています）を撫でたりしながら、私たちの一日のできごとを話します。私たちがこの夕方の時間を過ごす時には、たいてい冷たいビールを一緒に飲みます。一日のことを振り返りながらのこのおしゃべりは、私の認知症に対処するためには、私にとって欠くことのできない戦略なのです。このような習慣は他の人たちにも強くお奨めしたいと思います。

夫と私の距離をより近づけ、うつになるのを避けるために役立つ楽しい活動を与えてくれるだけでなく、その日の活動についておしゃべりをすることは、その日、私がしたことの記憶を確固たるものにする助けとなるのです。ポールは、この何年かの間に、「今朝、二人で出かけた時は楽しかった？」とか、「昨日のことはどう思った？」というような、ざっくりとした聞き方で、私との会話は始めない方がいいということを学びました。そのようなやり方ではなく、「今朝のブッククラブの集まりはどうだったのか教えて」と、質問してくれます。

これには理由が2つあって、ポールが質問をする時は、具体的であることが非常に重要なのです。第一の理由は、私がその日、何をしたかを思い出すために助けとなるからです。そして、具体的な促しがなくても、私が思い出せるようにしてくれることによって、私がいくぶんかの自尊心を取り戻すこともできるからです。

この後、たいていはポールが彼の一日について質問するよう、静かに私を促してくれます。そんなささいなことさえ、私は忘れてしまうので、彼から受ける支援に応じることがあまりよくできていないのです！そこで、ポールがその日一日にしたことをすべて話してくれます。私も彼の話を聞くと、本当に楽しくなりますし、またポールは、私の周りでどんなことが起きているのかを私が常に理解できるようにしてくれています。

5 テクノロジー

①スマートフォン

私は、アップル社のテクノロジーのシステムを利用してきましたが、当然、このテクノロジーは、すべて他の会社のスマートフォンでも利用できるので、急いでアイフォンを買う必要はありません。スマートフォンの機種のどれかを手に入れることを、強くお奨めしたいと思います。実際、その有用性は、どんなに強調してもし過ぎるということはないぐらい有用なものです。

私は、私のアイフォンを、ターディス※と呼んでいます。それは私のタイムマシーンであり、私の外部記憶装置になっていて、情報や記憶がすべてこれに保管されています。私に何か予定ができた時は、それを即座に私のアイフォンのカレンダー機能に入力すると、それは自動的に〝同期〟され、私のコンピューターや、アイパッドや夫のアイフォンのカレンダーに、イベントとして送られます。私の予定をすべてポールに知っていてもらうために、これは非常に役に立っています。なぜなら、当然ながら、私が次の日に何をすることになっているのかとか、どこに行く予定になっているのかを、彼に伝えるのを必ずしも憶えていないからです。

同じように、ポールのカレンダーのイベントも、私のアイフォンに同期されるので、ポールがどこにいるのかがわからない場合には、いつでも私のアイフォンをチェックすれば、彼がどこにいるのかがわかります(これも、私がチェックするのを憶えていればの話ですけど。アハハ!)。

あと、ポールと私はしていないことですが、考えてみたらよいかもしれないことは、GPSを使ってお互いのスマートフォンを追跡することです。理論的には、配偶者はいつでもパートナーが、どこにいるかをチェックすることができます。これは、認知症をもつ

※1960年代にイギリスで放映されたテレビドラマに出てくるタイムマシーンの名称で、電話ボックスの形をしていた。

人が、そのパートナーがどこにいるのかをチェックするために役に立ちますし、また、パートナーがその配偶者のことを心配な場合にも、パートナーにとって役立つものです。しかしながら、これは誰にでも役に立つものではありません。これを利用している認知症をもたない夫婦が一部いることを知っていますし、また、どんなことがあっても、決してその利用を考えないという夫婦もたくさんいることも知っています。

アイフォンは、過去のみならず、未来のことについての情報も私に伝えることができるので、私は大好きです。そのうえ、今日が何月何日で、何曜日かも、教えてくれます。私の認知症で大きな部分を占めているのは、時間に関する混乱です。今日が何日かとか、昨日は何があったのかとか、明日は何があるのか、今晩、私は何をすることになっているのかについては、決して確信がもてないのです。

誰かとおしゃべりをしていて、「昨日はすごく面白かったわね?」と言われた場合に、周りにわからないようにいつでもターディスを見て、私は昨日何をしていたのかをチェックできるのです。たいてい、それは私の記憶を呼び起こし、頭の中にそのできごとがよみがえるように手伝ってくれます。記憶を呼び起こすために、これらの機器を使うことは、すばらしい考えだと思います。何かを思い出す回数が多ければ多いほど、その記憶が定着する可能性は大きくなるようです。

一部の人たち、特に、このテクノロジーで育たなかった世代の人たちは、以前には実際に全然使う必要がなかったので、コンピューターやスマートフォンを使うことに不安を感じています。しかし、このような不安があることこそ、このような人々にこういった機器を試してみることをお奨めする理由であると、私は言いたいのです!

あなたが新しいスキルを学習するために役立つことは何でも、少なくとも脳のためには良い訓練なのです。そして、あなたが機器を使う手助けをしてくれる人を誰か見つけることができたり、地域の短期大学でコースをとったりすれば、間違いなく、周囲の人たちと付き合ったり、学習することになり、そうすることは、認知症の発症前でも後でも、認知症にとっては非常に良いことであると知られています。

②Eメール

最初に認知症と診断されたころ、私は電話で話すことを恐れていました。すでにお話ししましたが、電話の向こう側から声だけしか聞こえてこない、姿の見えない相手に向かって話すのは怖くて困難なことでした。私は、自分から電話をかけた時でさえ、会話の途中で自分が、誰と話しているのかを忘れてしまうことがあるのです。目に見える手がかりが何もないことに対処するのは、実に難しいことなのです。しかし、それだけではなく、周りの人たちの話し方があまりにも速すぎるように思え、私は会話の要点が理解できず、彼らに答える時に適切な言葉を思い出すことができない場合には、きまりの悪い思いをしていました。

1997年の4月、私の教会の人たちがファックスを買ってくれて、私は再び社会とつながっているという気がしたのです。その後のたった2、3年という短い間に、インターネットが家庭でも普通に使われるようになり、私はEメールをこれ幸いと利用することにしたのです。コミュニケーションをとるためにメールが利用できることは、認知症の人たちにとっては、ありがたいことです。メッセージを自分の都合のよい時に開くことができ、返信する時もよく考えて書くことができ、そのうえ、なかなか思い出せないような言葉を思い出すために、インターネットがすぐに利用できるということは、信じがたいほどいろいろなことができるようにしてくれるのです。認知症の診断を最近受けた人には、以前使ったことがなくても、ぜひインターネットを使うことをお奨めします。

しばらく経ってから、私は、ふたたび電話を使い始めることに自ら挑戦しました。そして現在は、それほど困難なく電話を使っています。これは、慣れきった楽な日常から飛び出して、自らに挑戦し続ける私の務めの一つなのです。なぜなら、何かを習得したり再学習したりすることによって、自分でできないと思っていたことができるようになって、自分自身、驚くようなことが起きるかもしれないからです。しかし、あなたが電話を使うことが本当に嫌なのであれば、私のように、Gen-Y※流のコミュニケーションを試してみたらよいと思います。

それは、非常にすばらしい、即時にコミュニケーションをとる方法であり、送信されてきたメッセージに書かれていることをよく考え、自分の返事についても考える時間がとれるので、（電話による）音声と音声でのコミュニケーションよりもずっとプレッシャーや恐ろしさを感じさせない方法なのです。また、たいていの場合、ただ簡単なメッセージをメモすることができるので、チャットに比べずっと疲労感も少なくてすみます。

ゆっくりとよく考えてコミュニケーションをとることができる方法であり、また、世界中にいる友人たちや、認知症を生き抜いている人たちと私をつないでくれるので、私は、今でもメールが大好きです。私には、カナダ、アメリカ、イギリス、日本に、認知症をもつすてきな友人たちが大勢いるので、彼らといつもコミュニケーションがとれるということは、特に大切なことなのです。メールでコミュニケーションができるということは、寂しさを和らげてくれますし、また、私と同じような挑戦を乗り越えている他の人たちとのつながりを保ってゆくためにも確かな助けとなっています。

③スカイプ（Skype）

認知症をもつ人たちのためにつくられたと言ってもよいと思えるものがスカイプや、フェイスタイム(Face Time）やビデオを用いて、人と人とが顔を見合わせながらコミュニケーションをすることができるためのプログラムです。これは、同じプログラムをもっている誰か他の人と、コンピューターについているビデオカメラを使って、無料で話せるコンピュータープログラムです。

ですから、スカイプを使って、私がクィーンズランドにいる時に、タスマニアにいる私の娘の顔を見ながら話ができますし、イギリスにいる妹とおしゃべりすることだってできるのです。スカイプは、誰と話しているかということを思い出させる、目に見える手がかりを与えてくれるのです。あなたが、もう電話を利用することが困難になっているなら、スカイプを使えば、再び、友人や家族との連絡が現実に可能になり、交流の輪を再開できます。

6 その他、お薦めしたいこと

①休息

私は本当によく疲れてしまうのです。最近は、普通に生活をするだけで疲れてしまうので、休息は実に重要です。講演をしたり移動したり執筆をしたりといった多忙な日には、しばしば横になります。暗い静かな部屋で横になることは、私の脳を活性化するためには実に重要である場合があり、私には休息が必要であるというサインに従うことは、私の認知症の悪化を防ぎ、ゆっくりやるようにと私の脳が出す警告である片頭痛を避けるためにはきわめて重要なことです。

②服薬

私が毎日非常によく機能できるようにしてくれているのは、私の服薬のおかげであると確信しています。何らかの理由で、私が、その日服用すべき薬を飲まなかった場合には、その日一日、私はぼんやりしていて、活気がなく、引きこもってしまいます。現在、認知症の進行を食いとめたり、良くしたりする薬はありません。しかし、市場には、あるタイプの認知症の人たちが日々機能するのに助けとなる、私が服用しているような薬剤がいくつかあります。

※generation Y の略。generation Zが、このような最新の機器とともに育ち、文字データよりも、絵文字、画像など視覚的なデータを、より自由に使いこなす若者の世代を指すのに対し、generation Y は、メールは使うが文字データがせいぜいというようなもう一世代前の人々を指す。

錠剤を飲むことを忘れないでいることは、認知症をもつ人たちにとっては難しいことなのですが、役に立つ方策はいくつかあります。かつて、私が錠剤を飲むことを忘れないために決められた時間になると、ビーッと音が鳴る錠剤入れを持っていたことがあります。私には毎朝、決まってやることがあり、その日飲む薬を全部その容器に入れて、薬を飲むべき時間になるとビーッという音が鳴るように時間設定をしていたのです。しかし、それでも、完璧ではありませんでした。時々、私が外にいて、多くの人がいる場所にいる場合には、私にはその音が聞こえませんでした。

要するに、薬入れから鳴っている音とその他の環境音とを聞き分けることが難しかったのです。時々は、ビーッという音が聞こえるので、容器を開けるのですが、朝に私のこの日課を中断するようなことが何か起き、そのため、容器に薬を詰めるのを忘れてしまい、容器が空っぽだったことがありました。

また、認知症と診断された最初の頃には、錠剤には、非常にひどい副作用があったので、脳か胃かのどちらかを選ばなければならないほどの苦痛を感じたこともあります。最近では、私が使っていた飲み薬が貼付剤としても使えるようになったので、この問題は解決されました。この貼付剤は、毎朝、背中にペッタリ貼りつければ、その日はそのことを忘れてもかまわないというものです。

③準備しておくこと

認知症と診断されてから間もなく、私は、長女に委任状を渡しました。これは、人任せにして、自分で決めることを放棄することであるとは考えていません。これは、意思決定ができる間に、自分に対し責任をもつということの不可欠な部分であると、私は考えているのです。私の代わりに、イアンシーが、書類に署名したり経済的な意思決定をしたりするようなことは、当分ないだろうと私は思っていましたが、決して急にはそうならないという保証もありませんし、また、私の脳が、私が資金や生活状態について、よい意思決定ができるようにしている機能を、いつ失い始めるかもしれないということも確かではないので委任状を書いたのです。

私は、今でも自分の意思決定は充分できるのですが、現在は、ポールがこの責任を負っています。できることなら、長い間、彼が、私の代わりにこの責任を果たす必要がないようにと、願っています。診断後早期に、いつか自分が利用することになる入居施設を探すことも自分なりに、責任を果たすための重要な手段となり得ます。

〝決して、あきらめるな。絶対、絶対、あきらめるな。絶対、絶対、絶対、あきらめるな〟

――ウィンストン・チャーチル

認知症と診断された人に起きうる最悪のことは、私が、〝予測や決めつけに影響された無力感〟と呼んでいるものです。これは、「あなたの脳はだんだん消滅していきます」と告げられた時に、あなたが急にそれに合わせたように行動し始めてしまうことです。自分が無能力になると決めつけてしまうので、何かが少しでも困難になると、すぐにあきらめてしまうのです。

ここに入りこむと、とてつもなく早いスピードで落ち込んでいく渦の中に巻き込まれ、だんだん他の人が、あなたがすべきことをあなたに成り代わってしまうにつれ、人生をあきらめ、引きこもってしまうのです。それは、神経可塑《かそ》性に関して、ノーマン・ドイジがその著書で論じている、あの〝無為の学習（能力を使わないことを覚えてしまうこと）〟のことです。

認知症は徐々に進行する病気です――私の場合は、氷河のように非常にゆっくりと進行しているのですが、すべての認知症は、緩徐な進行性をたどります。ある日まで、あなたの認知能力が完全だったのに、翌日に、その能力がいっぺんに失われるということはないのです。昨日あなたが認知症と診断されたとしても、今日のあなたは依然として同じ人なのです。あなたの脳について昨日はまだ、知らなかったことを、今日は知っているというだけのことなのです。

もし、あなたが、自分が誰であるかということを、あなた自身ではなく、この診断にまかせてしまうなら、もし、あなたが、認知症をもつ人たちは、貢献することが何もなく、何の役にも立たない、やがて〝魂の抜け殻〟になる運命であるという、長いことはびこってきた悪質で害しかない誤りを信じるなら、それはあなたの自虐的な予言となるのです。それは、あなたが脳を使わなくなればなるほど、脳をいっそう速く失うことになるからです。

神経細胞は、スパーク（点火）し、活発に働き続け、新たな神経経路を創って拡張し続ける必要があるのです。それに、あなたに残されている健全な脳組織に新しい神経経路が創れないという理由はなにもないのです。私は、あなたがこれまでずっとできていたのと同じレベルであなたが機能できると言っているのではありません。しかし、いつかは、どうしてもやめなければならない時がくるでしょうが、その前に、どうして、まだまだできることを何でも放棄してしまうのですか？

あなたがまだできることは、いつでもどこでも、必要なことは助けを借りながら、やればよいのです。大変なことかもしれません、非常に困難なことかもしれませんし、私の脳が消滅しているよりもずっと速い速度で、あなたの脳が消滅していたら、多分そうすることはほとんど不可能かもしれないのですが。それでも、最善をつくして、あなたの日々の一瞬一瞬を楽しんでいただきたいのです。

今日という日を幸せで、良い状態でいっぱいに満たし、活動や、楽しいこと、うれしいことをしながら、あなたの脳を使って健康な人生をできるだけ長く、懸命に生き抜くようがんばってほしいのです。

エピローグ　これからの認知症ケアについて希望すること

オーストラリア国内にとどまらず、海外でも、私は多くの認知症介護施設を訪問したことがあります。そこに暮らす人々と話したり、手を握ったり、笑顔を交わしたり、共に祈ったりして、ただ彼らと一緒にいることが大好きです。しかし、奇妙なことですが、それでいて私は、施設にいるのが大嫌いなのです。疲れてしまい、圧倒されて、私の脳は家にいる時のようには、うまく働かないのです。半時間もすると、私はただ椅子に座って、このような施設で暮らす非常に多くの人たちが、そうして時間を過ごしているように、宙を見つめていたい気分になってしまうのです。脳を休めるために家に帰る必要があるのです。

１９９０年代の後期に国際的な科学専門誌である『Dementia』に、私が寄稿した論文の中で、私は、１９９５年のトム・キットウッドの研究について引用しましたが、その研究論文で、彼は認知症をもつ人がある期間をレスパイトケア棟※で過ごした後や、病院に入院した後には、しばしば急激な悪化がみられたということを指摘しているのです。なぜそうなるのかを理解するのは、さほど難しいことではありません。

私の脳が衰え、ポールと一緒に家で暮らせなくなった時には、私はどこか終の棲家を見つけなければなりません。彼も私も、私がそのような支援を必要とするようになった時には在宅で介護の専門家の支援を受けながら、可能な限り長い間、彼が家で私の介護ができればよいと思っています。しかし、彼ができないほどの集中的介護を、私がいつか必要とするようになるのは避けられないことだろうと、私たちは認識しています。

認知症をもつ人たちが、もう家で暮らすことができなくなった時に、どういう所に暮らしたいのかを考える

※家族の負担感軽減のため、施設を利用すること

こと、さらに、彼らがまだ家族との会話に何か意見を言える間に、この問題について考えることは、実に重要なことなのです。そんなわけで、私は今のところ完璧なところはまだ見つけてはいないのですが、ポールは、少なくとも私が望んでいることと、望んでいないことはわかっているのです。

もし、私が暮らすところを、彼が見つけなければならないような状況になってしまい、それについて相談する時に、私が自分の意思を言うことができなくなるようなことがあっても、彼には、私の終の棲家を探すために役立ついくばくかの考える材料はあるのです。それに、非常に多くの入居介護施設の職員や、管理者たちも、私の講演を聞いてきているので、私が何を望んでいるのかをわかっているのです。

入居施設の介護職員や、管理者たちにしている講演は、〝The Dementia Prison（認知症収容所）〟というタイトルのものです。挑発的なタイトルですが、非常に多くの認知症をもつ人たちのためのケア付き入居施設について、私がどう感じているかについては、まったく遠慮なく話したいのです。それに、私が施設を訪れると、多くの所が私には収容所のような気がするのです。みなさんは、それを聞いても驚かないと思いますが、私の胸には、将来の住処の理想的な条件の願い事リストがあるのです——私のリストにあるいくつかの条件は満たすのが簡単であり、また、いくつかの条件は満たすには少し努力を要し、いくつかの条件は、認知症をもつ人すべてが満足できるものではないかもしれません。しかし、これは話し合う価値のあることだと私は感じているので、私の考えをここにご紹介します。

ケア付き入居施設の中に入ると、玄関のロビーはたいてい、明るく、広々としていて、気持ちがよく、わが家にいるような感じがします。よく、小さなテーブルがいくつか置いてあり、その周りには座り心地のよい椅子が置かれていて、大きな窓もあります。人々が静かに出入りしている以外は、あまり多くのことは起きていないので、この空間も、普通、非常に静かです。しかし、いったんロビーを通り過ぎて行き着く場所は、普通

3種類に分けられています。自分でシャワーに入ったり、食事に出てきたり、活動に参加したりすることが、まだできる軽度の人たちのための棟、常に介護を要する人たちのための棟、そして、より重度の人たちのための、安全が重視されている棟があります。安全が重視されている棟に入って行くと必ず、私の心は沈んでしまいます。

その部屋の中には、多くの場合、人々が椅子や、ソファに座って、ただただ、壁を見つめているのを目にします。清掃職員が置いていったそのままの状態で、椅子が無造作に一列に並べられている光景に、私はしばしば驚かされます。認知症をもつ人たちは、お互い隣に座っているだけで、誰の顔も見ていず、宙を見つめているだけなのです。わが家のように、こじんまりした居心地のよい安らぎを感じさせる空間を作るために、部屋の隅などの小さな空間にひじかけ椅子を配置してあったら、もっとよいのにと思わずにはいられません。時には、認知症をもつ人たちは宙を見つめていたいこともあるかもしれませんが、時々は、他の人たちと笑顔を交わしたり、見つめ合ったり、さらにはおしゃべりをしたりして、周りの人と関わりをもちたいと思っているかもしれないのです。

その一方、私はこれまで、特に周囲の騒音や動きによる過度な刺激を受けたいと思っている認知症をもつ人に会ったことがありません。そのうえ、誰も見ていなかったり、そばに誰もいなかったりする時でさえも、テレビが一日中つけっぱなしになっていることに気づきます。テレビは、非常に気を散らすものです。確かに、興味を引く娯楽だったりする可能性もありますが、それは、人々が何か特に見たいと思うものがある場合だけです。テレビがずっとついていて、みんなに聞こえるほど大きな音量で鳴っている場合には、認知症をもつ人である私自身は苦痛を感じます。それよりもっとひどいのは、しばしばテレビだけではなくラジオも同時に鳴っていて、両方の音が激突しあっている時です。騒音が私たちの哀れな脳を全方位から集中攻撃するのです。

あまりに多くのものがいっぺんに視野に入ってくることも非常に心をかき乱すので、居室に置かれた身の回りの品々は最小限にとどめてほしいと思っています。多くの刺激が相争っているかのように配置されている空間に入って行くと、認知症のためなのか、私はいつも圧倒されてしまう気持ちに襲われてしまいます。また、歩行器や椅子でその部屋はすでにぎゅうぎゅうで、一杯になっているのですから、せめてそれ以外の空間だけでも、清潔で、整頓された、落ち着けるものにしておくことを考えるべきだと私は思っています。また、やわらかな色や調和のとれた色調を考えるべきだと思います。

入居介護施設の床は、色と視覚的、質感が同じようなものであることが重要です。それは、認知症をもつ人たちが歩く時に、彼らの視野を混乱させないようにするためです。非常に多くの場合、床の模様が変わったり、カーペットが敷いてある所から急にタイルになったりすると、床そのものに障害物があるように見えてしまうのです。そのようなことがあると、私には段差があるのかどうか、あるいは、波形の模様がある場合には、そこにゆるやかな起伏があるのかどうかが、わからないのです。立ち止まって、足元を注意深く見て、目に見えているものはいったい何かとか、歩いても安全かどうかを考えなければならないのです。

私は、適度に日の光は差し込んでいてほしいと思いますが、日中に明るすぎて刺激が過度にならないようにしてほしいと思います。また、夜の照明は少しほの暗くして、入居者たちが休息する時間が近づいていることを感じられるようにしてほしいものです。また、屋外にも出られるようにしておくべきです。外には、座り心地のよい椅子や、できれば鳥のえさ入れや、見て楽しめる花やハーブなどもあるとよいと思います。

けれども、これらの環境的な要素よりはるかに重要なのは、認知症をもつ人たちのケアをする人たちです。私たちの生活の質は、私たちの受けるケアの質に左右されるのです。認知症をもつ人たちのためによいケアを実践するうえで大切なことは、施設付き牧師や司祭の仕事のように、その人に寄り添うことです。大切なのは、彼らと一緒に座って、視線を合わせ、彼らの手に触れて、彼らの言うことに耳を傾けることです。援助者たち（介護をする人たち）は、個々の勝手な価値観に基づいてその人を一方的に判断するのではなく、その人を深く観察し、ケアをするにあたっては、彼らとコミュニケーションをとる方法を探る必要があります。何か即座に反応するのではなく、彼らを共感をもってわかろうとすることが大切なのです。

身体のケアは、しばしばプライバシーに関わるので、介護職員がシャワーやトイレの介助をする時には、認知症の人に恥ずかしい思いをさせたり、急がせたりしないようにすることが重要です。その人の人としての価値を認め敬意のこもった配慮をすることが非常に大切で、人によっては、美容セラピストのサロンにいるような気分になれる穏やかな照明やゆったりした音楽が流れていると、リラックスできることがあるかもしれません。介護職員が、認知症の人の介助を行う間は、ゆっくりと時間をかけ、その人に話しかけながら介助をすることが、きわめて重要なことです。それは、部屋をノックすることに始まり、そばに座って、その人と目線を合わせながら、その人の言うことに耳を傾け、急がせないこと、コミュニケーションをとりながら、その人を理解することです。身体介助の作業は、いっぺんに行わず、一日の中で、少しずつ分けて行うことは可能でしょうか？　そうすれば、ちょっとした身体介助のたびに、お互いの関わりを深める意義ある対話をするよい機会ができるのではないでしょうか？

私が危惧しているのは、私のこれまでの人生ではいつも、一日の終わりに、あたたかく気分を落ち着かせてくれるシャワーを浴びることが楽しみであったというのに、入居した棟のスケジュールに合わせるためだけに、朝早くから起こされてシャワーを使うことを強制されることになったら嫌だということです。私は、過重な労働に疲れ切った職員によって物扱いされてしまい、もう人間ではなくなってしまったような気持ちを絶対に味わいたくありません。そのような集中的なケアを受ける頃までには、今、起きたこと、これから起きるかもしれないこと、私はどこにいるのか、なぜ私がここにいるのかなどが、判然としなくなっている可能性は十分あるのです。

認知症をもっていると、その人のコミュニケーション能力が著しく損なわれます。認知症をもつ人とコミュニケーションをとるためには、技能と忍耐を必要とします。時間をかけてその人の言うことに耳を傾け、話しかける時は、文章をどんどん続けるのではなく、少しずつ区切って間を置いたり、別の言葉やより平易な言葉を使ったり、表情や身振り手振りを使ったりすると非常に役に立ちます。介護職員たちが、入居者たちは、どうせ理解できるはずがないに決まっているから、いろいろな話しかけ方をする努力をしても無駄だと決めつけてしまい、認知症をもつ人に向かって、何度も何度もただ同じことを繰り返し言っているのを見たことがあります。これはいつも起きているわけではありませんが、起きている場合には、認知症をもつ人に苦痛を与え、その自尊心を傷つける可能性があります。

しばしば、認知症をもつ人たちは、〝困ったことをする人たち〟であると思われています。私たちが理解できるような何ら明らかな理由もなく、彼らは攻撃的になったり、怒鳴ったり、蹴とばしたりすることがあるかもしれません。しかし、このような行動はすべて、彼らの多くがそのニーズを伝えることができないから起きているのです。もし、ある人が、相手に話す能力を失っているとしたら、どこかが痛いとか、ある食べ物が嫌いだから食べたくないとか、空腹であるとか、疲れているとか、騒音に打ちのめされているとか、他にどんな方法で伝えられるのでしょうか？　介護職員には、鎮静剤を投与して対処するのではなく、あらゆる原因を探って、苦痛の原因を見つける努力をしてほしいと思っています。

介護職員が、入居者について知っていることにはどんなことがありますか？　彼らの人生歴は、コミュニケーションをとるための豊かな情報源です。入居施設で非常に豊富な経験を積んだベテラン介護職員たちが、ある認知症の利用者を何年も介護をしてきて知り得たことよりも、その人が亡くなって葬儀の時に知り得たことの方が、多かったことがあるという話を聞いたことがあります。これは悲しむべきことですし、その人との意義のある関わりをもつための時は失われてしまって、もう取り戻すことができないと、私には思えるのです。

次の勤務時間帯の介護職員一人ひとりが、そのケアを受けている一人ひとりの人のことがよくわかるように、交替する介護職員から重要な情報を必ず申し送りしてほしいと思います。入居者たちの部屋のドアに、彼らの家族や背景に関する情報を、小さな紙に書いて、濡れても大丈夫なように、ラミネートをして、貼っておいてもらえたら、本当にうれしく思います。おそらく入居者の個室内には、写真や絵画があるかもしれません。その写真には誰が映っているのかとか、その絵にはどんな意味があるのかについての説明が書かれたラミネートで覆われた紙が貼ってあれば、とても良いと思います。これは介護職員が入居者と意義のある交流をもつための簡単な方法となるでしょう。そうすれば、認知症をもつ人が、自分の家族には誰がいるのかを記憶しているのが困難な場合には、その人を困惑させたり、動揺させたりする可能性のある、「これは娘さんですか?」といった質問を避けることができ、「これは、あなたの娘さん、スーザンさんのすてきな写真ですね」と、職員が話しかけることができます。このような相互のやりとりが、認知症をもつ人に、娘がいることを思い出させることもありますし、あるいは、今、ほめてもらったばかりの美しい娘をもっていて、本当に幸せだと感じてもらえるかもしれません。

私が、介護付き入居施設のケアのよしあしを考える時の評価基準は、認知症をもつ人たちのユニットがどう機能しているかです。施設の主要な空間から受ける印象ではなく、これらの閉ざされた扉の奥にこそ、その施設で実践されている緩和ケアの実態を見ることができるのです。そして、認知症をもつ人たちのケアは、一般の身体疾患のターミナルケアに比べ、より長期間になることがしばしばありますが、実は同じ緩和ケアなのです。緩和ケアは、ターミナルを迎える入居者たちにとって受け容れられるものでなければなりません。終末期は、その人の人生を振り返り、その意味を理解し、その心を至福感で満たすための重要な時なのです。緩和ケアは、入居者が生き抜いてきた人生の最期にある時、彼らの人間性を尊重することに徹し貫かなければなりません。

私たちは、認知症を悲惨で大きな犠牲を伴うことを余儀なくさせる致命的な病状だとみなす、生物医学的モデルから脱却し、周囲との関係性を重視した経験的モデルに換える必要があると、私は、確信しています。経験的モデルでは、認知症をもつ人は、周囲の世界に対する視点や、周囲の世界との関わり方に変化が起きている人として認識されています。認知症をもつ人が、認知的な方法で周りの世界と関わらなくなると、感情に基づいた方法で関わるようになります。時には、彼らは昔からの友人を名前や物語によって認識しない可能性がありますが、その友人に会い、この人は信頼できる人であり、喜びをもたらしてくれる人であることを思い出させてもらえれば、彼らはあたたかく幸せな気持ちを思い出すのです。

多くの場合、認知症をもつ人たちは彼らを取り巻く環境に敏感で、かつての彼らに比べはるかに深く、周囲の人たちの感情を読み取ることができるのです。これは、周囲の世界と相互に関わるための、妥当で貴重な方法であり、認知症をもつ人たちが他の強みや技能をもっていない場合には、それを彼らの強みとして考える必要があります。

もっと多くの人々が認知症の恐怖を克服し、その認識を変えようと努力したなら、私たちは、認知症は人生の贈り物であると考えることもできるかもしれません。認知の表層や、その内側に潜む感情の仮面をはぎ取り、魂の自由を得て、今この時に生き、この認知症という贈り物を大切にするということは、どんな気持ちなのでしょうか？　私たちが認知症をもつ人たちの人生に意味を見出せるように力となり、私たちを、病をもった重荷としてではなく、何よりもまず人間として、私たちとの絆を築く努力をしてくださるよう、すべての読者に強く呼びかけたいと思います。

言葉は非常に重要なものです。認知症をもつ人たちに好ましくないレッテル付けをして、それによって、どんな形にせよ、彼らをおとしめることがないようにすることが、きわめて重要です。私たちは人間であり、単なる患者ではありません。私たちは、私たちのもっている病気によって定義されるべきではありません。もし、私がガンになっても、まさか、あなたは私のことを、私の人間性やアイデンティティ抜きに、ただのガンになった人とは呼ばないでしょう? ですから、同じように、私は、認知症とともに生きるクリスティーンであり、ただの認知症になった人ではないのです――それは、たとえ私が認知症のどの段階にあろうともまったく関係はないことなのです。あなたが私たちのことについてどう語るか、そして、私たちにどう語りかけるかによって、非常に大きな違いができるのです。

わかりやすく言えば、尊重することが重要であるということです。そして、尊重することはさまざまな形に表されます。例えば、介護施設で暮らす人々のことを、スタッフがどのように話しているか、また彼らがどのように話しかけられているのか、どれほど彼らが安らぎを覚えられるような関わり方をされているのか、さらには、日々の生活の中で、彼らの独自性がどれほど維持され、好きなものや、やりたいことについて、どれぐらい選択肢を持ち続けられるようになっているのかなどさまざまな形が含まれています。

入居者たちの住まいにお邪魔しているという意識がまったくないかのように、介護スタッフたちが、お互いに大声で話し合っているのを、私はしばしば目にしたことがあります。認知症をもつ人たちは、穏やかな、静かで落ち着かせてくれるような口調で話してほしいのです。耳障りで、相争うような声や物音は混乱させ、疲れさせるのです。私が思うには、スタッフたちは、よその家にお邪魔している訪問者であると考えるべきで、入居者たちを自分たちの職場に来ている人たちと考えるべきではないと思います。ふつう、スタッフの多くはパートだったり、派遣職員だったりするので、これは記憶障害のある人たちにとっては問題で、一日中、見知らぬ顔に囲まれていることに対処するのは困難なことなのです。それぞれの勤務時間帯のスタッフたちが、非常に厳密に決められている身体介護というとてもやりこなせないほど大量の業務量をこなすために、あわただしく奮闘している姿を、私は知っています。こうした状況では、認知症をもつ人たちはもはや人間ではなくなるのです。彼らは、単なる食事を入れるべき口であり、洗ったり、衣服を着せたりするただの身体であり、整えるべきベッドに過ぎなくなります。このような状況では、往々にして、彼らの情緒的で、スピリチュアルなニーズは無視されたままになっているのです。

認知症をもつ人たちのために用意された活動は、常に彼ら自身にとって意味のある活動でしょうか？　もし、認知症のユニット（棟）に暮らす人が、かつて手工芸に熱中していたなら、彼女は紙のお花を作ったり、カードを作ることを楽しむことがあるかもしれません。しかし、その人がかつては、看護師だったり、家族の援助者だったなら、もしかすると、彼女は、タオルをたたんだり、洗い物をしたり、拭き掃除をすることによって、ユニットの用務に貢献することの方が好きかもしれません。また、バイクをいじりまわすのが楽しみだったかもしれない人たちや、釣りを楽しんでいたかもしれない人たちだったら、どんなことを楽しむでしょうか？

認知症をもつ人たちは、彼らが価値を認められ、周囲の人たちとつながっていると感じられるような、彼らにとって意味があり、直接関係がある活動を必要としています。彼らは、関わりをもち、楽しい気持ちになれば、充分応じることができるのです。私は、小さな子どもたちや、ペットや、ユーモアが、奇跡を起こすように入居施設にいる人たちを元気づけて、生き生きとさせるのを見たことがあります。認知症をもつ人たちに内在している記憶が、音楽や、植物や、鳥の生態や、戸外をぶらついたりすることなどによって、よみがえってくることがあります。

認知症をもつ人の認知能力に混乱や問題があっても、その人の内的世界（スピリチュアルな面）も、また、神との関係も、希薄になるということはありません。私の人生の意義は、イエス・キリストとの関係の中に見出されるのです。そして、認知と感情の仮面がさらにはがれ落ちて、私の中心にあるスピリチュアルなものが現れるにつれ、この関係は、多分、私にとってはさらに強いものとなるでしょう。認知症をもつ多くの人たちは、終焉に近づく旅をしながら、自分たちのスピリチュアルな面が深いものになっていることにふと気づくことがあります。それは、その人たちの人生に宗教があったとか、なかったとかには関係なく、彼らをスピリチュアルな儀式への参加や習慣的に行ってきたことから、切り離さないことがきわめて重要です。

非常に多くの場合、宗教的な儀式や行事は、介護施設の認知症ユニット以外の、主要な場所で行われていますが、スタッフ数が充分ではないので、安全が重視されている棟にいる重度の認知症をもつ人たちは、もし参加するようなことがあったとしても、まれにしか列席することはありません。そのうえ、普通、こういった礼拝や儀式を提供しているボランティアたちは、認知症をもつ人たちのニーズを満たすために施設を訪問して、彼らが慰めや幸福感を得ることができるように、特別に招かれることもなく、そのための研修も受けていないのです。認知症をもつ一部の人たちは、形ばかりでも、信奉している宗教をもったことはないかもしれませんが、音楽や、自然現象や、美術に、神の存在を感じたことはあるかもしれません。彼らが人生の目的や意味を感じてきたものはどんなものでも、彼らの心に慰めや幸福感を与えるために最大限に活かされるべきです。

一人ひとりの入居者がもっている認知症のタイプごとの背景について考慮することが必要です。時には、介護を受けている人々のタイプにかなった、安全でより小さなユニットが必要とされることがあるかもしれません。次のようなことが考慮されるべきです。施設にともに生活している人々は、それぞれのもっている認知症のタイプや背景によって、非常に異なる影響を受けているのではないでしょうか？　彼らの中に暴力的だったり、攻撃的だったり、不安を生じさせる人が、誰かいるでしょうか？　そのような人たちと一緒に生活することを、誰もが心地よく思っているでしょうか？

私は、毎日のありふれた喜びを味わうことができればと、今でも願っています。きれいな色とりどりの食べ物がお皿に盛りつけされているのを、目で見て楽しみたいと思っています。私にとっては、食べ物はどうしても、美味であるとか、風味豊かである必要はないのですが、噛みやすいものであってほしいと思います。私にとって、噛むことや、飲み込むことは容易ではなく、当たり前のことでもないので、私は食べるために充分な時間がほしいのです。そして、夕食の時にグラス一杯のワインはいけないでしょうか？　私の人生の最後の日々を送ろうとしている時に、突然、完全禁酒主義者になる必要がありますか？

認知症をもつ人が何かができるよう、役に立つ環境についての情報サイトがあります。オーストラリア・アルツハイマー病協会のウェブサイト、fightdementia.org に、まずアクセスしてみてはいかがでしょうか？　しばしば、ちょっとしたことを変えるだけで、そのような環境を作ることができます。

コスト(費用)、時間、スタッフの配置には、さまざまな制約があることを私は重々承知しています。ですから、私の夢がどうすれば、すべて実現できるかは、私にはわかりません。しかし、身体的なニーズはもちろんのこと、情緒的、スピリチュアルなニーズをもった一人の完全な人として、私たちの一人ひとりに、心を向け寄り添うケアを実践しなければ、長い目で見れば、結局は、コストはさらに高いものになるかもしれません。

私は、初期の認知症をもつ人たちとその家族のグループが、入居介護施設を実際に訪問することがあれば、どんなにすばらしいことかと思います。訪れた施設をよく見て評価したり、話し合ったり、そこの印象や感想をスタッフに話すことができればとても良いことだと思います。そこにいる一人ひとりが、遅かれ早かれ、介護という問題と直面しなければならなくなるでしょう。そして、認知症をもつ人たちは、実際に認知症とともに生きることにおいては、生の経験をしてきている認知症の専門家なのです。この専門家たちの経験から得た知識は活かされるべきです。

私はよりよい未来を夢見ていますが、その間、私ができる最も意義あることは、認知症をもつ人たちへのケアに対する意識を何とか変えようと努力をすることです。最初の一歩は、本当にとても簡単なことです。認知症をもつ人たちのケアについて語るとき、「私なら……」と、自分を主語にして、一人称で話してみることです。そして、私たちと同じ視点に立って、認知症をもつということがどういうことかを理解してほしいのです。それは、まるで外国にいるかのように、あなたの言いたいことを明確に伝えることができなくなるということなのです。この世であなたに残されている限られた期間、あなたの住処となるはずの新しい世界に身を置いてしまっているということなのです。そこは、あなたのいるべき場所だと思えるところですか？　もしあなたがはっきりと自分の意思を伝えることができるとしたら、どんなことを言いたいですか？　もしあなたが、まだあなたの言いたいことを家族や友人たちに理解してもらえるとしたら、どんなことを頼みたいですか？

認知症をもつ人たちのケアに対する取り組みは、非常に多くのものがあり、そのどれもが、その人の病気ではなく、その人を最重要視することに言及しています。しかし、そのような取り組みは、私たちの人間性のあらゆる側面を見つめているでしょうか？　私が求めているのは、ほんの少しだけでも、認知症とともに生きる人たちの代わりに意思を決定している人たちが、これらの塀の中に暮らす認知症をもつ人たちの身になってみる努力をしていただきたいだけなのです。

謝　辞

私の中には伝えるべき物語があり、私には、それを書く能力があると信じ、私がラジオで語るのを聞いてから２年間、変わらずその思いを持ち続けてくださったペンギン社のアンドレア・マクナマラに感謝申し上げます。サラ・ミンス、あなたに心から御礼申し上げます。あなたの助けがなければ、メモや一つ、二つの章は書けたかもしれませんが、この本を完成することはできませんでした。あなたと一緒に仕事をして、私の人生を分かち合えたことは、本当にすてきな経験でした。あなたが他の誰よりも私のことをよく知っていると言っても過言ではないと思います。また、ジョー・ローゼンバーグとクレア・ジェイムズには、非常にすばらしい編集をしていただき、深く感謝申し上げます。

私の最初の援助者となり、大学の卒業を延期し、近所に住んで、私だけでなくあなたの妹たちの面倒まで見てくれた、私の長女であるイアンシー、本当にありがとう。私が認知症と診断された時に対処することができずに、うつになって引きこもり、あなたたちだけに悲痛な思いをさせて寂しい思いをさせたことを許してくれて、本当にありがとう。このトラウマ（心的外傷）が、あなたたちみんなの人生に与えていた大きな衝撃にもかかわらず、あの診断が下される前から何年間にもわたって、うまく機能できなくなってしまっていた私を、慈悲深く許してくれましたね。

誰よりもまず私の愛する夫ポール、堅固な岩のように私たちのよりどころとして、私たちみんなの人生に飛び込んで来てくれ、いつも変わらぬ愛と忍耐をもって、何年にもわたり私たちの絆を強めてくれたあなたに、感謝の気持ちでいっぱいです。あなたは、私たちみんなに未来への希望をあたえてくれました。できることは自分ですることができるように、私に力を貸してくれる人（エネイブラー）として、あなたは、私が可能な限り機能できるように私を苦悩から解き放ってくれ、そうすることによって、私の娘たちが背負っていた重荷を取り去ってくれました。あなたが私のそばにいて支えてくれたから、私は、この国や世界中の認知症とともに生きる人たちの代弁者となり、声なき人たちの声となることができてきたのです。

私は、娘たちとポールのおかげで人生を生きているのです。私がここで今でもこうしていられるのは、あなたたちの無償の愛と支援の賜物なのです。

翻訳者あとがき

中川経子

クリスティーン・ブライデンさんの自叙伝の翻訳を一年ほどかけて終えることができました。原著者の言葉は一貫して力強く、気迫に満ちていて毅然としていました。

第17章「認知症とともに生きる暗い日々」の中で、「私は、これらすべての偏見を、行く手を阻む邪魔な木や枝のように切り落とし、なぎ倒しては、押し進んでいるのです。認知症のない人たちに、認知症とともに生きている人たちは、社会に貢献ができるということに、私たちは、今でも社会との絆を必要としていることに気づかせることをめざしているのです」と、認知症とともに生きる人たちに対する私たちの社会の偏見や差別に言及している文章があります。

また、彼女も私もウーマンズリブの運動が盛り上がっていた時代、女性差別は文化や伝統の一部だと豪語する人がはびこっていた時代に、ヨーロッパやアメリカで学生時代を過ごしていたのだとわかり親近感もおぼえました。男性の上司に食ってかかるくだりには、胸がスッとしました!

お会いしたこともないし、直接に本の内容についての確認をすることもなく翻訳してしまいましたが、日本にお見えになる時に、彼女とすばらしいエネイブラ—である夫のポールさんに、ぜひ、お目にかかりたいと思います。

私は翻訳がとてものろく（氷河の動きのように）、一年以内に完了してくださいと言われた時には、「言わば知的作業なので、そう言われても……」とお答えしましたが、クリエイツかもがわの田島英二さんの強烈ではないプレッシャーと、監訳者の水野裕先生のやや強いプレッシャーのおかげで完了できました。私の翻訳をていねいに監修してくださった、水野裕先生に心からお礼を申し上げます。一年近くにわたる期間、編集会議のために何度も拙宅にお越しいただき、ありがとうございました。先生の優れた洞察とお力なしには、この本の出版はなかったと思います。

水野裕先生の「はしがき」は、本の最初の部分にあるので多くの読者が必ず読むと思いますが、翻訳者である私の「あとがき」は最後に載るので、読まれない可能性が大きいと懸念しつつ、これを書いております！

著者の生い立ちや成人してからの波乱に富んだ人生の来し方の物語は、序章から18章までに書かれていますが、エピローグには、彼女自身も含めた認知症とともに生きる人たちの代弁者として、行く末の認知症ケアについて希望することが書かれています。原著では、アドバイスとともに「付録」の一部として書かれているものです。付録というものは、後で時間があったらなどとお考えにならず、特にエピローグには、夢や希望を自身で語ることのできない人たちの大切な思いも込められているので、ぜひ読んでいただき、彼らの思いが実現されるよう共感にあふれた支援と励ましを与えていただきたいと思います。これは、翻訳者ではなく、認知症とともに頑張って生きている家族の援助者である私からの願いでもあります。

クリスティーンは、認知症をもつ人たちへのケアに対する社会の意識を、力の限り変えようとしています。彼女が夢見ているよりよい未来には、認知症をもつ人だけではなく、誰にとってもよりよい社会があり、どんな人の人権も等しく尊び、重んじ合う社会となるはずです。しかし、自分には人権があるという意識がなく自分の人権を尊重しない人には、他の人たちにも人権があるという意識をもつことは不可能ではないかと私は思ってしまいます。

翻訳にあたり、友人のJennifer Cahill、Jason Marak夫妻や妹の成子の協力を得られたことを感謝しています。この「あとがき」までお読みくださった読者のみなさま、ありがとうございます！

【著者紹介】

クリスティーン・ブライデン

1949年　イギリスに生まれる。
1995年　46歳でアルツハイマー病の診断を受ける。
1996年　オーストラリア政府の首相内閣省第一次官補を退職。
1998年　前頭側頭型認知症と再診断。
8月、1冊目の *Who will I be when I die?* を出版。
1999年　ポール・ブライデンと再婚、クリスティーン・ボーデンからブライデンに改姓。
2000年　認知症擁護支援ネットワーク（DASN）を結成。（翌年、DASNIになる）
2003年　1冊目の邦訳『私は誰になっていくの？』出版。
市民グループの招きで発症後初来日し、岡山・松江で講演。その様子がNHK「クローズアップ現代」などで報道され、大きな話題となる。認知症の人として初めて国際アルツハイマー病協会理事になる。
2004年　10月、京都での「国際アルツハイマー病協会国際会議」に出席するため再来日。
2冊目の邦訳『私は私になっていく―認知症とダンスを』を先行出版。
2005年　*Dancing with Dementia: My Story of Living Positively with Dementia* を出版。
2006年　3度目の来日。京都で認知症の「本人会議」に参加。
2007年　4度目の来日。札幌で講演を行う。
2010年　体調が回復。ギリシャでの「国際アルツハイマー病協会国際会議」に出席。
2012年　5度目の来日講演セミナーに合わせ、『私は私になっていく』改訂新版を発行。
2015年　8月に回想録 *Before I Forget* を出版。
9月に講演集 *Nothing About Us, Without Us* を出版。
2016年　認知症当事者のための活動への功績が認められ、オーストラリア政府からメンバー勲章 を授与。
認知症と生きていく中で、自己崩壊はなく、内なる自己の存続があることについて、神学的アプローチで検証、研究、執筆に着手。
2017年　4月「国際アルツハイマー病協会国際会議」、訪日特別講演会「本人の視点で認知症ケアを考える～クリスティーンと共に」のために来日。
邦訳『私の記憶が確かなうちに』*Before I Forget* 、講演集『認知症とともに生きる私』*Nothing About Us, Without Us*（大月書店）発刊。

2010年以降　認知症当事者の声を社会に反映させていくための認知症研究への助成獲得や研究から得られた知見の実践への助言に携わる。
2014年以降　認知症の臨床および病院でのケアへの助言。

【監訳者】水野　裕（みずの　ゆたか）
社会医療法人杏嶺会 いまいせ心療センター副院長、認知症センター長。医学博士。
認知症介護研究・研修大府センター非常勤研究員。日本DCMストラテジック・リード（パーソン・センタード・ケアとDCM法を正しく伝えるための日本の代表）。

【訳　者】中川　経子（なかがわ　みちこ）
認知症と共に生きる夫の介護者、時々、翻訳者、通訳者。ニューヨークのフォーダム大学卒業後、日系企業の米国本社に勤務。中国ハルピン生まれ。
2003年以来、パーソン・センタード・ケアに関わる研修、講演の通訳、著作の翻訳にたずさわってきた。

私の記憶が確かなうちに
「私は誰？」「私は私」から続く旅

2017年4月30日　初版　第1刷発行

著　者●©クリスティーン・ブライデン

監訳者●水野　裕
訳　者●中川経子

発行者●田島英二　taji@creates-k.co.jp

発行所●株式会社クリエイツかもがわ
〒601-8382　京都市南区吉祥院石原上川原町21
電話 075 (661) 5741　FAX 075 (693) 6605
郵便振替　00990－7－150584
http：／／www.creates-k.co.jp

印刷所●モリモト印刷株式会社

ISBN978-4-86342-209-4 C0036　Printed in Japan